香菊全方位养护及现代药理研究

杨中州◎著

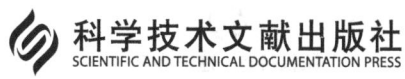

·北京·

图书在版编目（CIP）数据

香菊全方位养护及现代药理研究 / 杨中州著.
北京：科学技术文献出版社, 2024. 10. -- ISBN 978-7-5235-2039-0
Ⅰ. R282.71
中国国家版本馆CIP数据核字第2024DB4844号

香菊全方位养护及现代药理研究

策划编辑：张　闫　　责任编辑：张瑶瑶　　责任校对：张永霞　　责任出版：张志平

出　版　者	科学技术文献出版社	
地　　　址	北京市复兴路15号　　邮编　100038	
出　版　部	（010）58882952，58882087（传真）	
发　行　部	（010）58882868，58882870（传真）	
邮　购　部	（010）58882873	
官方网址	www.stdp.com.cn	
发　行　者	科学技术文献出版社发行　全国各地新华书店经销	
印　刷　者	北京厚诚则铭印刷科技有限公司	
版　　　次	2024年10月第1版　2024年10月第1次印刷	
开　　　本	710×1000　1/16	
字　　　数	237千	
印　　　张	16	
书　　　号	ISBN 978-7-5235-2039-0	
定　　　价	59.00元	

版权所有　违法必究

购买本社图书，凡字迹不清、缺页、倒页、脱页者，本社发行部负责调换

前　言

在传统医学与现代科学研究的交汇点上，香菊作为一种具有悠久历史和应用广泛的药用植物，激发了笔者深入研究的兴趣。香菊不仅在传统医学中有着重要地位，其独特的药理活性也被现代科学研究证实。尽管香菊的应用范围广泛，相关的研究和资料却相对分散，缺乏一个系统性的总结。这促使笔者撰写这本专著，旨在集成传统知识与现代研究，全面系统地展现香菊的种植、养护、药理活性和应用领域，为相关研究和实践提供一本权威指南。在准备这本书的过程中，笔者深入研究了大量文献，访问了众多种植基地，并与领域内的专家学者进行了广泛交流，力求使本书内容准确、全面、实用。

第1章通过对香菊的历史与文化、生物学分类、地理分布等方面的介绍，为读者打下了扎实的基础。这不仅是为了介绍香菊，更是为了让读者了解这种植物的背景和重要性。

第2章和第3章着重于香菊的种植与养护，以及收获后的处理方法。这两章是本书的实操部分，为种植者提供了科学的指导和实用的技巧，旨在帮助他们提高香菊的产量和质量。

第4章深入探讨了香菊的药理作用，突出了香菊作为药用植物的价值。通过详细分析其抗菌、抗炎、抗氧化等多方面的药理活性，揭示了香菊在现代医学研究中的潜力。

第5章和第6章从化学与物理性质出发，讨论了香菊的主要化学成分和活性成分的提取与利用。这部分不仅为科研人员提供了研究方向，也为工业应用提供了可能性，展示了香菊在功能性产品研发中的应用前景。

第 7 章汇总了香菊的实践应用，不仅总结了在传统医学中的案例，还探讨了其在现代医学、食品和化妆品行业中的新应用，以及面向国际市场的未来趋势。

由于时间仓促，本书难免出现纰漏。在此诚挚地邀请广大读者、专家学者指正和补充。香菊作为一种珍贵的自然资源，其价值不仅体现在医药上，更在于它连接传统与现代、自然与科技的独特位置。希望这本书能够为香菊的研究和应用提供新的视角，促进相关领域的发展。同时，也期待着香菊能在未来展现出更多的可能性，为人类健康水平和生活质量的提高做出更大的贡献。

| 目　录 |

第1章　香菊的概述 1
　1.1　香菊的历史与文化 1
　1.2　香菊的生物学分类与形态特征 6
　1.3　神农香菊的地理分布与生态环境 8
　1.4　香菊在传统医学中的应用历史 10
　1.5　香菊产品的市场概况 11

第2章　香菊的种植与养护 14
　2.1　香菊的选种与育种 14
　2.2　土壤与水分管理 20
　2.3　病虫害的预防与控制 27
　2.4　生长周期与管理实践 39

第3章　香菊的收获与后期处理 52
　3.1　收获的最佳时期与方法 52
　3.2　香菊的初步加工与干燥 66
　3.3　香菊的采集技巧与注意事项 79
　3.4　香菊的贮藏与保鲜技术 91
　3.5　香菊的包装与储运 101

第 4 章　香菊的药理作用研究 114
4.1　香菊的抗菌与抗炎作用 114
4.2　香菊的抗氧化活性 122
4.3　香菊对心血管系统的影响 130
4.4　香菊在其他疾病治疗中的应用 136

第 5 章　香菊的化学与物理性质 146
5.1　主要化学成分分析 146
5.2　生理活性物质的特性 163
5.3　香菊精油与提取物的性质 177
5.4　现代分析技术在香菊研究中的应用 186

第 6 章　香菊药性成分的提取与利用 202
6.1　香菊活性成分的提取方法 202
6.2　提取物的纯化与鉴定 213
6.3　功能性产品的研发与创新 220
6.4　香菊提取物的工业应用 223

第 7 章　香菊药性的实践应用 227
7.1　香菊在传统医学中的应用案例 227
7.2　香菊提取物在现代医学中的使用 231
7.3　香菊在食品、化妆品行业的应用 235
7.4　香菊的国际市场与未来趋势 238

参考文献 243

第 1 章　香菊的概述

在众多芳香植物中，菊科植物[①]以其种类繁多、用途广泛而闻名，而香菊[②]作为菊科中的佼佼者，更是以其全株散发的浓郁香气和显著的药用价值脱颖而出。除了在环境美化和药用研究领域的显著作用，香菊在市场上也占有一席之地，尤其是在健康食品、日化产品和芳香疗法等领域。随着人们对天然和健康产品需求的增加，香菊及其衍生产品的市场需求也在不断扩大，展现出良好的经济前景和发展潜力。本章将从香菊的历史与文化价值、生物学分类、地理分布，以及在传统医学中的应用等多方面入手，全面概述香菊的基本情况和重要性，并特别强调香菊在当下市场的地位与发展趋势，旨在为读者提供一个深入了解香菊的起点。

1.1　香菊的历史与文化

作为一种被广泛认知与珍视的草本植物，香菊不仅因其独特的美学价值而被人们喜爱，更因其丰富的药用属性而成为传统医学中不可或缺的部

[①]　北京未来新世纪教育科学发展中心编. 广阔的草原 [M]. 呼和浩特：远方出版社，2007：70-85.

[②]　冼建春，王福强. 青草药识别应用图谱 [M]. 2 版. 福州：福建科学技术出版社，2020：18-22.

分。从古代文人的诗篇中赞美其高洁到民间故事中的各种象征意义，香菊渗透于生活的各个层面，成为人们精神世界中的一部分。本节将探索香菊在不同文化和时代背景下的历史轨迹，以及它在人类文化中所扮演的多重角色，揭示其背后的深层价值与意义。

1.1.1 香菊的历史

香菊（图1-1）在中国的应用历史悠久，早自数千年前便已广泛渗透于医药和文化艺术之中。《诗经》[①]的记载揭示了香菊在中国文化中的显著地位，这种被赋予深厚文化意义的植物，在医学领域同样展现出不凡的价值。传统中医认为香菊具备清热解毒、平肝明目的效用，适用于多种疾病治疗。古代医学文献，如《本草纲目》[②]，详细记述了香菊的药用性质及其应用，从而证实了香菊在传统医学中的重要地位。这些文献的记载，随着时间流转，不仅在医学实践中得到了广泛应用，也使香菊成为继承和发展中医药学宝贵资源的重要组成部分。香菊的医用价值与文化意象，在历史长河中相互交织，不仅见证了中华民族对自然资源的深刻理解和妙用，也体现了人与自然和谐共生的智慧。香菊的应用，既满足了人们对健康生活的追求，也丰富了民族文化的内涵，使香菊在中国乃至世界范围内广为流传，深受人们的喜爱。随着医学研究的深入和文化交流的拓展，香菊的独特魅力将继续被探索和传承，为世人带来更多的健康与美好。

西方世界普遍认为，香菊及其他芳香植物的应用可追溯至古埃及时代，那时芳香植物已广泛用于宗教活动与日常生活，成为人们生活中不可或缺的一部分。古埃及人深信芳香植物能够与神灵沟通，因此在宗教仪式中燃烧这些植物，以其独特香气来净化空气、赞美神明。芳香植物的这种用途，不仅展现了其在精神文化层面的价值，也反映了古人对自然界的敬畏和利用。进

---

① 黄裳. 黄裳集：创作卷Ⅺ [M]. 济南：山东人民出版社，2022：429-445.
② 龙奉玺，唐东昕. 土家族抗肿瘤药物集 [M]. 北京：中国中医药出版社，2018：217-245.

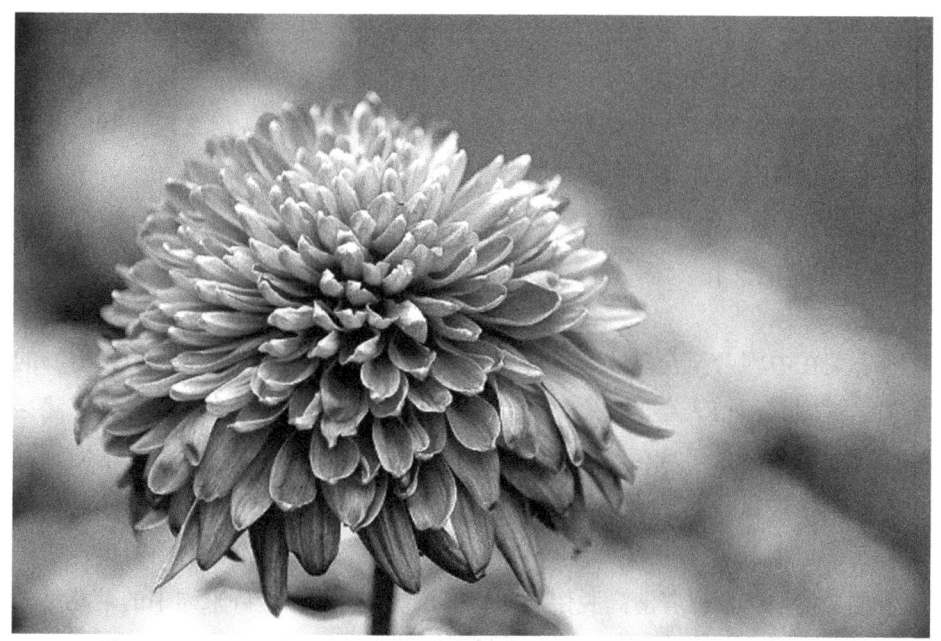

图 1-1　香菊

入中世纪，随着蒸馏技术的发明和完善，欧洲人开始从香菊等植物中提取精油，开启了香菊应用的新篇章。这些精油不仅因其医疗价值而被应用于治疗各种疾病，也因其独特的香气被用于制作香水，为人们的生活增添了愉悦感。此时期，香菊的药用与香料价值开始在欧洲被广泛认知和利用，其应用范围的扩大，不仅促进了香菊在药用和美容领域的发展，也加深了人们对香菊及其他芳香植物价值的理解。

　　进入现代社会，科学技术的迅速发展极大促进了对香菊的深层次研究。现代医学通过精确的试验和研究，揭示了香菊中所含的多种化学成分，如黄酮类化合物[①]、挥发油等，具备显著的抗菌、抗炎、抗氧化等生物活性。这一发现，不仅拓宽了香菊在医药领域内的应用范围，也为其药用价值提供了科学依据，使香菊成为现代医药研究和治疗中的重要资源。香菊的应用领域进

---

① 吕岱竹，刘春华，王明月. 热带水果活性成分提取、纯化与分析：总论及浆果篇[M]. 天津：天津大学出版社，2022：12-25.

一步扩展到了美容、香水制造及食品添加等多个行业。在美容领域,香菊提取物因其天然、温和的特性,被广泛用于护肤品和化妆品中,帮助改善肌肤问题,保持肌肤健康。香菊精油在香水制造业中也占有一席之地,其独特的香气成为众多高端香水不可或缺的成分。

1.1.2 香菊的文化

香菊在中国乃至全球文化中享有崇高的地位,不仅因其作为药用植物的价值,更因其深植人心的文化象征和精神意义。这种植物的丰富文化内涵穿越了千年的时光,至今依然对人们产生着深远的影响。在文学和艺术的领域里,香菊常被赋予高洁、坚韧的品质,无数诗人和画家通过他们的作品,赞美香菊的美丽和香气,以及它所象征的高尚品格。香菊的形象频繁出现在中国古典文学中,象征着清高脱俗的人格追求。《诗经》、唐诗宋词中的菊花赞,不仅抒发了作者对自然美的欣赏之情,也寄托了他们对理想生活状态的向往。在绘画艺术中,香菊同样是常见的题材,画家们以细腻的笔触捕捉香菊的风姿,将其纯洁和坚韧的形象永久定格于纸上。在园林设计中,香菊因其优雅的外观和芬芳的香气,成为设计的重要元素之一,为园林空间增添了生机与和谐。人们在这些充满香菊的园林中漫步,不仅能够享受到视觉和嗅觉的盛宴,而且能感受到心灵的平静和净化。香菊在日常生活中的应用同样广泛。香菊茶(图 1-2)作为一种传统饮品,被视为养生保健的佳品,其清新的口感和健康益处使其深受人们喜爱。香菊的形象和香气也常被应用于各类生活用品中,如香薰、护肤品等,使人们在日常生活中也能感受到香菊带来的美好和宁静。

在中国文化的广袤画卷中,香菊以其高洁、坚韧和长寿的象征意义独树一帜。古代文人墨客对香菊的情感特别深厚,他们通过诗歌、绘画等形式,赋予了香菊超越自然美的文化内涵。陶渊明的诗句"采菊东篱下,悠然见南山"[①]不仅生动描绘了一幅宁静的田园图景,而且深刻表达了诗人对于简朴生

---

① 王如,杨承清. 中华民俗全鉴[M]. 北京:中国纺织出版社,2022:254-260.

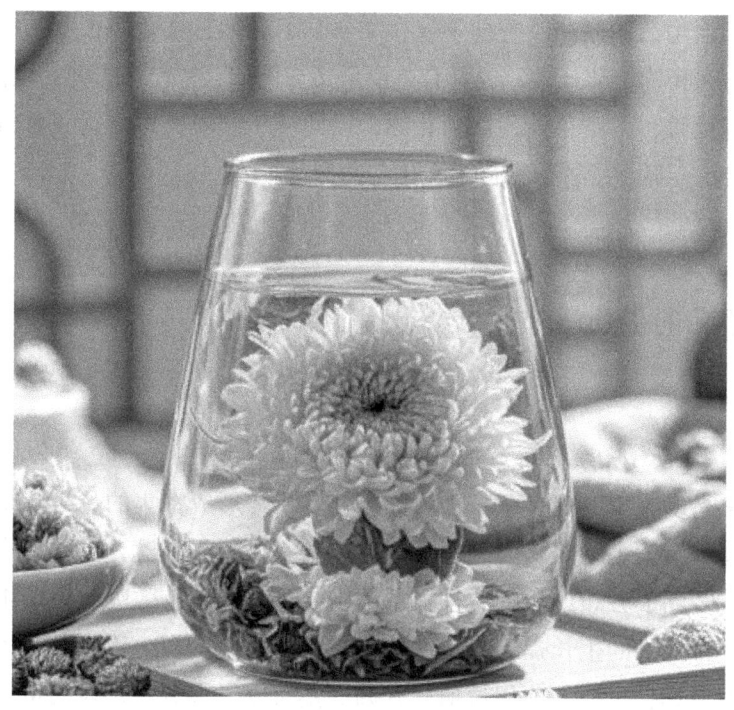

图 1-2 香菊茶

活的向往和超脱世俗的心境。香菊之所以能够成为这样一个强烈的文化符号，与其自身的特性密切相关。香菊的花香清新而不俗，花貌美丽而不张扬，正如中国古代文人追求的那种内在的美和淡泊明志的人生态度。更为重要的是，香菊能在秋冬季节的寒霜中盛开，展现出生命的坚韧与顽强。这种在逆境中仍然绽放的能力，被文人视为不屈不挠的精神和优雅的生命力，成为他们在面对困境时的精神寄托。香菊在中国文化中的象征意义，不仅限于文学和艺术领域。在日常生活中，人们也通过各种方式表达对香菊特质的赞美和追求。香菊茶的饮用，不仅是对身体健康的呵护，也是一种生活态度的体现。通过品味香菊茶，人们寻求心灵的平静和对美好生活的期待。香菊在古典园林中也占据了重要的地位，它不仅美化了园林环境，更加丰富了园林文化的内涵。古代园林是文人雅集之所，而园林中的香菊，既是观赏植物，又象征着清雅脱俗的生活态度。香菊的园林应用，反映了人们对自然美的追求和对和谐生活的向往。香菊不仅在文学艺术和园林文化中占有一席之地，在民间信仰和传统节日中，也具有重要意义。例如，重阳节（九九重阳节）①人们登高远眺，佩戴茱萸，饮菊花酒，以此祈求健康长寿。这一习俗至今仍被广泛传承，显示了香菊在传统文化中的深远影响。

1.2 香菊的生物学分类与形态特征

香菊 [*Crossostephium chinense (L.) Makino*]，是一种直立、分枝的亚灌木，通常高度为 10～40 厘米。其分枝较多，常形成密集的丛生状结构，这使得香菊具有较高的观赏性和环境适应能力。其根系发达，主要为直根系，主根粗壮，侧根分布广泛。这种根系结构使香菊能够有效吸收土壤中的水分和养分，为植物的生长提供充足的营养支持。香菊的根（称为芙蓉菊根）在传统医学中具有重要的药用价值。香菊的茎直立，多分枝，表面覆盖着一层细密的绒毛，呈灰白色或绿色。茎的直立性和分枝性使香菊能够在生长过程中支持大量的叶片和花序，提高光合作用效率。茎的结构坚韧，有助于保护内部组织，减少水分蒸发。

香菊的叶片互生，紧密聚集在枝顶，呈狭倒卵状楔形，长度为 2～3 厘米，表面密被灰白色的短柂毛。叶片顶端有 3～5 个齿裂或分裂，基部狭长，裂片呈卵形或狭矩圆形。叶片的结构有助于提高光合作用效率，同时减少水分蒸发，增强植物的耐旱性。香菊的花为头状花序，直径约 4～5 毫米，生于上部叶腋内，并有花柄，形成顶生的总状花序。其花序内含有杂性花，外围两列的花为雌性花，呈管状并具 2 或 3 个短齿裂；中部的花为两性花，呈管状并具 5 个短裂。香菊花期在春季，花色丰富，常见的有白色、黄色和粉色。其头状花序呈近球形，有助于吸引昆虫传粉，提高繁殖效率。舌状花在花序外围排列，发挥重要的传粉作用，并根据品种表现出不同的颜色和形

---

① 唐春秋. 春秋诗草 [M]. 北京：新华出版社，2022：66-70.

状，如白色、黄色或粉色。这样花序结构的优化能够有效促进其繁殖。香菊能够结实，瘦果有5个棱角，顶端冠以短小、分裂的鳞片。香菊的结实能力较强，在适宜的生长环境下，能够产生大量种子，这些种子具有较高的发芽率和较强的适应性。

香菊原产于东亚地区，尤其是中国和日本。香菊的主要原产地是中国，广泛分布于长江流域及其以南的地区。由于其观赏和药用价值，香菊在世界范围内的分布较广，包括欧洲和北美。香菊的主要亲本包括野生种和栽培种。野生种主要分布于东亚地区的山地和丘陵地带，栽培种则经过长期的人工选择和培育，具有较高的观赏和药用价值。

香菊属于被子植物门[①]、双子叶植物纲[②]、菊目[③]（*Asterales*），隶属于菊科（*Asteraceae*）、菊属（*Chrysanthemum*）。菊科是一个包含广泛种类的大科，其中不仅包括了香菊，还有我们熟知的许多其他种类，如大丽花、蒲公英等。菊科植物的共同特点包括复合花序和舌状花或管状花的花形，而香菊则是其中的一个典型代表。在这个大家族中，香菊以其独特的美丽和香气，以及丰富的药用价值脱颖而出。

香菊的叶片多为互生，形状、大小和边缘的锯齿状因不同种类而异，一般呈深绿色，叶面有时会有细小的毛发，这些毛发不仅能够减少水分的蒸发，还能在一定程度上阻挡害虫的侵袭。叶片形态的多样性，不仅赋予了香菊丰富的观赏价值，也反映了它在长期的进化过程中对环境的适应和回应。

花是香菊最引人注目的部分，其复合花序由许多小花组成，小花又分为边缘的舌状花和中心的管状花，这种独特的结构形成了香菊独有的美丽花形。香菊的花色丰富多样，从白色、黄色到粉色、紫色不等，且花期较长，一般从夏末秋初持续到深秋，为人们提供了长时间的观赏机会。香菊的花香也十分独特，馥郁而不刺鼻，既有提神醒脑的效果，也能使人心情舒畅，这

[①] 喻雄华，向栋，王平，等.湖北仙桃药用植物志［M］.武汉：华中科技大学出版社，2022：21-60.

[②] 李恒，李嵘.高黎贡山植物资源与区系地理［M］.武汉：湖北科学技术出版社，2020：481-495.

[③] 艾铁民.药用植物学［M］.北京：北京大学医学出版社，2004：275-282.

种香气是香菊中特有的挥发油成分所散发出来的，也是其在芳疗和药用上价值的体现。种子是香菊繁殖的重要方式之一，它们小而轻，容易被风吹散到各处，这使得香菊能够广泛传播。香菊的生长周期和繁殖策略，展示了其作为一种生物在自然选择中的适应性和繁衍力。

香菊的这些生物学分类和形态特征，不仅使其在植物界中占有独特的地位，也为人们提供了丰富的应用价值。无论是作为观赏植物、药用植物，还是在园艺设计中，香菊的这些特性都使其成为不可多得的珍贵资源。深入研究和了解香菊的这些特点，不仅能够增进我们对自然界的认识，还能指导我们更合理地保护和利用这一宝贵的植物资源。

1.3 神农香菊的地理分布与生态环境

神农香菊（图1-3）原生于中国湖北省的神农架原始林区，这一地区以未被破坏的自然环境和独特的生态系统而闻名，为神农香菊提供了一个理想的生长环境。神农香菊的地理分布非常有限，主要集中在海拔2000～2800米的高山区域。这一海拔范围为其提供了凉爽湿润的气候条件，这种气候特征是神农香菊生长的关键。这个区域的高海拔保证了夏季不会过于炎热，而丰富的降水又为植物的生长提供了充足的水分，这两个因素共同创造了一个适合神农香菊生长的凉爽湿润环境。

神农香菊对生态环境要求较高，通常生长在凉爽湿润的气候条件下。神农架地区的气候特点为神农香菊的生长提供了适宜的环境，这里夏季凉爽，冬季寒冷，年平均气温在8～15℃，年降水量充足，通常在1200毫米以上。

作为一种多年生草本植物，神农香菊在防止水土流失和改善土壤结构方面发挥着重要作用。其发达的根系能够固土保水，减少土壤侵蚀，保持生态系统的稳定性。神农香菊的花期较长，花朵美丽多彩，能够吸引大量的昆虫传粉，增加生物多样性。神农香菊的种植和保护对于维持神农架地区的生态平衡和促进生物多样性具有重要意义。

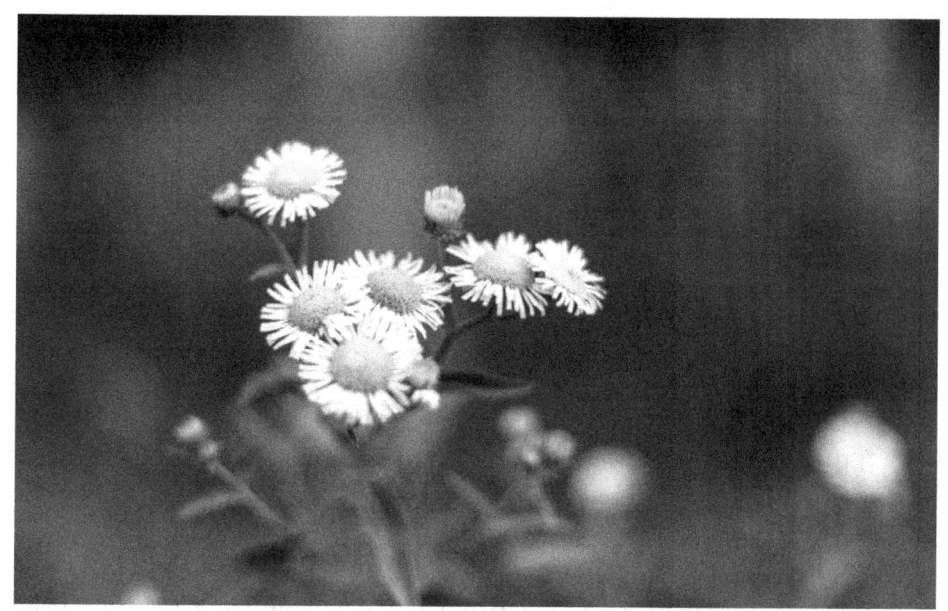

图 1-3 神农香菊

神农香菊对光照有着特殊的喜好，它喜爱充足的阳光，不耐阴。这种对光照的需求决定了神农香菊更倾向于生长在开阔且向阳的地带，如山坡、林缘、悬崖峭壁等地。悬崖峭壁的向阳面为神农香菊提供了充足的阳光，同时这些区域的空气流通性好，能够避免湿气滞留而导致的病害。悬崖峭壁的地形特点还使得这些区域不易受到人类活动的干扰，为神农香菊提供了相对稳定和安全的生长环境。充足的光照不仅促进了植物的光合作用，还有助于植物体内香气成分的合成，从而使得神农香菊能够散发出浓郁的香气。在土壤选择上，神农香菊对土壤类型有着明确的偏好。它适宜生长在灰棕壤和棕壤这两种中性的砂质土壤上。这类土壤一般具有较好的排水性和透气性，同时又能保持适量的水分，为神农香菊的生长提供了良好的土壤环境。这种土壤中含有丰富的有机质和矿物质，能够满足神农香菊生长过程中的营养需求。繁殖方式方面，神农香菊主要通过种子和扦插两种方式进行繁殖。种子繁殖是其自然繁殖的主要方式，通过种子的自然散播，神农香菊能够在适宜的环境条件下萌发生长，进一步扩大其种群。扦插繁殖则是人工干预下的一种繁殖方法，通过切取植株的部分枝条在适宜的土壤和环境条件下进行栽培，可以有效地保持植株的特性，是人工繁殖神农香菊的有效手段。

1.4　香菊在传统医学中的应用历史

香菊在传统医学中的应用历史悠久，跨越了数千年的时间，其在多个文明和文化中作为药用植物的角色，反映了人类对自然界资源的深入了解和利用。在中国传统医学中，香菊的使用尤为广泛，它不仅是一种重要的药材，还融入了人们的日常生活，成为连接健康、文化与自然的桥梁。

自古以来，香菊被认为具有清热解毒、平肝明目等功效，它的应用记录在众多古代医学典籍中。在《神农本草经》中，香菊被列为上品药材，这说明早在两千多年前的中国，人们就已经认识到香菊在医药上的重要价值。此外，唐代的《新修本草》[①]、宋代的《开宝本草》[②]等著作中，也有关于香菊药用性质和应用方法的详细记载，这些文献为后世提供了宝贵的医学知识和实践经验。

香菊在传统医学中的应用十分多样，既可以内服，也可以外用。内服方面，香菊常被用来泡茶饮用，以其清凉的性质来解热去火，缓解肝火旺盛导致的头痛、眼睛红肿等症状。香菊还可以和其他药材配伍，用于治疗风热感冒、高血压等疾病。外用方面，香菊煎水洗眼，可以清凉明目，治疗眼部疾病，如红眼病、眼睛疲劳等。香菊的外敷还可以减轻皮肤炎症、消肿止痛。

---

① 张京春,陈可冀.中国宫廷医学医籍精华[M].北京：中国中医药出版社,2020：413–440.

② 李时珍.本草纲目：第11册[M].金陵本.北京：中国医药科技出版社,2016：2606–2650.

香菊在其他传统医学体系中也有广泛应用。在日本，香菊被用作净化身体和环境的象征，其花朵常被放入浴水中，以其香气和药用性质来促进身心健康。在韩国，香菊也是传统医药中的常用药材，用于治疗感冒、高血压等疾病。这些应用不仅展示了香菊作为一种药用植物的普遍性，也反映了不同文化背景下对自然界药用资源的共同认知和利用。

香菊在传统医学中的应用，体现了人类对自然界的深刻理解和尊重。通过对香菊的观察、试验和应用，古代人民逐渐总结出了一套完整的利用方法，这不仅是医学发展的成果，也是人类文化和智慧的结晶。在现代社会，随着科学技术的进步和人们对健康生活方式的追求，香菊及其在传统医学中的应用重新受到了关注和研究，人们开始以更科学的方法来探索和验证香菊的药用价值，使得这一古老的药用植物在现代医学和健康领域焕发了新的活力。

1.5 香菊产品的市场概况

在现代社会，随着人们生活水平的提高和对健康生活方式的追求，香菊及其衍生产品在市场上越来越受到重视。香菊因其独特的香气和丰富的药用价值，已经成为健康食品、药品和日化产品等行业中的重要原料。市场上的香菊产品种类繁多，从传统的香菊茶到现代的香菊精油，再到香菊提取物应用于各类健康和美容产品，香菊的市场概况展现了其多元化的应用和广阔的发展前景。

香菊茶是最传统也是最广泛被认知的香菊产品之一。长久以来，香菊茶以其清新的口感和良好的健康效益，在亚洲尤其是中国、日本等国家深受欢迎。香菊茶被认为具有清热解毒、平肝明目的功效，适合于日常饮用，以促进健康。随着对香菊药用价值的深入研究和全球化交流的加强，香菊茶也逐渐被世界各地的消费者所接受和喜爱，成为国际市场上的热门健康茶饮。

除了传统的茶饮产品,香菊还被广泛应用于现代医药和健康产品中。以香菊为原料或主要成分的保健品、药品日益增多,如香菊片、香菊胶囊(图1-4)等,这些产品通常被用来调节免疫系统、改善睡眠质量或缓解眼部疲劳等。随着现代科技的发展,香菊中的有效成分,如黄酮、挥发油等,通过现代提取和加工技术得以更高效地被利用,使得香菊基药品和保健品更加多样化,满足了不同消费者的需求。

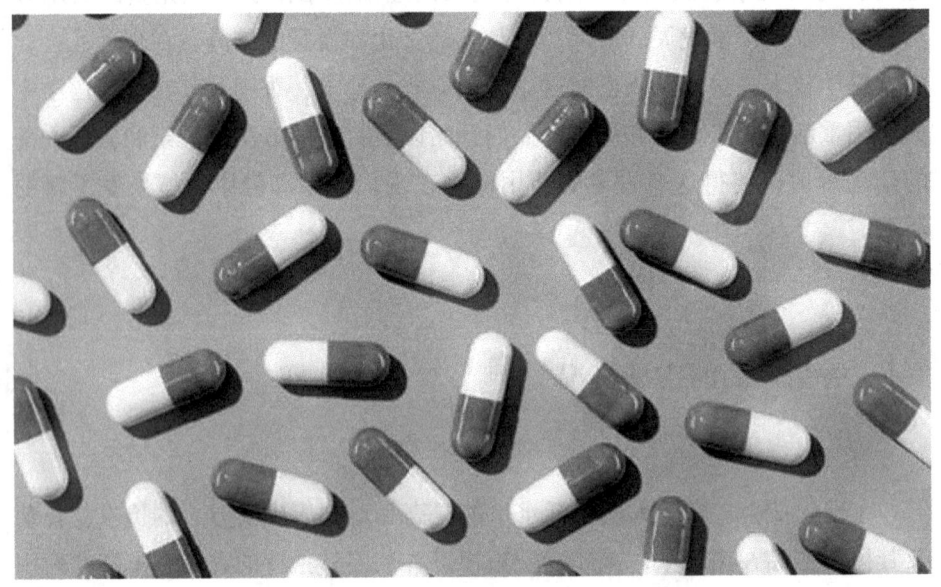

图1-4 香菊胶囊

在美容和日化产品领域,香菊也显示出了其独特的价值。香菊精油因其舒缓肌肤、减轻炎症的特性,被广泛应用于护肤品和香薰产品中。香菊提取物也常见于各种面霜、洗发水和沐浴产品中,以其天然、温和的特性受到消费者的青睐。香菊在美容领域的应用,不仅仅局限于其药用价值,其独特的香气也为消费者在使用产品时增添了愉悦感和舒适度,使得香菊基美容产品成为市场上的热门选择。

尽管香菊产品在市场上的地位日益稳固,但其发展也面临着一定的挑战。首先,香菊的种植和采集需要较高的成本和精细的管理,保证原料的品质是保证产品质量的关键。其次，随着市场的扩大，对香菊的需求增长，如何在保护生态环境的前提下实现可持续的生产，是香菊产业发展中需要解决的问题。最后，面对市场上众多竞争产品，能够准确地宣传香菊产品的独特价值和健康效益，也是香菊产品成功占领市场的关键。

第 2 章　香菊的种植与养护

本章深入探讨了香菊的种植与养护，涵盖了从选种与育种到土壤与水分管理，以及病虫害的预防与控制，最后讨论了生长周期与管理实践，旨在提供详尽的技术和实用的指导，帮助农业工作者和种植者优化香菊的生长条件，提高产量和质量。具体而言，包括了如何通过现代生物技术选择合适的香菊品种，如何管理土壤和水分以适应环境变化和增强植物的耐逆性。同时，章节中还包括了如何有效地管理病虫害，如何通过调整光照、温度、修剪技术及实施轮作和间作来优化植物的生长周期和健康状态。这些综合性的管理策略旨在为香菊的种植提供一个科学和系统的支持框架，确保香菊能在各种环境中稳定生长，同时保持其药用和商业价值。

2.1　香菊的选种与育种

2.1.1　香菊选种

香菊的选种过程在提升其药用价值方面至关重要。这一过程主要集中在提高药用成分的含量和质量、增强抗病性、改善适应性及提高生长势和产量等方面。其中，药用成分的含量和质量是香菊选种的核心目标。香菊的主要药用成分包括挥发油、黄酮类和多糖类物质，这些成分对其药用价值至关重要。在选种过程中，通过高效液相色谱（HPLC）等现代检测技术来测定这些成分的含量，从而选择出药用成分含量高且稳定的品种。研究人员通过化学分析和药理试验评估这些成分，确保选育的品种在药用成分含量上达到较高且稳定的水平。抗病性是另一个关键考量因素。香菊在生长过程中容易受到白粉病、黑斑病等病害的侵袭，严重影响其产量和质量。因此，抗病性强的品种在选种过程中备受青睐。通过杂交育种和分子标记辅助育种，研究人员可以筛选出对特定病害具有较强抵抗能力的香菊品种。分子标记技术在幼苗阶段就可以检测出抗病基因的存在，从而提高育种效率和准确性。

香菊的种植区域广泛，从平原到丘陵和山区，各种地形都有分布。因此，选育在不同气候和土壤条件下均能良好生长的品种是至关重要的。这些品种不仅能扩大香菊的种植范围，还能在不同的环境条件下保持高产量和高质量。此外，还需考虑品种在不同生长环境中的药用成分变化，以确保药材的质量稳定。在选种时，应选择生长势强、茎叶繁茂、分枝力强的品种。这些品种不仅能提高单位面积的产量，还能确保药材在采收后的品质优良。通过选择基因组中与生长势相关的标记基因，可以有效选育出高产量的香菊品种。

2.1.2 香菊育种

（1）香菊育种目标

目前，香菊育种目标主要有以下几个方面。

1）花期育种：通过调节光照和温度，可以有效控制香菊的花期，实现全年稳定生产。香菊属于短日照植物，这意味着在日照时长减少的条件下能够促进开花。研究表明，控制光照时数和温度条件，可以精准调节香菊的开花时间，从而满足市场需求和生产计划。

香菊的开花受光周期的影响较大。在自然环境中，随着秋季日照时间的减少，香菊开始进入开花期。这一特性为人工控制花期提供了理论基础。在温室栽培中，通过使用遮光布或光照灯，可以人为控制光照时长。例如，通过减少每天的光照时间至 10 小时以下，可以有效诱导香菊提前进入开花期。反之，通过延长光照时间，则可以推迟开花时间。这种光照调节技术使得香菊可以在非自然花期内开花，满足特殊时期或市场高峰期的需求。

温度不仅影响植物的生长发育，还直接影响花芽分化和开花过程。在花芽分化期，保持适当的温度尤为关键。研究发现，较低的夜间温度有助于花芽的发育和开花。在实际操作中，通过控制温室内的温度条件，特别是在夜间，将温度保持在 15 ℃左右，可以显著促进花芽分化，提升开花质量。白天适宜的温度（20~25 ℃）有助于香菊的生长和开花。通过调节昼夜温差，可以创造一个有利于香菊开花的环境，从而提高花期控制的效果。

温室栽培提供了一个可控的环境，使得光照和温度的调节变得更加精确和有效。在冬季或其他不利于香菊自然开花的季节，通过使用加热设备和人工光源，可以模拟适合香菊生长和开花的环境条件，实现反季节生产。此外，现代智能温室技术的发展，使得光照和温度的控制更加自动化和智能化。例如，使用自动遮光系统和智能温控系统，可以根据预设的花期计划，自动调整光照和温度，确保香菊按期开花，提高生产效率和产品质量。

除了光照和温度，其他环境因素，如湿度和营养供应也对香菊的开花有一定影响。适度的湿度有助于保持香菊的健康生长和花芽发育，而合理的营养供应则是确保香菊开花品质的重要保障。在花期调控过程中，综合考虑这些因素，采取综合管理措施，可以进一步提高花期控制的效果。在光照和温度调节的基础上，结合适度的灌溉和施肥管理，创造一个全方位适宜的生长环境，确保香菊的正常开花和高产。

2）品质育种：为了实现香菊药用品质的提升，需要综合利用传统育种技术和现代分子生物学技术，选择和培育出药用成分含量高且稳定的品种。杂交育种是通过选择药用成分含量高的亲本进行杂交，结合其优良性状，从而获得具有更高药用价值的后代。选择合适的亲本是杂交育种成功的关键，通过系统筛选和交配试验，可以得到遗传性状优良且药用成分丰富的香菊品种。这种方法虽然时间较长，但在提升香菊的药用品质方面具有显著效果。通过物理或化学方法诱导基因突变，可以产生大量基因变异体。筛选出这些变异体中的优良个体,可以获得药用成分含量显著提高的突变体。突变育种不仅能够快速产生具有优良性状的香菊品种,还能在一定程度上突破传统育种方法的限制,为品质育种提供新的途径。

利用分子标记辅助选择(MAS)技术,可以在早期阶段准确筛选出具有目标药用成分的香菊个体。通过标记与目标基因的紧密连锁关系,可以提高育种的效率和准确性。基因编辑技术,如 CRISPR/Cas9 的应用,使得精确调控香菊基因组成为可能。通过定向修改与药用成分合成相关的基因,可以直接提升香菊中挥发油、黄酮类和多糖类物质的含量。不同环境条件下,香菊药用成分的表达可能存在差异,因此在育种过程中,应对不同地区和气候条件下的香菊进行系统评估和选择。通过多点试验和长期观察,筛选出适应性广泛且药用成分稳定的品种。

育种工作的成功还需要依托完善的种质资源库和现代育种平台。收集和保存多样化的香菊种质资源,为品质育种提供丰富的遗传基础。建立现代化的育种平台,结合生物信息学、大数据分析和高通量筛选技术,可以加速育种进程,提高育种效率。通过对香菊基因组的全面解析,了解其遗传多样性和药用成分合成路径,为分子育种提供理论依据。

3)抗性育种:通过选育耐寒、耐旱、耐涝、耐热且抗病虫害的新品种,可以显著扩大香菊的种植范围,同时减少病虫害的发生,降低管理难度。抗病育种尤其重要,以抗病毒病和线虫病为主要目标,是保障香菊健康生长和高产的关键。

在温带和寒冷地区,低温是限制香菊生长和开花的主要因素。通过选育耐寒品种,可以使香菊在低温环境下正常生长和开花。耐寒品种的选育通常通过筛选和杂交相结合的方法进行。在种质资源库中筛选具有耐寒性的品种,进行杂交试验,选出适应低温环境且药用成分含量高的优良个体。同时,利用分子标记辅助选择技术,精确定位与耐寒性相关的基因,进一步提高育种效率。

干旱条件下,香菊的生长和产量受到严重影响。通过选育耐旱品种,可以在降水不足的地区进行香菊种植,降低对灌溉的依赖,节约水资源。耐旱性品种的选育需要筛选出对水分胁迫具有较强适应能力的香菊个体,进行系统繁育。通过杂交育种和多代筛选，培育出具有高耐旱性的新品种。利用基因工程技术，转入耐旱相关基因，可以进一步增强香菊的耐旱能力。

香菊在过湿环境中容易发生根腐病等病害，影响其生长和品质。选育耐涝品种，可以扩大香菊在高湿度地区的种植范围。耐涝性品种的选育通过在涝害条件下筛选出具有强根系和良好排水能力的香菊个体，进行杂交和多代选择。通过科学的育种策略，可以获得在高湿环境中仍能正常生长的香菊品种，减少涝害导致的损失。

高温环境下，香菊的生长和开花受到限制，影响其药用成分的积累。选育耐热品种，可以提高香菊在高温条件下的适应性，扩大种植区域。耐热性品种的选育需筛选出对高温具有较强耐受力的香菊个体。通过杂交育种和多代筛选，可培育出在高温条件下仍能保持高产和高质量的香菊新品种。

选育抗病品种，以抗病毒病和线虫病为主要目标，可以有效减少病害发生，降低农药使用量，保护环境。抗病毒病育种通过筛选和杂交相结合的方法，选出对主要病毒病具有抗性的香菊个体，进行系统繁育。利用现代分子生物学技术，克隆和转入抗病毒基因，培育出对多种病毒病均具有抗性的新品种。线虫病影响香菊根系健康和植物生长。抗线虫病育种需筛选出对线虫病具有天然抗性的香菊个体，通过杂交和基因工程技术，培育出抗病性强的新品种。结合分子标记辅助选择技术，可以提高抗病育种的效率和准确性，确保选育出的品种具有稳定的抗病性和优良的农艺性状。

（2）选取优质品种的育种对象

香菊育种的原始材料除选用栽培品种外，还可选择具有优异种质的毛华菊、小红菊、野菊、甘野菊、菊花脑等菊科菊属野菊花及一些菊科异属植物。常见的野菊花品种有以下几种。

1）野菊（*Chrysanthemum indicum* L.）株高 25～100 cm，有锯齿状托叶，头状花序，舌状花，黄色，花期6—11月。主要分布于我国东北、华北、华中、华南等地。

2）菊花脑（*Chrysanthemum indicum* 'Nankingense'）有地下匍匐茎，茎直立，高20～50 cm，头状花序，舌状花，黄色，花期6—11月。主要分布于江苏、浙江。

3）毛华菊［*Chrysanthemum vestitum (Hemsl.) Stapf*］株高 60～100 cm，叶质厚，头状花序，舌状花，白色，花期 8—11 月。主要分布于安徽、湖南、湖北、河南等地。

4）紫花野菊（*Chrysanthemum zawadskii Herbich*）株高 15～50 cm，茎单生或少量簇生，头状花序或伞房花序，舌状花，白色、粉红色或紫色，分布于我国华东、华北、西北及东北各地。

（3）育种方法

1）引种：引种是一种方法简单、见效快的育种手段。只要引种区和原产地的生态条件相似，或者能人工创造相似的环境条件，即可引种。

2）选择育种：①芽变选种，菊花在自然栽培的过程中，芽变的可能性很大。一旦发现优良的芽变，应马上以无性繁殖的方式，将变异的性状固定下来，使之成为新的品系。例如，白色品种"巨星"产生过浅桃色的芽变，"玉凤还巢"是"风流潇洒"的芽变。②单株选择，香菊在栽培过程中，群体内不同个体间常出现性状分离现象，可根据育种目标进行选择。

3）杂交育种：人工有性杂交是传统的、经典的选育方法，也是目前香菊新品种选育最主要、最有效和最简便易行的途径。①亲本选配，在进行定向杂交育种时，必须根据育种目标及各性状的遗传规律，严格地选配亲本。要求双亲都具有较多的优点，无严重的缺点，且其优缺点能够互补。而且母本要选择结实能力强的类型。注意多选具花心的品种作父本，同时做正反交。一次杂交只求解决 1～2 个具体问题。②花期调节，各种菊花花期不一致，为了使杂交顺利进行，可通过控制繁殖时间、定蕾的时间及调节光照时数来调节花期，使不同花期的父母本花期相遇。③人工杂交，香菊是自花不孕植物，杂交前可不用去雄，但必须套袋。舌状花自外向内逐渐成熟，当三四成花开放时，可逐层剪短花瓣，有利于用毛笔蘸父本花粉授粉。柱头成熟期不一，应分批重复授粉。一般在晴朗无风的上午 10—12 点进行，授粉后重新套袋，1 周后摘掉。④杂交后的管理，要加强对母株的养护，适当控水，给予充足的光照。花干枯时，连同花梗剪下阴干，然后晒种、清种、干藏。⑤后代选择第二年 2—3 月播种。由于菊花为异花授粉植物，所以自 F_1 代就可以进行选择，通过 2～3 年的比较鉴定，即可培育出性状稳定的新品种。

4）诱变育种：方法是用适当剂量的 ^{60}Co 进行处理，以提高芽变的突变率，选育更多的新品种。在辐射材料的选择上，无论是种子、扦插生根苗、盆栽整株苗木，还是枝条、组培苗、单细胞植株及愈伤组织均可进行诱导。

5）组织培养：利用组织培养细胞融合可以打破种属间的界限，克服远缘杂交不亲和性的障碍，在新品种培育及种性改良上具有巨大的潜力。在菊花育种上应用较为成功的是对嵌合体花色的分离。

6）基因工程育种：采用转基因技术，培育菊花新品种。菊花转基因多致力于改变花色、花型、花期、株型和抗病虫等方面。

2.2 土壤与水分管理

在香菊的种植过程中，土壤与水分管理是决定作物健康和产量的关键因素。本节深入探讨了土壤类型与营养需求、香菊种植中的水分管理。正确理解并应用这些管理技术能够显著提升土壤质量，优化水资源的使用，保证香菊的健康成长，并实现高效可持续的农业生产。通过综合考量土壤的化学与物理属性、合理安排灌溉与排水系统，以及科学施肥和运用现代灌溉技术，香菊种植者可以显著改善作物的生长条件，提高最终产出。

2.2.1 土壤类型与营养需求

在香菊的种植过程中，土壤类型和营养需求的管理对保证植物健康生长和高产出至关重要。合理的土壤管理不仅影响香菊的生长速度和生长质量，还直接关系到香菊对病虫害的抵抗力和最终的药用效果。以下是香菊种植中需考虑的主要土壤和营养管理因素。

（1）土壤pH值的影响

土壤酸碱性（pH值）作为土壤的重要属性之一，影响和制约着土壤理化特性。土壤pH值是在土壤成土过程中形成的，是气候、水文、地质和生物等综合因素共同作用的结果。土壤pH值受到土壤周围大气气候、成土母质等条件的制约，是评价土壤质量的重要因子之一。

土壤pH值影响着土壤中诸多营养元素的转化过程和释放过程，如土壤的养分和土壤离子的交换过程、转化过程、迁移过程等，因此，各种农作物的正常生长需要适宜的pH值，pH值过大或过小都会对土壤养分的有效性产生一定的影响，并对农作物的正常生长造成不利的影响。例如，采煤沉陷会对土壤的酸碱性造成不同程度的影响，并改变土壤的质量，从而影响农作物的生长。

土壤的pH值直接影响着土壤中营养元素的可利用性和植物的生理代谢。香菊在不同的土壤pH值条件下表现出不同的生长特性，因此合理调节土壤pH值对于保证香菊的健康生长至关重要。接下来将深入探讨土壤pH值对香菊生长的影响，并介绍调节土壤pH值的方法，旨在为香菊的全方位养护提供科学依据。

土壤pH值对香菊生长的影响主要体现在对营养元素的影响上。土壤pH值过低或过高都会影响土壤中营养元素的溶解和有效性，从而影响植物的养分吸收。在适宜的土壤pH值范围内（6.0～7.5），土壤中的主要营养元素，如氮、磷、钾、钙、镁等通常能保持较好的溶解度和可利用性，有利于香菊的生长和发育。然而，当土壤pH值偏离这个范围时，就会出现某些关键营养元素的吸收障碍，导致植物出现养分不足的情况。当土壤pH值过低时，铝、锰等有毒元素的溶解度就会增加，可能对香菊根系造成伤害；而当土壤pH值过高时，铁、锌等微量元素的溶解度就会降低，也会影响植物的正常生长。

土壤pH值对土壤微生物活性和土壤生态系统的影响也间接影响了香菊的生长。土壤中的微生物对土壤有机质的分解和养分的释放起着重要作用，它们的活性受土壤pH值的影响较大。当土壤pH值偏低或偏高时，微生物的生长和代谢活动受到抑制，导致土壤有机质的分解速率减慢，养分释放不足，从而影响了香菊的养分吸收和生长发育。因此,维持适宜的土壤pH值不仅有利于土壤中养分的供应,也有利于土壤微生物群落的丰富和活跃,促进土壤生态系统的健康和平衡发展。

针对土壤pH值偏离理想范围的情况,适时进行土壤调节是确保香菊生长健康的关键措施。一种常用的土壤调节方法是施用石灰或硫酸盐。当土壤pH值偏低时,可以施用石灰来提高土壤pH值,中和土壤酸性,增加土壤中钙离子的含量,从而改善土壤的肥力和结构。而当土壤pH值偏高时,可以施用硫酸盐来降低土壤pH值,促进土壤中铁、锌等微量元素的溶解,增加土壤的肥力和透气性。选择适合香菊生长的土壤类型和种植地点也是调节土壤pH值的重要策略之一,以确保土壤pH值处于适宜范围内,有利于香菊的生长和发育。

(2)土壤有机质含量

土壤有机质不仅是植物养分供给的源泉之一,而且是保持土壤良好的物理性质的物质。所以,土壤有机质含量的高低可作为土壤综合肥力的一项重要标志。如果种植过程中归还到土壤中的有机物少于土壤有机质的减少量,土壤肥力就会下降,土壤结构也会变差;反之,土壤肥力会上升,土壤结构也会变好。通过施用有机肥或化肥,再通过根茬或秸秆入土等方式,都可能提高土壤有机质含量。土壤有机质含量分为以下6个级别(分级界限下含上不含)。

① 1级,土壤有机质含量 ≥ 4.0%;
② 2级,土壤有机质含量 3.0% ~ 4.0%;
③ 3级,土壤有机质含量 2.0% ~ 3.0%;
④ 4级,土壤有机质含量 1.0% ~ 2.0%;
⑤ 5级,土壤有机质含量 0.6% ~ 1.0%;
⑥ 6级,土壤有机质含量 < 0.6%。

在香菊种植中,保持土壤有机质含量的高水平对于促进植株健康生长和提高产量至关重要。接下来将探讨土壤有机质含量对香菊种植的影响,并介绍增加土壤有机质含量的方法,旨在为香菊的全方位养护及现代药理研究提供科学依据。

土壤有机质含量对香菊种植的影响体现在改善土壤结构和增加营养物质含量方面。有机质具有很强的吸附能力，可以吸附和保持土壤中的养分，防止其被淋溶和流失，从而提高土壤的肥力和养分供应能力。此外，有机质可以促进土壤颗粒聚集，改善土壤结构，增加土壤的透气性和透水性，有利于植物根系的伸展和养分吸收。保持土壤有机质含量的高水平对于提高土壤肥力和改善土壤环境质量具有重要意义。土壤有机质含量对土壤微生物活性和土壤生态系统的影响也是不可忽视的。土壤中的微生物是土壤生态系统中的关键组成部分，它们参与了土壤有机质的分解和转化过程，释放出植物所需的营养物质。适量的有机质添加可以提供微生物所需的营养和能量，促进土壤微生物的生长和代谢活动，增强土壤微生物群落的丰富性和多样性，从而促进土壤生态系统的形成和发展。土壤中的微生物还可以与植物根系形成共生关系，促进植物的生长和发育，增强其抗病性和抗逆性。

针对土壤有机质含量不足的情况，可以通过添加有机物来增加土壤有机质含量。常用的有机物包括堆肥、绿肥和动物粪便等。堆肥是将植物残余物或动物粪便等有机废弃物经过发酵和腐熟处理后形成的一种有机肥料，其含有丰富的有机质和养分，可以提高土壤的肥力和改善土壤结构。绿肥是在作物生长期间种植的另一种短周期作物，其生长期间可吸收大量的二氧化碳和营养元素，生长结束后将其翻入土壤中，来增加土壤有机质含量。动物粪便含有大量的有机物质和养分，经过适当处理后可以作为优质有机肥料使用，有助于提高土壤有机质含量和改善土壤肥力。

（3）必需营养元素

健全的植物体内含有几十种元素，但植物必需的营养元素只有少数。作为植物必需的营养元素，必须具备3个标准：①该元素对所有植物的生长发育是不可缺少的。缺少这种元素植物就不能完成其生活周期（即由种子萌发到开花结实，又形成种子的过程）。②缺乏这种元素后，植物会表现出特有的症状，其他任何一种化学元素均不能代替其作用，只有补充这种元素后症状才能减轻或消失。③这种元素必须直接参与植物的新陈代谢，对植物起直接的营养作用，而不是起改善环境的间接作用。综合这 3 条标准才能被确定为植物必需的营养元素。植物学家多年的研究表明，植物必需的营养元素有 16 种：碳（C）、氢（H）、氧（O）、氮（N）、磷（P）、钾（K）、钙（Ca）、镁（Mg）、硫（S）、铁（Fe）、锰（Mn）、铜（Cu）、锌（Zn）、硼（B）、钼（Mo）、氯（CI）。各必需营养元素在植物体内的含量差别很大，一般根据植物体内含量的多少而划分为大量营养元素、中量营养元素和微量营养元素。大量营养元素的含量一般在 5 g/kg 以上，它们是碳、氢、氧、氮、磷、钾 6 种；中量营养元素的平均含量一般在 1～5 g/kg，它们是钙、镁和硫共 3 种；微量营养元素的含量一般在 1 g/kg 以下，最低的只有 0.1 mg/kg，它们是铁、锰、铜、锌、钼、硼、氯等 7 种。其实，大量、中量与微量没有严格的界限，随着环境的变化，微量元素含量可超过大量元素含量。这就是由著名的植物营养学家李比希先生在 170 多年以前创立并经后人不断丰富的化学植物营养学理论，是当今植物营养学和土壤肥料学的主流学说。

香菊在生长和发育过程中对各种必需营养元素的需求都是至关重要的。这些营养元素在香菊的生理过程中发挥着重要作用，直接影响着植株的生长、代谢和产量，同时也对香菊的药用成分及其药理活性产生影响。因此，有效的肥料管理策略对于确保香菊能够获取所有必需的营养元素至关重要。

大量营养元素对香菊的生长具有重要影响。其中，氮、磷、钾是植物生长所需的三大营养元素。氮是构成植物体内蛋白质、核酸和叶绿素等生物分子的重要成分，对于植物的生长和光合作用至关重要。缺乏氮元素会导致香菊叶片变黄、生长缓慢。磷是 ATP、核酸等生物分子的组成部分，对植物的生长和代谢具有重要影响。在香菊生长过程中，磷的供应不足会影响其根系的发育和养分吸收，导致植株生长不良。钾是调节植物水分平衡和养分转运的关键元素，对植物的抗逆性和抗病能力也有重要影响。缺乏钾元素会导致香菊植株叶缘焦枯、抗逆能力下降。

微量元素对于香菊的生长和药用价值也具有重要影响。铁是植物体内叶绿素和细胞色素的组成成分，对于光合作用和植物的生长发育至关重要。锌是植物中多种酶的辅助因子，参与了植物的生长和代谢过程，缺乏锌会影响香菊的生长和发育。铜和锰是植物中多种酶的组成成分，对于植物的代谢和光合作用具有重要影响。硼、钼等微量元素也是植物生长发育过程中不可或缺的元素，对于香菊的生长和药用成分的合成具有重要影响。

为确保香菊能够获得所有必需的营养元素，种植者需要采取有效的肥料管理策略。首先，根据土壤测试结果，调整土壤的氮、磷、钾含量，保持其在适宜范围内。其次，根据土壤和植物组织的微量元素含量，适时施用含有微量元素的肥料或进行叶面喷施，确保香菊能够获取所需的微量元素。此外，合理选择有机肥料和复合肥料，保证其含有全面的营养元素，有利于提高土壤肥力和改善土壤环境。同时，定期对土壤进行施肥和养护管理，及时补充和调整土壤中的营养元素，确保香菊的生长发育和药用价值。通过科学的肥料管理，可以提高香菊的产量和品质，促进全方位养护及现代药理研究的发展。

（4）土壤改良方法

土壤是植物生长发育的重要基础，而土壤的质量直接影响着香菊的生长、产量和品质。然而，不同地区的土壤条件存在差异，可能存在排水不良、土壤板结、营养不平衡等问题，这些问题都会对香菊的种植和生长产生不利影响。为了解决这些问题，采取适当的土壤改良方法是必不可少的。

针对排水不良的问题，可以采取一系列物理和化学改良措施。物理改良包括深翻土壤、开沟排水等，以提高土壤的排水性能，避免水涝对香菊生长的不利影响。化学改良则包括调整土壤的pH值，通常采用石灰或硫酸盐等调节剂来调整土壤的pH值，使其处于适宜的范围内，有利于香菊的根系吸收养分。此外，添加有机物质，如腐殖土或有机肥料，可以改善土壤的结构和通透性，提高土壤的保水保肥能力，有助于改善排水情况。针对土壤板结的问题，可以采取土壤翻耕、添加石膏或有机物质等措施来改善土壤结构。土壤翻耕可以打破土壤板结层，增加土壤通透性，改善土壤的气体交换和水分渗透能力。添加石膏可以改善土壤的结构，增加土壤的孔隙度，有利于香菊的根系生长和养分吸收。同时，添加有机物质可以增加土壤的有机质含量，改善土壤的保水保肥能力，有助于提高土壤的肥力和生产潜力。针对土壤营养不平衡的问题，可以通过添加化肥、有机肥料或微量元素来补充土壤中缺乏的营养元素。根据土壤测试结果，合理选择适量的氮、磷、钾等主要营养元素，保证其在土壤中的平衡供应，有助于促进香菊的生长和发育。同时，合理添加微量元素，如铁、锌、铜等，可以提高土壤的肥力，提高香菊的产量和品质。

2.2.2 香菊种植中的水分管理

香菊的种植过程中，水分管理是确保其健康生长和高产的关键环节。合理的水分管理不仅影响植株的生长发育，还直接关系到花的品质和产量。

香菊对水分需求较高，尤其在生长旺季和开花期，需要充足的水分供应。土壤保持湿润，但避免积水，是理想的状态。种植初期，特别是播种后到幼苗期，应保持土壤湿润，以促进种子发芽和幼苗的健康生长。这一阶段，浇水应频繁但量少，以避免土壤过于潮湿导致种子腐烂或幼苗根系受损。进入生长旺季后，香菊的水分需求进一步增加。此时应根据天气和土壤湿度情况，进行适量的灌溉。一般来说，每次浇水应达到土壤深层，以确保根系能够充分吸收水分。浇水的频率和量应根据土壤类型、气候条件和植株生长状态进行调整。砂质土壤排水性好，需水量较大，浇水频率也相对较高；而黏质土壤保水性好，浇水量和浇水频率可以适当减少。香菊开花期是对水分需求最高的时期，此时的水分供应直接影响到花的数量和质量。若水分不足，会导致花朵小且不饱满，甚至提前凋谢。在开花期应特别注意保持土壤湿润。此阶段的灌溉宜在早晨或傍晚进行，避免中午高温时段浇水，以减少水分蒸发和高温对植株的不利影响。雨季时应注意排水防涝。过多的降雨可能导致土壤积水，引起香菊根系缺氧，严重时会导致植株死亡。种植区域应有良好的排水系统，雨后及时排除积水，保持土壤适度湿润。

2.3 病虫害的预防与控制

病虫害的管理策略，包括常见病虫害类型与识别、生物防治与化学防治策略、病虫害的生态管理方法，以及预防措施与应急处理。通过这些综合措施，种植者可以有效地识别和应对潜在的威胁，实施科学的管理策略，不仅能提升作物的健康水平和生产效率，同时也能维护农田生态的平衡和持续性。

2.3.1 常见病虫害类型与识别

在香菊的种植过程中，病虫害的管理是确保其健康生长和优化产量的关键。了解常见的病虫害种类、掌握早期识别方法、运用有效的诊断技巧，以及建立一个稳健的监测与报告系统，是预防和控制病虫害的基础。香菊的虫害主要有蚜虫、红蜘蛛等，可用相关药物喷洒防治。病害主要是因土壤的通透性差、积水引起的烂根病，可通过改善栽培环境进行预防。若发生病害应及时更换透气性好的土壤重新栽种，并适当遮阴，以促使根系恢复。

（1）主要病虫害种类

香菊生长过程中常受到多种病虫害的影响，这些病虫害包括真菌性疾病，如白粉病和灰霉病，以及害虫，如蚜虫和红蜘蛛。了解这些主要病虫害种类是制定有效防控策略的前提，因为每种病虫害可能需要不同的处理方法，准确识别对于保护香菊的健康生长至关重要。

白粉病由白粉菌引起，其特征是在叶片表面出现白色粉状的菌丝和孢子堆积，严重影响香菊的光合作用和养分吸收。为了有效防控白粉病，首先应选择抗病品种。通过育种技术，选育出对白粉病具有较强抵抗力的香菊品种，可以从源头上减少病害发生。保持通风良好也是重要的预防措施。通过合理的种植密度和修剪，增强空气流通，减少湿气积聚，有助于抑制白粉菌的繁殖。及时清除病叶是控制病害蔓延的关键措施。发现病叶后应立即剪除并销毁，避免病菌扩散。喷施杀菌剂是防治白粉病的重要手段，选择合适的杀菌剂并按照推荐浓度和时间间隔进行喷施，可以有效抑制白粉菌的生长。

灰霉病由灰霉菌引起，其特征是在叶片、茎部和花朵等部位出现灰色霉斑，严重时会导致香菊器官腐烂。灰霉病的防控与白粉病有相似之处，保持通风良好是基本的预防措施。控制湿度是防治灰霉病的关键，通过改善种植环境，降低湿度，可以有效减少灰霉菌的繁殖。在湿度较高的季节或地区，应采取措施降低温室或种植区的湿度，如增加通风和使用干燥剂。及时清除病残体同样重要，发现灰霉病症状后，应立即将受感染的植物部分剪除并销毁，防止病菌扩散。喷施杀菌剂也是防治灰霉病的有效方法，选择广谱杀菌剂并按照使用说明进行喷施，可以有效控制灰霉菌的生长。

除真菌性疾病外，香菊还常受到害虫的侵害。蚜虫是一种常见的害虫，以香菊的嫩叶和茎部为食，会大量吸取植物汁液，导致植物生长受阻，严重影响产量和品质。防治蚜虫的方法多种多样。物理方法包括喷水冲洗和手工捕捉，通过定期喷水可以冲掉叶片上的蚜虫，而手工捕捉则适用于小面积种植。化学防治是蚜虫防控的重要手段之一，选择高效低毒的杀虫剂并按推荐剂量喷施，可以有效杀灭蚜虫。同时，生物防治方法，如引入蚜虫天敌也可以有效控制蚜虫数量。

红蜘蛛也是常见的香菊害虫之一，主要在干燥炎热的环境下繁殖。红蜘蛛的危害表现为在叶片上出现小黄点，并逐渐蔓延形成网状斑点，最终导致叶片干枯脱落。增加空气湿度是防治红蜘蛛的有效措施之一，通过增加浇水频率，可以抑制红蜘蛛的繁殖。定期喷水冲洗叶片也有助于冲掉附着的红蜘蛛，减少其危害。化学防治方面，喷洒专用杀螨剂是有效的防治手段，选择合适的杀螨剂并按照说明喷施，可以有效控制红蜘蛛的数量。

在实际种植过程中，应结合多种防治方法，根据病虫害的种类和发生情况，采取针对性的措施。预防为主、防治结合是病虫害防控的基本原则，通过科学的管理和合理的防治手段，可以显著减少病虫害的发生，保障香菊的生长和产量。通过定期检查香菊的生长状况，及时发现病虫害并采取相应措施，可以有效防止病虫害的大面积暴发。引入现代化监测设备和技术，如远程监控和数据分析，可以提高监测的准确性和效率，为病虫害防控提供科学依据。

(2)病虫害的早期识别方法

在香菊的全方位养护及现代药理研究中，早期识别是确保香菊健康生长和有效防控病虫害的关键一环。通过定期巡视作物、观察植物的外观变化，可以及时发现病虫害的迹象，从而采取相应的防治措施，保护香菊的生长和品质。

农民或种植者可以定期检查香菊的叶片、茎部和花朵等部位，仔细观察植物的外观变化。在巡视过程中，注意观察叶片上是否出现异常的斑点、色彩变化或畸形生长等现象，这些可能是病虫害的早期信号。例如，白色粉状物质的出现可能是白粉病的病症，而灰色霉斑则可能是灰霉病的表现。通过定期巡视，可以及时发现这些异常现象，并及时采取相应的防治措施，防止因病虫害的扩散而严重影响香菊的生长。在生长季节中，注意观察香菊植株的生长状态和外观变化，可以帮助及时发现植物的异常情况。如果发现植株的生长速度突然减缓，叶片变黄或变红，花朵枯萎或脱落，都可能是病虫害的迹象。通过及时观察这些外观变化，可以及时采取相应的措施，防止病虫害的扩散对香菊生长的影响。除了定期巡视和观察外观变化，还可以借助一些辅助手段来帮助早期识别病虫害。可以利用显微镜对叶片和茎部进行检查，观察病原菌或害虫的存在情况。也可以利用化学试剂对叶片和茎部进行处理，观察是否产生特定的反应，以判断是否受到病虫害的侵害。

(3)症状与诊断技巧

在香菊的全方位养护及现代药理研究中，对病虫害症状进行准确诊断是选择合适防治措施的基础。了解不同病虫害的症状特征及诊断技巧，可以帮助种植者及时采取有效的防治措施，保护香菊的生长和品质。

对于真菌性病害而言，其症状特征常常表现为叶片或其他植物部位上出现特有的霉层、霉斑或斑点。白粉病的典型症状是在叶片表面和背面出现白色粉状的菌丝和孢子堆积，而灰霉病则表现为叶片、茎部或花朵上出现灰色霉斑。诊断这些真菌性病害的技巧包括仔细观察植物受感染部位的外观特征，并在需要时进行显微镜检查或进行病原菌培养，以确认病害的类型和严重程度。害虫侵害的症状特征通常表现为叶片出现穿孔、边缘受损、变黄或变红等。蚜虫会在叶片和茎部吸食植物汁液，导致叶片出现黄化、卷曲和变形等症状；而红蜘蛛则会导致叶片上形成小黄点，并逐渐蔓延形成网状斑点。诊断害虫侵害的技巧包括观察受害植物的外观变化、检查受害部位的特征和症状，以及进行害虫取样鉴定等。掌握这些诊断技巧可以帮助种植者准确判断病虫害的类型和严重程度，从而选择合适的防治措施。对于真菌性病害，常见的防治措施包括喷洒杀菌剂、清除病残体、保持通风良好等；而对于害虫侵害，则可以采取物理方法，如手工捕捉、喷水冲洗，或者喷洒杀虫剂进行化学防治。对于一些环境友好型的防治方法，如生物防治，也需要准确诊断病虫害的类型和严重程度，以选择合适的生物防治措施。

2.3.2 生物防治与化学防治策略

在香菊的种植管理中，病虫害的防治是确保作物健康与产量提高的关键因素。有效的病虫害管理策略包括生物控制方法和化学防治手段，同时结合综合病虫害管理（IPM）的原则来优化防治效果。选择合适的防治策略需要考虑多种因素，以确保控制措施既有效又环境友好。

（1）生物控制方法

引入捕食性昆虫是一种常见的生物控制方法。在香菊种植地，可能会出现大量的蚜虫等害虫，它们以植物汁液为食，对香菊的生长造成严重影响。为了控制蚜虫的数量，可以引入捕食性昆虫，如瓢虫。瓢虫是蚜虫的天敌，它们能够迅速捕食大量的蚜虫，有效减少害虫的数量，从而保护香菊的生长。通过增加瓢虫的种群数量，可以建立一个相对稳定的生态系统，使得自然界中的捕食者与害虫之间达到一种动态平衡。利用寄生性蜂也是一种常见的生物控制方法。一些寄生性蜂能够选择性地寄生于特定害虫的体内，从而控制其数量。例如，某些蜂类会寄生于蚜虫或蛞蝓等害虫体内，通过吸取其体液或阻断其生长发育,从而有效控制害虫的数量。通过引入寄生性蜂,可以实现对害虫种群的精确调控,降低化学农药的使用量,减少环境污染和生态风险。利用微生物制剂也是一种重要的生物控制手段。微生物制剂包括真菌、细菌或病毒等微生物,它们能够直接作用于害虫或病原体,抑制其生长和繁殖。某些真菌可以通过感染害虫的体内组织,造成害虫死亡;而某些细菌则可以产生杀虫素或抑制害虫的生长。利用微生物制剂进行生物控制,不仅可以有效控制害虫的数量,而且具有环境友好性和对非目标生物的低风险性。尽管生物控制方法具有诸多优势,如环境友好性和对非目标生物的低风险性,但其效果可能受到环境条件和生物控制因子生存状态的影响。因此,需要在实际应用中精心设计和管理生物控制系统,以确保其效果和可持续性。此外,生物控制方法通常需要一定的时间来发挥作用,因此需要在实践中耐心等待并持续监测效果,及时调整管理策略。

(2)化学防治的优缺点

在香菊的全方位养护及现代药理研究中,化学防治作为一种常用的病虫害管理手段,具有快速有效的优点,但也存在着环境污染、潜在健康风险及病虫害抗药性增强等明显的缺点。使用化学防治时需要谨慎权衡其利与弊,将其作为IPM策略的一部分,并采取合适的措施减少其负面影响。

化学农药能够迅速杀灭或抑制病虫害,从而在短时间内控制病虫害的暴发,保护香菊的生长和产量。化学防治产品种类繁多,针对不同的病虫害有各种选择,可根据具体情况选用合适的产品,提高防治效果。化学防治也存在着诸多缺点,其中最为突出的是可能对环境造成长期污染。化学农药在施用后会残留在土壤和植物上,长期使用会导致土壤和水体的污染,影响生态系统的平衡和健康。化学农药也可能对非靶标生物产生不利影响,影响生物多样性和生态平衡。

除对环境的污染外,化学防治还存在着潜在的健康风险。化学农药中的活性成分可能对人类健康造成影响,如接触后可能引发皮肤过敏、呼吸道问题或中毒等。农民和农场工人在施用化学农药时需要采取相应的防护措施,以减少接触的风险。化学防治还容易导致病虫害对农药产生抗药性,从而降低防治效果。长期使用同一种化学农药会使病虫害逐渐适应并发展出对其的抗性，使农药逐渐失效。需要不断更换化学农药、调整剂量或结合其他防治方法，以延缓病虫害对农药的抗性发展。

（3）综合病虫害管理（IPM）

在香菊的全方位养护及现代药理研究中，IPM作为一种系统方法，为维持病虫害在可接受水平以下提供了有效的解决方案。IPM策略强调了多种防治手段的合理结合，包括预防措施、生物控制、文化措施和化学防治，以经济可行和环境友好的方式实现对病虫害的长期控制。

采取预防措施，可以降低病虫害发生的可能性，减少对后续防治措施的依赖。预防措施包括选择抗病虫害品种、合理施肥、保持良好的田间管理等。在香菊种植中，选择抗病虫害的品种可以降低植株受害的风险，减少病虫害的发生。生物控制是利用自然界中的天敌、捕食者或病原体来控制病虫害的数量。例如，可以引入天敌，如瓢虫来控制蚜虫的数量，或者利用寄生性蜂来控制特定害虫的发展。生物控制具有环境友好性和对非目标生物的低风险性，可以有效降低对化学农药的依赖。文化措施也是IPM策略的重要组成部分。文化措施是指通过调整种植结构、间作间种、轮作等方式来减少病虫害的发生。可以采用轮作制度，使同一地块轮作不同种类的作物，减少病虫害在土壤中的积累，从而有效控制病虫害的发生。化学防治可以在病虫害暴发时提供快速有效的控制，但也可能对环境和人类健康造成影响。在选择化学农药时需要注意选择合适的产品、合理控制剂量，并严格遵守使用说明，以最大限度地减少其负面影响。

（4）防治策略的选择标准

在香菊的全方位养护及现代药理研究中，选择防治策略必须基于对病虫害种类的准确识别、对不同防治方法效果的评估，以及对环境影响、经济成本、操作可行性和长期管理目标的综合考虑。不同的病虫害可能对防治方法产生不同的响应，因此准确识别病虫害种类是选择正确防治策略的首要步骤。通过定期巡查、观察植物外观变化，以及利用专业技术和设备，如显微镜、PCR 等，可以对病虫害进行准确鉴定。在香菊的生长过程中，可能会面临多种病虫害，如白粉病、蚜虫、红蜘蛛等，因此需要针对不同的病虫害制定相应的防治策略。针对已识别的病虫害，需要评估不同防治方法的效果，包括生物控制、化学防治、文化措施等。这种评估可以通过实地试验、文献研究及专家咨询等方式进行。可以通过设立对照区和处理区，分别采用不同的防治方法，并比较它们的防治效果和经济成本，从而选择最合适的防治策略。对环境影响、经济成本、操作可行性和长期管理目标的考虑也是选择防治策略的重要因素。防治策略应该是环境友好的，不会对土壤、水体和非目标生物造成不利影响。需要评估不同防治方法的经济成本和操作可行性，确保其在实践中的可操作性和经济性。长期管理目标也应该纳入考虑范围，选择的防治策略应该能够持续有效地控制病虫害，符合香菊种植的长期发展需求。

2.3.3 病虫害的生态管理方法

在香菊的种植管理中，采用生态管理方法对病虫害进行控制不仅能有效减少病虫害的发生和扩散，还能维护和增强农田的生态系统健康。生态管理方法强调利用自然生态系统的原理和机制，通过恢复和保持农田生态平衡，引入和管理天敌，促进生物多样性，以及实施生态友好型病虫害控制策略，实现对香菊病虫害的持续和有效控制。

（1）农田生态平衡的重要性

农田生态平衡是指农田生态系统中各组成部分之间维持相对稳定和谐的关系，这对于保障香菊的健康生长和提高生产效率具有重要意义。农田生态平衡能够控制病虫害的数量，减少化学农药的使用。在一个健康的农田生态系统中，天敌和病原生物能够保持自然平衡，从而限制害虫和病害的过度增长。天敌，如捕食性昆虫和寄生性蜂等能够控制害虫的数量，而有益微生物，如真菌和细菌能够抑制病原菌的繁殖。这种自然平衡减少了对化学农药的依赖，降低了农田生态系统的污染风险，同时也避免了化学农药对人类健康和环境的不利影响。农田生态平衡有助于增强作物对环境变化的适应能力。一个稳定的农田生态系统能够提供丰富的营养物质和水分,为作物的生长提供良好的条件。农田生态系统中的有益生物也能够帮助作物抵御外界环境的逆境压力,如干旱、病虫害等。通过维持农田生态平衡,可以增强香菊对环境变化的适应能力,提高其生长的稳定性和生产的可持续性。

农田生态平衡有助于提高农田的生产力和可持续性。一个健康的农田生态系统能够提供丰富的土壤营养和有益微生物,为作物的生长提供良好的生长环境。合理的轮作、种植密度和种植覆盖作物,可以有效地促进土壤健康,增加有益生物的多样性,构建稳定的农田生态系统。这不仅可以提高香菊的产量和品质,还可以减少资源的浪费,增加农田的经济效益,提高农业发展的持续性。

(2)天敌引入与管理

在香菊的全方位养护及现代药理研究中,天敌的引入和管理是一种重要的生态管理方法,旨在通过增加农田中的自然捕食者或寄生者数量来控制害虫的发展,从而减少化学农药的使用,保护生态环境,提高香菊的生产效率和品质。天敌的引入是实施生物防治的关键一步。捕食性昆虫,如瓢虫、蚂蚁,以及寄生性昆虫,如寄生蜂等,都是常见的天敌,引入这些天敌可以有效地控制害虫的数量,降低农药使用量,从而实现生态环境友好的病虫害管理。天敌的管理需要深入了解其生物学特性和行为习性。不同的天敌有不同的捕食或寄生习性,因此需要针对具体的害虫问题选择合适的天敌进行引入和管理。此外,需要注意天敌的适应性和耐受性,选择能够适应当地环境条件和气候的天敌进行引入,提高生物防治的效果。天敌的栖息地保护和营养来源供应也是天敌管理的重要方面。为了保障天敌的生存和繁殖,可以保留或种植一定数量的花卉植物为天敌提供充足的花蜜和花粉。同时,减少对天敌栖息地的干扰和破坏,保持农田生态系统的稳定,有利于天敌的自然增殖和扩散,提高生物防治的效果。化学农药的滥用会对天敌造成直接或间接的伤害,降低其控制害虫的效果。因此,在天敌管理中应尽量减少化学农药的使用,选择对天敌较为安全的农药或采用更为环保的防治方法,如生物农药、植物提取物等，以保护天敌的生存和繁殖，提高生物防治的效果。

（3）生物多样性的促进

多样化的植物种类不仅能够为多种天敌提供栖息地和食物源，增加害虫的自然控制机会，还能提高农田生态系统的抗逆性，降低害虫或病原导致的风险。因此，种植多种覆盖作物、维护田边植被带和使用本地植物种类等措施被认为是有效促进农田生物多样性的途径。覆盖作物不仅可以提供多样的栖息地和食物源，还能够改善土壤质量、保持水分和减少土壤侵蚀。在香菊种植过程中，可以选择与香菊相适应的覆盖作物，如大豆、小麦、大麦等，以形成多层次的植被结构，增加农田生态系统的复杂性，提高生物多样性水平。田边植被带是指沿着农田边缘种植的自然或人工植被，可以提供丰富的栖息地和食物资源，从而吸引多种天敌和益虫迁入农田，促进农田的天敌-害虫平衡。在香菊种植区域周边，可以种植一些乔木、灌木和草本植物，如柳树、红柳、狼尾草等，以增加农田边缘生态系统的复杂性，提高生物多样性水平。本地植物种类具有较强的适应性和生存能力，能够为当地生态系统提供更多的生态服务，如土壤保持、水文调节、病虫害控制等。因此，在香菊种植区域选择种植一些本地植物种类，如当地的野花、野草等，有助于增加农田生物多样性，维护生态平衡，促进香菊的健康生长和产量提高。

（4）生态友好型病虫害控制

在香菊的全方位养护及现代药理研究中，生态友好型病虫害控制策略的应用正逐渐受到关注。这些策略主要包括使用非化学方法来预防和控制病虫害，如应用机械捕捉设备、性信息素诱捕及生物农药等。这些方法的应用旨在减少对传统化学农药的依赖，减轻对环境的影响，同时保护和增强农田生态系统的自然调节能力。

应用机械捕捉设备是一种常见的生态友好型病虫害控制方法。这些设备可以通过吸附、黏捕或其他物理捕捉方式来捕获害虫，如黏虫板、黏虫球、诱虫灯等。在香菊种植中，可以在田间布置这些设备，吸引和捕捉一些常见的害虫，如蚜虫、白粉虱等，从而减少害虫的数量，降低对化学农药的依赖程度，减轻环境污染。

性信息素诱捕是一种针对某些特定害虫的生态友好型控制方法。通过释放特定的性信息素来吸引害虫，使其无法正常繁殖，从而达到控制害虫数量的目的。在香菊种植区域可以使用性信息素诱捕器来控制一些蛾类害虫，如菊花潜叶蛾等，减少害虫的数量，保护香菊的生长和产量。

生物农药的应用也是一种重要的生态友好型病虫害控制策略。生物农药是指从天然来源提取的、对人类和环境相对安全的生物制剂，如微生物制剂、植物提取物等。这些生物农药具有高效、环保的特点，可以有效地控制病虫害的发生。在香菊种植中，可以使用一些对香菊有特异性的生物农药，如一些针对香菊白粉病、灰霉病等病害的微生物制剂，来进行病害的防治，降低化学农药的使用量，保护环境和人类健康。

除了以上方法，定期监测病虫害发生情况并采取早期干预措施也是生态友好型病虫害控制的重要手段。通过建立有效的监测系统，及时发现病虫害的发生情况，采取相应的防治措施，可以有效地控制病虫害的发生，减少经济损失。例如，在香菊种植区域可以定期检查植株的叶片、茎部和花朵，发现异常情况及时采取措施，如摘除受害部位、喷洒生物农药等，以保护香菊的生长和产量。

2.3.4 预防措施与应急处理

在香菊的种植管理中，实施有效的预防措施与应急处理是保护作物免受病虫害侵害的关键。通过提前规划和准备，可以显著减少病虫害对作物的潜在危害，确保农业生产的稳定性和可持续性。

（1）预防策略的重要性

在香菊的全方位养护及现代药理研究中，预防策略的重要性不言而喻。预防始终被认为是比治疗更为经济和有效的方法，因为它能够在病虫害发生之前就采取措施，阻止其扩散并最大限度地减少损失。在香菊的种植过程中，采取适当的预防措施不仅可以降低对化学防治方法的依赖，还能够保证香菊的生长健康和产量稳定。

在种植香菊之前，农户可以通过调查研究，选取对病虫害具有较强抗性的香菊品种。这些抗病虫害的品种具有更好的适应能力和生存能力，在受到病虫害威胁时能够更好地抵抗，从而降低病虫害发生的可能性。通过在不同的生长季节种植不同的作物，可以有效地打破病虫害的传播链条，减少土壤中病原体和害虫的积累，从而降低病虫害发生的概率。在香菊的轮作中，可以选择与香菊互补的作物，如豆类、小麦等，以实现良好的轮作效果。保持适当的植株间距也是预防策略的重要环节。密植容易造成植株之间的拥挤，使得空气流通不畅，湿度增加，从而容易导致病害的发生和传播。因此，在香菊的种植中，保持适当的植株间距，有利于促进通风、降低湿度，减少病害的发生和传播，保护香菊的健康生长。定期清除田间的病残体和杂草，可以有效地减少病原体和害虫的滋生和繁殖，防止其扩散到健康的植株上。同时，定期清理田间的杂草也可以减少害虫的栖息地，降低害虫的密度，从而降低病虫害的发生风险。

（2）应急处理计划

在香菊的全方位养护及现代药理研究中，尽管预防措施至关重要，但在面对病虫害突发情况时，一个周密的应急处理计划仍然是必不可少的。这样的计划不仅可以帮助农户及时有效地应对突发情况，还可以最大限度地减少损失，保障香菊的生长和产量。一个完善的应急处理计划应该包括提前准备好所需的防治资源、建立快速反应团队及制定明确的行动指南。

提前准备好所需的防治资源是应急处理计划的重要组成部分。这包括生物和化学防治产品等。在面对不同的病虫害突发情况时，选择合适的防治方法至关重要。例如，在面对某种特定的害虫侵袭时，可以采用生物防治的方法，如引入天敌或使用生物杀虫剂，以最大限度地减少对环境的影响。而在面对病原菌侵袭时，可能需要采用化学防治方法，如喷洒适量的化学药剂来控制病情的扩散。在平时就需要提前储备好各种类型的防治资源，以应对不同类型的突发情况。

建立快速反应团队是应急处理计划的另一个关键步骤。这个团队由专业人员组成，包括农业技术人员、植物保护专家、化学药品使用专家等。他们应该接受过专业培训，具备辨识病虫害的能力，并能够迅速做出正确的决策，采取恰当的应对措施。在面对病虫害突发情况时，这个团队应该立即行动，协调各项应对措施，确保问题得到及时解决，最大限度地减少损失。

制定明确的行动指南也是应急处理计划的重要内容。这些指南应该详细说明在不同的病虫害突发情况下应该采取的具体措施，包括应对措施、防治方法、资源调配、沟通协调等。例如，在发现某种特定的害虫侵袭时，行动指南应该明确指示团队采取的应对措施，如隔离受影响区域、尽快应用生物防治措施或适量的化学药剂等。这样可以确保团队在应急情况下能够迅速行动，做出正确的决策，最大限度地减少损失。

（3）快速响应与资源调配

在香菊的全方位养护及现代药理研究中，快速响应与资源调配是确保病虫害管理成功的关键因素。在面对病虫害突发情况时，及时做出反应并有效地调配资源，能够最大限度地减少损失，保障香菊的健康生长。因此，快速响应和资源调配在病虫害管理中是不可忽视的。

快速响应意味着能够在病虫害问题发现后迅速采取行动。这需要一个高效的监测系统，能够及时发现病虫害的迹象并向相关人员报告。例如，农户可以定期巡视田地，观察香菊的生长情况，发现异常现象时立即报告给专业团队。利用现代技术，如智能手机应用和云数据平台，可以实现信息的实时分享和交流，加快决策的速度。一旦病虫害问题被确认，相关人员就可以迅速做出反应，采取必要的措施来控制病虫害的扩散。

资源调配是确保快速响应的关键。这涉及人力、物力和技术资源的合理分配和利用。当病虫害问题发生时，需要有一个专门的应急处理团队，他们能够迅速行动，采取必要的防治措施。物力资源如生物防治产品和化学药剂也需要提前准备好，以应对可能的病虫害暴发。技术资源的合理利用也可以提高响应速度，如利用 GIS 和遥感技术可以快速评估病害影响范围，帮助团队制定应对策略。

信息的及时共享也是资源调配的重要环节。在面对病虫害问题时，各个相关部门之间需要进行紧密的沟通和合作，共同制定应对措施。通过建立信息共享平台和定期召开协调会议，可以加强各方之间的沟通和合作，确保资源能够得到有效的调配和利用。

（4）持续监控与评估

持续的监控和评估在香菊的全方位养护及现代药理研究中，不仅有助于及时发现病虫害的问题，还能够评估防治措施的效果，为决策者提供科学依据，以确保香菊的健康生长和产量稳定。持续的监控对于发现病虫害问题至关重要，通过设置监测点和定期检查植株的健康状况，可以快速发现问题，并及时采取相应的管理策略。在香菊种植区域设立监测点，定期巡视并检查植株的健康状况，检查叶片是否出现异常斑点、叶缘是否受损、植株是否生长异常等，有助于在早期发现病虫害的迹象。一旦发现异常情况，就可以立即采取相应的应对措施，以防止病虫害的扩散。利用现代技术，如智能监测系统、遥感技术等，可以实现对大范围农田的远程监控，提高监测效率和准确性。持续的评估有助于了解防治措施的效果。通过对比处理前后的病虫害发生情况和作物生长状况，可以评估不同防治措施的效果，了解其在实际应用中的表现。可以比较使用生物防治方法和化学防治方法的效果，评估它们在控制病虫害方面的优劣势。还可以评估不同品种的抗病虫性能，以确定最适合当地环境的种植品种。通过持续的评估，可以及时调整和优化管理策略，提高病虫害防治的效果和效率。

2.4 生长周期与管理实践

本节详细探讨了香菊从发芽到成熟的各个关键生长阶段的管理点，包括发芽期、生长期、开花期和成熟期的特定需求。同时，涵盖了光照与温度控制技术，如光照强度与时长的调控、温室管理技术及季节性光照调整。修剪与整形技巧部分讨论了修剪的目的、技巧及对植物健康的影响。最后，讨论了作物轮作与间作的策略，强调这些方法在提高土壤养分循环、管理病害及提升产量中的作用。这些综合的管理实践有助于提高香菊的生长质量和产量，同时保持农业的可持续性。

2.4.1 生长阶段的关键管理点

在香菊的种植过程中，每个生长阶段的管理都至关重要，因为不同生长阶段的香菊对环境条件和管理措施的需求各不相同。有效的管理可以促进香菊健康生长，提高其抗病能力，最终影响产量和质量。以下是香菊4个主要生长阶段的关键管理点。

（1）发芽期

在全方位养护及现代药理研究中，对香菊发芽期的管理至关重要，以下将探讨发芽期的管理要点及相关的养护措施。在发芽期，香菊处于种子发芽到幼苗建立根系的过渡期，因此需要特别关注土壤环境的适宜性，以确保种子能够顺利发芽并顺利生长。香菊种子对土壤温度的要求较为敏感，最适宜的温度应在20℃左右。这样的温度可以促进种子快速吸水膨胀，激活种子内的生化过程，加快发芽的速度。在种子播种前，农户应确保土壤温度稳定在适宜的范围内，可以通过地温探头等工具进行监测。适当的土壤湿度对于香菊种子的发芽和幼苗的生长至关重要。在发芽期，土壤应该保持微湿状态，绝不能过于湿润或干燥。过多的水分会导致种子腐烂，阻碍发芽的进行；而过干的土壤则会使种子无法吸水，从而影响发芽率。因此，农户在播种前需要确保土壤具有适合的湿度，可以通过轻微浇水或浸水播种来保持土壤湿度。除了温度和湿度，土壤的结构和透气性也对香菊的发芽和生长起到重要的作用。良好的土壤结构能够提供充足的根部生长空间，并促进气体和水分的交换，有助于根系的健康发育。在发芽期，农户需要确保土壤松软、疏松，并保持良好的透气性。可以通过耕作、松土等方式改善土壤结构，提高土壤的透气性和保水性，为香菊的发芽和生长创造良好的环境。

（2）生长期

全方位养护及现代药理研究中，对香菊生长期的科学管理是确保产量和品质的重要一环。生长期是香菊生命周期中一个至关重要的阶段，此时植株快速生长，叶片茂盛，花朵逐渐形成。在这一阶段，充足的养分、水分和光照是保证香菊健康生长的关键。在生长期，植物对养分的需求量增加，因此需要及时补充养分。氮肥含有促进叶片生长的关键营养元素，但需要控制施用量，过多的氮肥会导致植株徒长，影响花朵的质量。磷、钾等元素也是香菊生长所需的重要营养元素，可以通过施用有机肥料或水溶性肥料来进行补充，以满足植物的养分需求。保持适当的水分对于香菊的生长至关重要。在生长期，香菊需要充足的水分来支持其生长和代谢活动。定期灌溉是保持土壤湿润的重要手段，但也要避免过度浇水，以免导致土壤过湿，引发根部病害。根据气候和土壤情况调整灌溉频率和量，确保土壤保持适度的湿润度，有利于促进植物的健康生长。光照管理也是香菊生长期的重要环节。充足的光照能够促进光合作用的进行，提高植物的养分合成能力，有利于植株的生长和发育。因此，在生长期要确保植物每天接受足够的光照，尤其是在早晨和下午阳光较为温和的时候，植物对光照的需求较大，可以将植物摆放在阳光充足的位置，或者利用人工光源进行补光。

（3）开花期

开花期对于香菊来说是一个至关重要的阶段，因为花朵的质量和产量直接影响到香菊的经济价值和药用效果。在这个阶段，精确控制水分和营养供应是确保花朵健康发育的关键。钾是植物生长发育中必需的主要营养元素之一，在开花期尤其重要，因为钾对植物的花芽分化、花序伸长、花朵着色和开花等都有重要影响。在香菊的开花期，钾肥的适时施用可以提高花芽的分化和生长速率，促进花朵的早期开放，并提高花朵的数量和质量。钾还有助于提高植物的抗病能力，更利于其抵抗病害的侵袭，从而减少药物或化学农药的使用量，保证香菊的生长环境更加生态友好。此外，水分的管理也是开花期香菊生长的关键。适度控制水分，避免过量灌溉，是确保香菊开花期健康发育的重要因素之一。过量的水分会导致土壤过于潮湿，增加病害的风险，可能导致花朵质量下降，甚至引发根部病害。因此，在开花期，需要根据香菊的生长情况和环境条件调整灌溉频率和量，确保土壤保持适度的湿度，从而有利于花朵的健康生长和开放。总而言之，在全方位养护及现代药理研究中，科学管理开花期的香菊至关重要。通过适时施用钾肥和合理控制水分，可以有效地促进香菊花朵的生长和开放，提高产量和质量。还可以通过加强植物的管理，提高植物的抗病能力，降低病害的发生风险，保障香菊的健康生长和药用效果。

（4）成熟期

在香菊种植的成熟期，即准备收获的阶段，管理的重点是确保植物健康和优化花朵的成熟，以获得高质量的香菊。在这个关键时期，需要采取一系列措施来最大限度地促进花朵的成熟和品质提升，同时保护植物免受病虫害的侵害。在成熟期，花朵已经形成并逐渐成熟，钾元素的供应可以促进花朵的最终成熟和品质提升。具体而言，钾对花朵的色泽、形态和香气有着重要影响，因此在这个阶段继续提供充足的钾肥，可以增加花朵的外观吸引力和药用价值。

氮肥可以促进植物的叶片生长，但在成熟期，过多的氮肥会导致新生叶片的过度生长，影响花朵的成熟和质量。因此，在这个阶段需要控制氮肥的供应，使植物能够将更多的能量和养分转移到花朵的成熟过程中，而不是用于叶片生长。保持适当的水分供应，避免土壤过干或过湿，对于促进花朵的成熟和保持其质量至关重要。特别是在极端天气条件下，如高温、干旱或暴雨，需要更加注意水分管理，以确保植物不受水分胁迫，从而保证花朵的健康发育。

在成熟期需要进行适当的病虫害监控。尽管在这个阶段植物已经接近收获，但仍然需要注意病虫害的出现，特别是那些可能直接影响花朵质量的病害和害虫。通过及时发现并采取有效的防治措施，可以最大限度地保护成熟的花朵，确保其质量和产量。

2.4.2 光照与温度控制技术

在香菊的栽培过程中,光照和温度是影响植物生长、开花和成熟的关键环境因素。适当的光照和温度不仅可以优化植物的生理活动,还直接影响作物的产量和品质。以下详细探讨了光照强度与时长的调控、温室管理技术、季节性光照调整。

(1)光照强度与时长的调控

在光照不足的情况下,香菊的光合作用能力会受到限制,从而影响其生长速度、叶片生长和开花质量。适当调控光照强度和时长对于确保香菊的健康生长和良好开花是至关重要的。

在温带地区,特别是在冬季,日照时间较短,光照强度可能不足以满足香菊的生长需求。因此,使用人工光源进行补光是一种常见的做法。LED(light emitting diode)或 HID(high-intensity discharge)灯具是常用的人工光源,它们能够提供光谱适合植物生长的光线,并且能够在较小的空间内提供高强度的光照。在使用人工光源时,关键是控制光照的强度和时长,以模拟自然日照条件,并为香菊提供最适宜的生长环境。光照强度的调控可以通过控制灯具的功率和距离来实现。在光照不足的情况下,增加灯具的功率或减小灯具与植物之间的距离可以提高光照强度。而光照时长的调控则可以通过定时器来实现,根据香菊的生长需求设定每天的光照时间。一般来说,大多数香菊品种需要每天 12~16 小时的光照时间,以确保充足的光合作用和植物生长。

通过定时器设置适合香菊生长的光周期,不仅可以提高光照的利用效率,还可以节省能源成本并确保植物在合适的光照条件下生长。定时器还能够为植物提供稳定的生长环境,有助于维持植物的生物钟和促进其健康生长。

(2)温室管理技术

温室环境提供了一种可控的生长条件,使种植者能够不受季节和自然条件限制,有效地管理作物的生长过程。对于香菊的栽培来说,温室管理技术不仅能够提高生产效率，还可以改善花朵的品质和产量，从而满足市场需求并实现经济效益。温室内的气候对于香菊的生长至关重要，因此需要精确地控制温度、湿度和光照等因素。在温室中，使用高级气候控制系统可以根据季节、天气和植物生长阶段等因素调节温室气候。当天气炎热时，温室内可以使用遮阳网来降低光照强度和温度，以防止植物受热胁迫。而在天气阴暗或光照不足时，则可以通过补光灯来提供额外的光照，促进植物的光合作用和生长。温室内还可以安装加热系统和风扇，用来调节温度和空气流通，保持温室内的舒适环境。水分和营养管理也是温室管理技术的重要组成部分。温室内可以通过自动滴灌系统来实现对水分的精确控制，确保植物获得适量的水分。还可以配备湿度控制装置，用来调节温室内的湿度水平，避免过干或过湿的环境对植物生长造成影响。对于香菊等花卉作物来说，营养管理也至关重要。温室内可以使用定量施肥系统，根据植物的生长需求和土壤的营养状况，定期向植物供应所需的营养物质，从而促进植物的生长和开花。温室管理技术还包括病虫害防治和生产管理等方面。温室环境相对封闭，容易造成病虫害的滋生和传播。采取预防性措施，如定期清洁和消毒温室设施、及时排查和处理病虫害等，对于保持温室内的植物健康至关重要。温室内的生产管理也需要精心安排，包括种植密度的控制、植物生长的监测和记录，以及收获和销售等环节的协调安排。

（3）季节性光照调整

在香菊的栽培过程中，季节性光照调整是至关重要的，特别是对于生长在户外的香菊。季节变化会导致自然光照的时长和强度发生变化，这直接影响着香菊的生长和开花周期。因此，在不同的季节里，种植者需要采取适当的措施来调整光照条件，以确保香菊能够得到足够的光照支持生长和开花。

春季和夏季是香菊生长的主要季节，也是其光照需求较高的时期。在这段时间里，自然光照充足，应充分利用自然光照来促进香菊的生长和开花。在这两个季节里，种植者可以通过合理的管理措施来最大化光照的利用。确保植物的生长位置处于光照充足的位置，避免受到阴影的影响。定期修剪周围的树木和植物，保持周围环境的通风和光照通量，有助于提高植物叶片的光合作用效率。随着季节逐渐过渡到秋季和冬季，自然光照的时长减少、强度降低，这可能会影响香菊的生长和开花。在这种情况下，种植者需要考虑采取人工补光措施，以确保植物能够得到足够的光照支持生长。人工补光可以通过使用 LED 或 HID 灯具等人工光源来实现，这些光源可以根据需要提供适当的光照强度和时长，从而满足香菊不同生长阶段的光照需求。在实际操作中，种植者可以通过安装定时器或智能控制系统来自动调整人工补光设备的工作时间和光照强度，以适应不同季节的光照变化。在秋季和冬季，可以增加人工光照的时长和强度，以弥补自然光照的不足，从而保持植物的正常生长和开花。这种季节性光照调整策略能够确保香菊在不同季节都能够得到适当的光照支持，保持生长健康和开花质量，从而提高产量和品质。

2.4.3 修剪与整形技巧

修剪和整形是香菊栽培中的关键农艺操作，它们对植物的健康、生长和产量有着显著的影响。通过合理的修剪和整形，可以优化植株的光照接收，增强通风，从而促进更强壮的生长和更丰富的花朵产出。

（1）修剪的目的与技巧

修剪是一项关键的园艺技术，对于香菊的全方位养护和现代药理研究具有重要意义。它不仅可以维持植物健康和形态美观，还可以促进新梢生长和花芽分化，减少病虫害发生。在修剪香菊时，需要明确其目的和技巧，以确保最佳的修剪效果和植物生长状态。修剪的主要目的之一是移除过旧、病弱或受损的枝条，这些枝条可能已经失去生机或受到病虫害的侵害，如果不及时修剪，可能会对整株植物的生长造成负面影响。通过及时修剪，可以有效地减少病害发生的机会，保持植物的健康。此外，修剪还可以改善植物的通风和光照条件，促进新梢的生长和分枝，提高植物的整体美观度。

在进行修剪时，掌握正确的修剪技巧至关重要。首先，选择锋利、清洁并消毒的修剪工具是非常重要的，这样可以确保修剪的干净和精准，减少对植物的伤害和病菌感染的风险。其次，在进行修剪时，应该选择合适的时间，通常植物的休眠期或生长期的早春和晚秋是最佳的修剪时机。这样可以最大限度地减少植物的应激反应，并促进伤口的快速愈合。最后，修剪时应该斜角剪切，离主干约1/4英寸处。这种斜角剪切的方式有助于减少伤口的面积，促进伤口的愈合，并减少水分的流失，从而降低植物因水分流失而引起的应激反应。

针对香菊的修剪，还需要根据其生长习性和品种特点来制定相应的修剪计划。一般来说，对于茂密生长的香菊，可以通过修剪来稀疏植株，促进通风和光照的进入，减少病害的发生。对于长势较弱的香菊，可以通过适当修剪来刺激新梢的生长，增强植株的活力和抗病能力。总之，通过科学合理的修剪措施，可以有效地维护香菊的生长状态，提高其产量和质量，实现全方位的养护和管理目标。

（2）整形对植物健康的影响

整形修剪对于植物的健康和整体生长具有显著的影响。它不仅仅是一种美学上的修剪，更是一种对植物生长状态和生理功能的调节，可以帮助植物维持健康的生长状态，提高其抗病能力和生长效率。

整形修剪有助于改善植物的外观。修剪过长、杂乱或不规则的枝条和叶片，可以使植物整体形态更加匀称、美观。这不仅为观赏植物增添了美感，也提高了植物的观赏价值。在香菊的种植中，整形修剪可以使植株外观更加整洁美观，吸引人们的注意力，增加其装饰价值。整形修剪有助于改善植物的生长环境。通过修剪过密的枝叶，可以增加植株内部的空气流通，减少湿度过高导致的病害问题。在香菊的生长过程中，保持适当的空气流通对于预防真菌等引起的病害非常重要。合理的整形修剪可以减少植株叶片之间的交叉和遮挡，有助于阳光的穿透和风的流动，提高植株的抗病能力，降低病害发生的风险。整形修剪也有助于植物更好地进行光合作用，从而促进营养物质的有效分配。通过修剪过多的枝叶，可以减少植物光合作用的负担，使植物更加集中地分配能量和养分，从而增强其整体生长和开花能力。在香菊的生长过程中，适当的整形修剪可以提高植株的光能利用率，促进光合作用的进行，提高植物的生长速度和开花质量。

(3) 修剪工具与方法

选择合适的修剪工具和采用正确的修剪方法对于维护香菊的健康和促进其生长至关重要。修剪工具的选择应考虑到其适用于不同类型的修剪任务，并且需要定期进行清洁和保养，以确保其效果和性能。修剪方法应根据香菊的生长特性和需要进行调整，以达到最佳的修剪效果和植物健康状态。园艺剪是常用的修剪工具之一，适用于修剪小直径的树枝和叶片。园艺剪通常有两个剪刀刃，可以轻松地剪断植物的细小枝条。对于香菊而言，园艺剪是一种常见的修剪工具，特别适用于修剪细小的叶片和茎干。使用园艺剪时，要确保剪刀刃锋利，并且定期清洁以防止病菌传播。修枝剪是一种更大、更强的修剪工具，适用于修剪较大直径的树枝和树干。修枝剪通常有一个较大的剪刀刃，可以轻松地剪断较粗的树枝。对于香菊来说，修枝剪主要用于修剪较大的树干和树枝，以及整形植株的外观。在使用修枝剪时，要注意保护好自己的手部和身体，以免受伤。锯子是修剪大型树木时常用的工具，适用于修剪直径较大的树干和树枝。锯子有多种类型，如手锯、电锯和链锯等，可以根据具体的修剪任务选择合适的锯子。对于香菊来说，锯子一般用于修剪较大的树干和树枝，以及移除植物的底部。

在选择修剪工具和方法时，需要根据香菊的生长状态和修剪目的进行调整。针对密集生长的枝条，可以使用园艺剪进行疏剪，保持植株的通风透光；针对病弱的枝条，可以使用修枝剪进行清除，以防止病害传播。同时，修剪时要注意剪刀刃的锋利度和修剪的位置，以确保剪口平整，并且促进剪口的快速愈合。结合香菊的生长需求，选择合适的修剪工具和方法，可以有效地维护植物的健康和促进其生长。

(4) 修剪时期与频率的最佳实践

修剪的时期和频率对于香菊的健康和生长发挥着至关重要的作用。正确的修剪时期和频率可以促进植株的正常生长，改善植株的形态，提高花朵的产量和质量，同时也有助于减少病虫害的发生。因此，了解最佳的修剪时期和频率是种植香菊的关键。

在大多数情况下，最佳的修剪时期是在早春和秋季。在早春，随着气温上升和天气变暖，植物开始进入生长期，这时进行修剪可以刺激植物，促进植株的健康生长。而在秋季，当气温逐渐降低，植物进入休眠期时，进行修剪可以清除过旧、病弱或枯死的枝条，有助于保持植株的整洁和健康，为下一年的生长做好准备。一般来说，每年至少进行一次修剪是必要的，以确保植株的形态和健康。对于生长较慢或较小的植株，每年一次的修剪可能足够；而对于生长较快或较大的植株，可能需要更频繁的修剪，甚至每季度进行修剪。通过定期修剪，可以控制植株的大小和形态，促进光线的穿透和通风，减少病虫害的发生。

在实践中，进行修剪时应注意以下几点。首先，选择适当的修剪工具，并保持工具的锋利和清洁，以减少对植株的伤害和病菌感染的风险。其次，对于不同类型的修剪任务，采用适当的修剪方法和技巧，如疏剪、整形剪、清除剪等。最后，根据植株的生长需求和目的，合理确定修剪的幅度和程度，以达到预期的修剪效果。

2.4.4 作物轮作与间作的实施

在香菊的种植管理中，实施作物轮作和间作是提高土壤健康、管理病害和提升产量的有效策略。这些实践不仅有助于改善土壤结构和养分循环，还能通过多样化的种植模式减少病虫害的发生，从而增强农业生产系统的可持续性。下面详细探讨作物轮作与间作的优势与策略、适宜的种类与选择、对土壤养分循环的贡献，以及它们在病害管理与产量提升中的作用。

（1）轮作的优势与策略

轮作作为一种传统的农业管理方法，在香菊全方位养护和现代药理研究中发挥着重要的作用。其优势不仅体现在改善土壤质量和增加产量上，还在于保护环境、减少病虫害的发生，以及提高农田的可持续性。在轮作的过程中，通过合理安排不同类型的作物，可以最大限度地利用土壤养分，减少化学肥料的使用，从而实现对土地资源的更有效利用。以下将详细探讨轮作的优势和策略。

轮作可以改善土壤结构和增加土壤有机质含量。连续种植同一种作物容易导致土壤中特定养分的枯竭，从而影响作物的生长和产量。而通过轮作不同类型的作物，可以增加土壤中的多样性，促进土壤微生物的多样性和活跃度，有助于改善土壤结构，增加土壤通气性和保水性，提高土壤的肥力和生产力。轮作可以减少化学肥料的使用。连续种植同一种作物容易导致土壤中某些养分的过度消耗，需要大量的化学肥料来补充。而通过轮作不同类型的作物，可以提高土壤的养分利用效率，减少对化学肥料的依赖，降低农业生产的成本，同时也减少了化肥对环境的污染。轮作还可以控制杂草和土传病害的发生。在轮作的过程中，不同类型的作物可以破坏杂草的生长周期，减少杂草对作物的竞争，从而降低除草的成本。同时，通过轮作不同类型的作物，可以打破病虫害的生长环境，减少病虫害的发生和农药的使用，保护生态环境，提高农田的生态系统稳定性。

在实践中，轮作的策略需要根据具体的地理环境、土壤条件和作物的生长需求来确定。一般来说，轮作方案应该包括具有不同生长特性和养分需求的作物，如豆科作物、禾本科作物和蔬菜类作物。在选择轮作作物时，需要考虑到其对土壤养分的需求和作物残留物对土壤的改良作用。例如，豆科作物能够通过与根瘤菌共生来固定大气中的氮气，增加土壤中的氮含量，有助于提高后续作物的产量和质量。

（2）间作的种类与选择

间作作为一种重要的农业种植方式，在香菊全方位养护和现代药理研究中具有重要的意义。通过在同一块土地上同时种植两种或以上的作物，间作可以充分利用土地资源，提高土壤的肥力和生产力，增强作物对病虫害的抵抗力，从而实现农田生态系统的可持续发展。在选择合适的间作组合时，需要考虑到作物的生长习性、互补性和相互作用，以及对土壤和环境的影响。

间作的种类选择应该基于作物的生长习性和互补性。一般来说，可以选择根系结构、生长高度、养分需求和光照要求等方面互补的作物进行间作。例如，将生长周期较短的快速生长作物与生长周期较长的慢性生长作物搭配，可以最大限度地利用土地资源，提高总产量。此外，选择具有不同生长高度的作物进行间作，可以充分利用空间，提高土地的利用效率。

某些作物组合具有相互抵抗特定害虫的作用。在间作的过程中，通过选择具有不同气味、根系分泌物或生长特性的作物进行搭配，可以降低害虫对特定作物的侵害。例如，将洋葱与胡萝卜进行间作，洋葱的强烈气味可以驱赶胡萝卜蝇，从而减少对胡萝卜的危害。这种相互作用可以降低对化学农药的依赖，减少农药残留，保护生态环境。间作还可以提高土壤的肥力和生产力。通过在同一块土地上种植不同类型的作物，可以减少土壤中特定养分的枯竭，防止土壤贫瘠化和病害积累。例如，将豆科作物与禾本科作物进行间作，豆科作物可以通过根瘤菌固氮，增加土壤中的氮含量，而禾本科作物可以改善土壤结构，增加土壤通气性和保水性，从而提高土壤的肥力和生产力。

（3）土壤养分循环

轮作和间作是农业生产中常用的种植方式，通过多样化作物的种植有助于土壤养分的循环和平衡，对于香菊的全方位养护和现代药理研究具有重要意义。轮作和间作能够有效地平衡土壤中的养分。不同类型的作物对土壤养分的需求和吸收能力有所不同。一些作物，如豆科植物具有固氮能力，可以将空气中的氮气转化为植物可利用的氮源，从而增加土壤的氮含量。而其他作物则可能更多地吸收土壤中的其他矿物质养分，如磷、钾等。通过轮作和间作不同类型的作物，可以在不同的生长季节和周期中对土壤养分进行有效的利用和调节，从而达到土壤养分的循环和平衡。轮作和间作有助于减少对化学肥料的依赖。在传统的单一作物连续种植中，由于同一种植物对土壤中特定养分的需求较大，往往需要大量施用化学肥料来满足作物的生长需求，容易导致土壤养分的不平衡和肥力下降。而轮作和间作不同类型的作物，可以有效地减少对化学肥料的使用，降低生产成本，同时降低化肥对环境的污染和对土壤生态系统的破坏。轮作和间作还可以改善土壤的结构和质地。不同类型的作物在生长过程中会释放出不同的根系分泌物和有机物质，这些物质可以促进土壤微生物的繁殖和活动，增加土壤有机质含量，改善土壤的通气性、保水性和保肥性，有利于植物的生长和发育。

(4) 病害管理与产量提升的作用

作物轮作和间作在病害管理和产量提升方面发挥着重要作用。通过多样化的作物种植方式，可以有效降低特定病害的发生率，提高农田生态系统的稳定性和作物的整体产量和质量。

作物轮作和间作可以减少特定病害的发生概率。在传统的单一作物连续种植中，由于同一种植物连续种植在同一块土地上，病原体和害虫有较大机会在土壤中积累，并且可以在不受到其他作物竞争的情况下大量繁殖，从而导致病害的暴发。而轮作和间作不同类型的作物，可以打破病原体和害虫的生存环境，缩小它们的寄主范围，从而降低病害的发生和传播概率。特别是针对土传病害，通过种植不同类型的作物，可以减少病原体在土壤中的积累，有效地控制病害的发生。

多样化的作物种植方式有助于改善土壤健康和提供生态位多样性，增加农田生态系统的抗逆性。不同类型的作物具有不同的生长特性和根系分泌物，可以促进土壤微生物的多样性和活动，增加土壤有机质含量，改善土壤的结构和通气性，提高土壤对水分和养分的保持能力。同时，多样化的作物种植方式还可以提供更多的生态位，吸引更多的天敌和益生菌，从而形成生物多样性的农田生态系统，增强农田生态系统的抗逆性，降低病害的暴发风险。

作物轮作和间作可以提高作物的整体产量和质量。通过减少病害的发生和提高土壤肥力，作物轮作和间作可以有效地保护作物免受病害和营养失调的影响，加快作物的生长速度，缩短生长周期，提高作物的产量和质量。同时，多样化的作物种植方式还可以提高农田生态系统的稳定性和抗逆性，降低自然灾害和不良气候条件对作物生长的影响，进一步提高作物的产量和质量。

第 3 章　香菊的收获与后期处理

本章深入探讨了香菊的收获与后期处理，涵盖从收获的最佳时期与方法到初步加工、干燥技术及储存和运输的全面策略。本章详细描述了如何确定香菊成熟的标志、选择合适的收获工具和技术，以及在收获后立即进行的处理操作，以确保香菊的品质和新鲜度。本章还讨论了干燥过程中的质量控制、包装技术及遵守相关法律和环境保护规定的重要性。这些详尽的管理实践目的在于最大化香菊的市场价值，同时保持其药用和商业品质。

3.1　收获的最佳时期与方法

本节首先介绍了如何通过观察香菊的颜色变化、植株大小与形态、种子发育状况，以及考虑天气和季节因素来确定收获的最佳时机。接着，比较了机械收获与手工收获的效率、成本和适用场景，探讨了如何选择最适合香菊的收获方法。此外，还讨论了不同收获工具和设备的选择、使用和维护，以及收获后立即处理的重要性，包括如何减少损失、进行快速冷却、清洁分级，以及为运输和进一步处理做好准备，确保香菊的品质和有效性。

3.1.1 成熟标志与收获时机

在香菊的种植过程中,正确判断其成熟标志与确定最佳收获时机是确保最终产品质量的关键步骤。接下来将详细探讨如何通过观察香菊的颜色变化、植株大小与形态、种子发育情况,以及根据天气与季节调整来精确地确定香菊的收获时机(图3-1)。

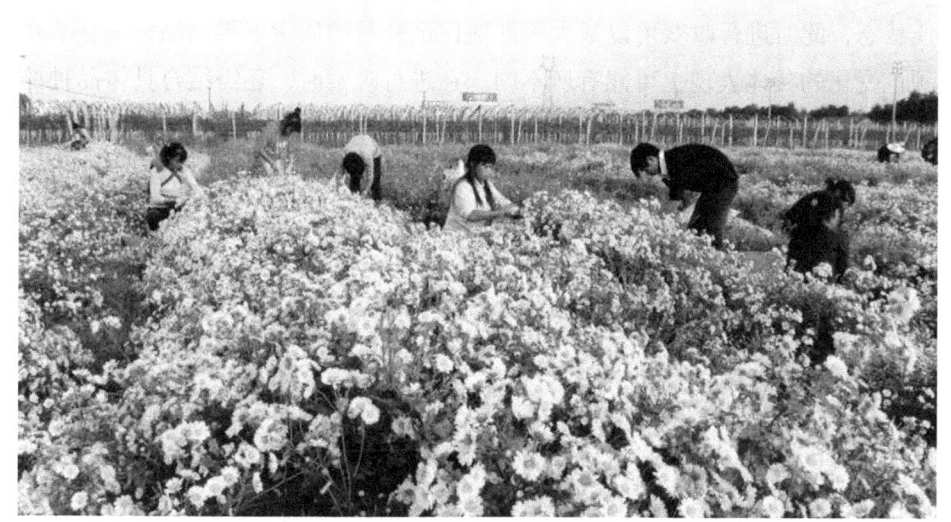

图 3-1 香菊采摘

(1)观察颜色变化

香菊的颜色变化主要由花瓣中的色素成分变化引起,这些色素主要包括类胡萝卜素、黄酮类和花青素等。在香菊的不同发育阶段,这些色素的含量和比例会发生显著变化,从而导致花瓣颜色的变化。在花蕾初期,香菊的花瓣通常是绿色的,这主要是由于叶绿素的存在。随着花朵逐渐开放,叶绿素逐渐降解,类胡萝卜素和花青素开始积累,花瓣的颜色也随之变化。观察到花瓣从绿色逐渐变为黄色或橙色,表明类胡萝卜素的积累已达到高峰,这是收获的一个重要信号。在香菊花瓣颜色变化的过程中,还涉及一系列复杂的生理和生化变化。这些变化包括细胞内色素体的发育和转化、相关基因的表达调控，以及代谢途径的调节。研究表明，香菊花瓣颜色变化与类胡萝卜素代谢相关基因的表达密切相关，这些基因的表达水平直接影响类胡萝卜素的合成和积累。为了准确判断香菊的最佳收获时间，通常会结合花瓣颜色变化和其他生理指标进行综合评估。除了颜色变化，还会考虑花瓣的质地、花朵的开放程度，以及香味的浓郁程度等因素。在观察到花瓣颜色变化达到预期时，如果花朵完全开放且香味浓郁，则可以认为香菊的药用成分已经达到最佳状态，此时进行收获可以最大限度地保证药材的质量。不同品种的香菊在颜色变化的具体表现上可能有所不同。在进行观察时，还需结合具体品种的特性进行判断。有些品种的香菊在花瓣颜色变化过程中会表现出较为明显的红色或紫色，这主要是由于花青素的积累。这类品种的收获时机应在花青素积累达到高峰时，以确保药材的有效成分含量。

（2）植株大小与形态

准确观察和理解香菊植株的生长特性和形态变化，对于确定最佳的收获时机至关重要。成熟的香菊植株通常会展现出一系列特征，这些特征不仅反映了植株的生长状态，还可以作为判断其成熟度的重要指标。成熟的香菊植株达到其种植品种特定的高度和体积时，意味着植株在生长过程中已经完成了其正常的生长周期，并且达到了预期。不同品种的香菊在成熟时的大小可能有所不同，但一般来说，成熟的植株会呈现出较为健壮和饱满的生长状态，枝条繁茂，整体结构稳固。这些特征表明植株已经达到最佳的成熟状态，适合进行收获。观察植株的枝条和叶片发育情况也是评估香菊成熟度的重要内容。成熟的香菊植株的枝条和叶片应该发育完全，叶片呈现出正常的形态和颜色。健康的叶片通常呈现出深绿色，并且在观察时不会发现明显的病虫害或叶片枯黄的现象。叶片的形态应完整，没有明显的受损或枯萎。植株的枝条应生长茂密，分枝正常，没有明显的缺失或畸形。香菊的花朵数量和质量同样是评估其成熟度的重要指标。作为一种花卉植物，香菊在其生长周期中通常会形成大量的花朵，花朵的开放状态和数量直接关系到成熟度和收获产量。成熟的植株通常在适当的季节和条件下形成大量的花朵，花朵质量高，颜色鲜艳。这些特征显示，植株已经进入最佳的收获期。不同品种的香菊在成熟时的外观和形态可能存在差异，因此在观察和评估香菊的成熟度时，需要结合具体品种的生长特性进行判断。例如，有些品种的香菊在成熟时花朵颜色变化较为明显，这可以作为判断收获时机的辅助依据。为了确保香菊在最佳状态下进行收获，需要密切观察植株的大小和形态变化，并结合其他生理指标进行综合评估。可以结合花朵的开放情况、叶片的健康状态，以及整体生长势等因素，综合判断植株是否已经达到最佳的收获期。通过科学的方法和细致的观察，可以准确判断香菊的最佳收获时机，从而保证收获的药材质量最高。

（3）种子发育情况

香菊种子的发育包括几个关键阶段：胚胎形成、胚乳发育、种皮成熟等。在这些过程中，种子的外观和内部结构都会发生显著变化。初期的种子发育主要集中在胚胎形成和胚乳发育阶段，这时的种子通常较小且未完全成熟。随着发育的进行，种子内部的营养物质逐渐积累，胚乳发育完全，种子体积增大，颜色也会发生变化，从浅色逐渐变为深色。这些变化是判断种子成熟度的重要依据。在种子发育过程中，色素的变化是一个显著的标志。成熟的香菊种子通常呈现出深褐色或黑色，这主要是由于种皮中积累了大量的色素物质。这些色素不仅保护种子免受环境的损害，还标志着种子内部营养物质的积累已经达到高峰。因此，通过观察种子的颜色变化，可以初步判断其成熟度。种子的硬度和干燥程度也是评估成熟度的重要指标。未成熟的种子通常质地较软、含水量较高，而成熟的种子则硬度增加、含水量降低。在香菊的收获过程中，通过触摸和挤压种子，可以感知其硬度变化，从而判断其成熟度。通常，完全成熟的种子在挤压时不会变形，这表明其内部结构已经完全发育成熟。种子的发育情况还可以通过内部结构的观察来评估。利用显微镜观察种子的切片，可以看到胚胎和胚乳的发育情况。完全成熟的种子胚胎结构清晰，胚乳饱满，这些特征表明种子已经积累了足够的营养物质，适合用于繁殖和药用。在实际操作中，通常会结合多种方法，如通过观察种子的颜色、硬度及内部结构，综合判断其成熟情况。还可以结合种子的重量变化进行评估。成熟的种子由于内部营养物质的积累，重量通常会增加，这也是判断种子成熟的重要指标。

（4）根据天气与季节调整

香菊在温暖的气候条件下生长最佳，最适宜的生长温度为 18～21 ℃。在花期，温度过高或过低都会影响花朵的发育和开花质量。过高的温度（超过 30 ℃）可能会导致花朵提前凋谢，而低温（低于 10 ℃）则可能延缓花期或影响花朵的质量。因此，在计划收获时，应密切关注天气预报，选择在温度适宜的条件下进行收获，以确保花朵在最佳状态下被采摘。过高的湿度可能导致花朵和叶片发生霉变或其他病害，如灰霉病和白粉病，这些都会影响香菊的质量。为避免这些问题，应选择在晴朗干燥的天气进行收获，尤其要避免在雨后或早晨露水未干时采摘花朵。这不仅有助于保持花朵的干燥和清洁，还能降低病害的发生率。香菊通常在秋季开花，最佳的收获期集中在 9—11 月。然而，不同地区的气候条件差异较大，具体的收获时间可能会有所不同。南方温暖地区的香菊可能会较早开花，而北方寒冷地区的花期则可能推迟。因此，需要根据当地的气候特点和香菊的生长状况灵活调整收获时间，确保在花朵完全开放且药用成分积累最多时进行收获。在长时间的阴雨天气后，应等待几天，让植株和花朵完全干燥再进行收获，以避免湿气影响花朵的质量。如果遇到干旱天气，应适当进行灌溉，以保持土壤湿润，促进花朵的正常发育和开放。为了最大限度地提高香菊的收获质量，应综合考虑温度、湿度和季节变化，并根据具体情况灵活调整收获时间和方式。例如，在气温适中、空气干燥且无强风的晴朗天气收获，可以确保花朵在最佳状态下被采摘和保存。同时，采用科学的收获方法，如使用锋利的剪刀在花朵基部斜切，并将采摘的花朵及时运送到阴凉干燥的地方进行初步处理和干燥。这些措施都能有效提高香菊药材的质量和市场价值。

3.1.2 机械收获与手工收获的比较

在现代农业生产中，香菊收获方法的选择对最终产品的质量、成本控制,以及效率具有深远的影响。机械收获与手工收获各有其优势和局限,适应不同的生产规模和质量要求。接下来将详细探讨机械收获的效率与成本、手工收获的精细度与应用场景,以及混合收获策略的考量。

(1)机械收获的效率与成本

目前,市场上有几种不同类型的香菊收割机,如滚筒式、梳齿式和凸轮盘式。这些机器在结构设计和工作原理上各有特点。例如,梳齿式收割机通过梳齿的旋转和摆动来实现花朵的采摘、提升和卸载。研究表明,优化的凸轮盘式收割机可以达到 93.28% 的采摘率,而损坏率仅为 1.21%,显示出较高的工作效率和低损耗率。机械收获的高效性主要体现在其大规模作业能力上。传统的手工采摘不仅耗时耗力,而且在劳动力紧缺或工资成本高涨的情况下,显得更加不经济。机械收割机可以在较短时间内完成大面积的采收任务,从而显著提高生产效率。机械收割可以减少对花朵的损伤,提高药材的整体质量和市场价值。机械收割机的初期投入成本较高,包括购买设备的费用,以及后续的维护和操作培训成本。因此,在选择机械收割机时需要权衡短期的投入与长期的收益。除了设备成本,机械收割还需要考虑能耗和操作复杂性。一些高效的收割机在运行时可能需要消耗大量的燃油或电力,这增加了操作成本。同时,复杂的机械结构需要定期维护和技术支持,以确保设备的正常运行和延长使用寿命。因此,选择一款操作简便且能耗低的收割机,对于控制成本和提高生产效率至关重要。在实际应用中,还需要根据种植规模和具体需求来选择合适的机械设备。对于种植规模较大的农场,高效的机械收割机能够显著提高收获效率,降低人工成本。而对于较小的种植规模,可以选择一些成本较低、操作简便的机械设备,以实现机械收割的优势,同时控制初期投资和运行成本。

(2)手工收获的精细度与应用场景

手工收获香菊的一个显著优势在于其精细度。采摘者可以根据花朵的具体情况选择性地进行收获,确保每朵花在最佳状态下被采摘。这对于保证药材的质量和有效成分含量具有重要意义。手工收获可以避免机械收割过程中可能出现的花朵损伤和药材混杂情况，特别是在处理娇嫩和易损伤的花朵时，手工操作显得尤为重要。例如，选择花瓣已经完全展开且颜色最鲜艳的香菊进行采摘，可以最大限度地保留其药用成分和香气。在小规模种植的应用场景中，手工收获依然是主要方式。这些种植者通常没有经济能力或实际需求来购买和维护大型机械设备。手工收获不仅降低了初期投资成本，还能通过精细操作提高单株植物的采收质量。此外，对于高附加值的药用香菊，如一些特定品种的高品质香菊，手工收获可以确保每一朵花的质量达到最佳状态，从而提升市场竞争力和经济效益。手工收获在面对复杂的地形和生长条件时，也具有明显的优势。在一些地形复杂或种植密度较高的区域，机械设备可能难以有效操作，手工采摘则可以灵活应对不同的种植环境。例如，在陡峭的山坡或狭窄的梯田种植区，手工采摘不仅操作方便，还能避免机械设备在操作过程中发生损坏和效率降低。尽管手工收获在效率上无法与机械收割相比，但其在精细度和灵活性上的优势使其在许多应用场景中仍然具有不可替代的地位。为了提高手工收获的效率，可以采用一些辅助工具和技术，如使用锋利的剪刀进行快速剪切，使用背负式容器提高采摘效率，并进行科学的采摘路线规划，以减少不必要的体力消耗和时间浪费。

综合来看，手工收获在高品质和高端市场中具有重要的应用场景，特别适用于需要个性化处理和高品质成果的场合。尽管其劳动强度大且成本较高，但其对产品质量的保障和市场竞争力的提升仍然具有不可替代的价值。因此，在农业生产中，手工收获和机械收获可以相辅相成，根据不同的市场需求和生产规模选择合适的收获方式，以实现最佳的生产效益和经济效益。

（3）混合收获策略的考量

混合收获策略是一种在某些情况下非常合理和有效的方法，特别是在面临不同市场需求和作物特性时。这种策略结合了机械收获和手工收获的优势，在保证高效率的同时保持产品质量的最佳状态。混合收获策略允许在大规模种植中充分利用机械收获的高效性。对于大面积种植的区域，机械收获可以迅速完成收获工作，降低人力成本和时间成本，提高生产效率。例如，在大型农场的主要种植区域，可以采用收割机械等大型设备进行收获，以快速割取大量的香菊花朵和叶片。对于那些需要高品质原料的特定区域，手工收获可能更为合适。手工收获允许工人对每株植物进行个别评估，精确割取最佳状态的花朵和叶片，以确保产品的完整性和新鲜度。这种精细的收获方法适用于那些对产品质量要求较高的市场，如高端餐厅和花艺市场。在这些特定区域，手工收获可以最大限度地满足市场需求，提高产品的附加值和市场竞争力。混合收获策略的另一个优势是能够灵活应对不同部分的市场需求。在大规模种植区域，机械收获可以满足大量产品的需求，提高生产效率和经济效益。而在对产品质量要求更高的特定区域，手工收获可以确保产品达到最佳状态，满足高端市场的需求。根据不同区域的需求采取不同的收获方法，可以最大限度地发挥每种方法的优势，实现生产和市场的双赢。

3.1.3　收获工具与设备的选择

在香菊的收获过程中，选择合适的工具和设备是保证效率和产品质量的关键因素。合适的工具不仅能提高收获效率，还能最小化对植物的损伤，保证香菊的药用和市场价值。接下来将详细讨论适合香菊的收获工具、现代化收获设备的利用、维护与保养收获设备，以及安全使用收获工具的指导。

（1）适合香菊的收获工具

不同的工具适用于不同的收获方式和场景，农户需要根据具体的需求和条件选择最合适的工具。手工工具，如剪刀和小镰刀在精细收获中被广泛使用。这些工具适用于小规模种植或高附加值香菊品种的采收。手工收割的主要优点是能够精确控制每一朵花的采摘时间，确保在最佳状态下收获。剪刀和小镰刀便于携带和操作，可以在复杂的地形中灵活使用，尤其适合在山地和梯田种植区进行采收。在手工收割过程中，采摘者可以细致地挑选和处理每朵花，避免对花朵和植株造成损伤，从而最大限度地保留其药用成分和香气。对于大规模种植的香菊，机械收割设备（如滚筒式、梳齿式和凸轮盘式收割机）则更加高效。滚筒式收割机通过滚筒的旋转带动刀片切割花朵，适合大面积平地作业;梳齿式收割机通过梳齿的旋转和摆动实现花朵的采摘、提升和卸载,具有较高的采摘率和低损坏率;凸轮盘式收割机则利用凸轮盘和梳齿的组合结构,能够在短时间内高效完成大面积的采收任务。这些机械设备能够显著提高收割效率,减少劳动力成本,适用于大规模商业化种植。在一些特殊情况下,混合收割策略也被广泛采用。混合收割结合了手工和机械收割的优点,可以在不同的收割阶段和环境中灵活应用。农户可以先使用机械设备进行大面积初步收割,然后通过手工工具对剩余花朵进行精细采摘,特别是对机械难以触及或需要精细处理的部分进行补充采收。这样不仅可以提高整体收割效率,还能确保每一朵花的高质量。

(2)现代化收获设备的利用

在现代农业中,香菊的收获已经越来越多地依赖现代化的收获设备,这些设备不仅能够显著地提高收获效率,还能有效地保证香菊药材的质量。现代化收获设备的利用,结合了机械技术的进步和农业生产需求,提供了一种高效、低成本且可持续的解决方案。

目前,最常用的香菊收获设备包括滚筒式、梳齿式和凸轮盘式收割机。这些机械设备通过不同的工作原理,能够在短时间内完成大面积的收割任务。梳齿式收割机通过梳齿的旋转和摆动来实现花朵的采摘和提升,具有较高的采摘效率和低损伤率,特别适合大规模种植区域。这种设备在平地和坡地均能有效工作,优化的设计考虑了香菊植株的物理特性,确保在高效采摘的同时最大限度地减少对花朵的损伤。滚筒式收割机则利用滚筒的旋转带动刀片切割花朵,适合平地大面积作业。其优点在于操作简单、维护方便,能够在较短时间内完成大量香菊的收割。然而,这类设备在处理复杂地形和高密度种植时的灵活性较差,需要与其他类型的设备结合使用以提高整体效率和适应性。凸轮盘式收割机是另一种高效的机械设备,通过凸轮盘和梳齿的组合结构,能够在短时间内高效完成大面积的采收任务。这种设备特别适合大规模商业化种植,能够显著提高生产效率,降低人工成本。同时,凸轮盘式收割机还具备较低的维护需求和较长的使用寿命,因此成为经济效益较高的选择。

除了收割机，现代化的香菊收获还包括一系列辅助设备，如运输和初加工设备。这些设备在收割后的运输、干燥和加工过程中发挥着重要作用。高效的运输系统可以确保采摘后的花朵迅速运送到加工地点，减少暴露在环境中的时间，降低损耗率。现代化的干燥设备，如热风干燥机和红外干燥机，能够在短时间内将花朵干燥至适宜的湿度，保留其药用成分和香气，提高最终产品的质量。现代化收割设备的初期投入成本较高，且需要专业的操作和维护。农户在选择和使用这些设备时，需要综合考虑经济效益和操作便利性。对于经济实力较强、种植规模较大的农场，投资现代化收割设备可以显著提升整体效益；而对于小规模种植者，可能需要通过合作或租赁的方式使用这些设备，以降低初期投资风险。

（3）维护与保养收获设备

要想获得高质量的香菊，除种植管理外，收获设备的维护与保养同样至关重要。这不仅是一项常规工作，更是一项需要精心把握的技术活。在现代农业生产中，香菊全方位养护及现代药理研究正日益受到重视，其中维护与保养收获设备是不可或缺的一环。对收获设备进行定期的维护保养可以有效延长其使用寿命。收获设备在长时间的使用过程中，难免会出现磨损和老化现象，如果不及时进行维护，将会加速设备的损坏，甚至导致无法正常工作。而通过定期清洁机械部件、检查和更换磨损的刀片、润滑移动部件等维护措施，可以有效延缓设备的老化速度，保证其长时间稳定运行，从而保障香菊的正常收获。良好的维护保养能够提高收获效率和质量。收获设备如果处于良好的工作状态，其工作效率自然会得到提高。通过定期维护保养，可以确保设备各部件的灵活性和敏捷性，减少机械故障导致的停工时间，从而保证收获作业的顺利进行。及时更换磨损的刀片和部件，可以确保切割和收割的效果和质量，提高香菊的收获品质。维护保养对于节约时间和资源也具有重要意义。一旦收获设备发生故障，不仅会导致停工时间的增加，还会带来维修和更换零件的额外成本。而通过定期维护保养，可以及时发现和解决潜在的故障隐患，避免了突发故障带来不必要的时间和资源浪费。因此，良好的维护保养不仅可以降低生产成本，还可以提高生产效率，实现资源的最大化利用。

(4) 安全使用收获工具的指导

在香菊全方位养护及现代药理研究中，安全使用收获工具的指导是至关重要的一环。收获工具的安全使用不仅关乎操作人员的个人安全，更关系到香菊的生长和品质。因此，提供严格的安全指导和适当的培训，以及要求穿戴适当的个人防护装备，是确保收获工作顺利进行的重要措施。

对于操作人员而言，必须接受全面的安全培训，了解如何正确、安全地使用收获工具和设备。这包括工具的结构、功能和操作方法，以及如何应对可能出现的突发状况和意外情况的培训。只有通过系统的培训，操作人员才能够具备正确的使用技能和应对能力，从而最大限度地减少事故和意外发生的可能性。在收获过程中，操作人员可能会接触到各种锋利的工具和设备，因此佩戴手套、防护眼镜和耳塞等防护装备至关重要。手套可以保护手部免受切割伤害和刺伤，防护眼镜可以防止异物进入眼睛造成伤害，耳塞可以减少噪音对听力的损害。只有确保操作人员全副武装，才能有效降低工作风险，保障其个人安全。在使用前，必须对工具和设备进行全面的检查，确保其各部件完好无损，操作灵活可靠。如果发现有损坏或不正常的地方，必须立即停止使用，并进行维修或更换。只有保证收获工具和设备处于良好的工作状态，才能保障操作人员的安全。建立健全的安全管理制度和应急预案也是确保收获工具安全使用的重要保障。制定详细的安全操作规程和应急处置程序，指导操作人员在遇到突发状况时应该如何应对和处理。同时，定期进行安全检查和演练，增强操作人员的安全意识和应对能力，确保他们能够在紧急情况下冷静应对，及时有效地处置。

3.1.4 收获后立即处理的重要性

收获后立即处理香菊是确保其品质和延长货架期的关键步骤。从减少收后损失的策略到快速冷却、清洁与分级，再到为运输和进一步处理做好准备，每一个步骤都对维持香菊的新鲜度和药用价值至关重要。下面详细讨论了这些处理步骤的实施方法及其重要性。

（1）减少收后损失的策略

在香菊全方位养护及现代药理研究中，减少收后损失的策略被视为确保香菊品质和保证产量的重要一环。收获后的损失可能会对香菊的质量和可销售性产生不利影响，因此采取有效的策略来减少这些损失至关重要。其中，快速移除、避免高温、温和处理和避免损伤等策略是非常关键的。

香菊在田间收获后如果长时间暴露在阳光下或高温环境中，容易造成水分蒸发和营养流失，从而降低其品质和药用价值。及时将香菊转移到阴凉处或使用遮阳设施是至关重要的。这样可以有效降低环境的温度，减缓水分蒸发的速度，保持香菊的新鲜度和营养成分，从而减少损失。在收获、储存和运输过程中，香菊往往容易受到物理损伤，如挤压、摔打等，这些损伤不仅会影响外观，还会加剧微生物的侵害并加快腐败过程。因此，需要采取轻柔的处理方法，避免过度挤压而损伤香菊。在装载、运输和储存时，可以使用软质包装材料或避免过度堆放，以确保香菊的完整性和健康状态，减少损失的发生。高温环境不仅会加速香菊中水分的蒸发，还会促进微生物的生长和繁殖，从而导致香菊的腐败和质量下降。在储存和运输过程中，需要避免将香菊暴露在高温环境中，应选择阴凉通风的地方进行存放和运输，保持香菊的新鲜度和营养成分，减少损失的发生。

（2）快速冷却与初步处理

在香菊全方位养护及现代药理研究中，快速冷却与初步处理是确保香菊品质和保证产量的关键步骤之一。特别是在炎热天气下收获时，快速冷却可以有效延缓香菊的老化和腐败过程，而初步处理则为后续的清洁和分级作业提供了良好的准备。

在炎热天气下，收获的香菊容易受到高温的影响，导致水分蒸发速度加快，呼吸作用和代谢过程加速，从而加速其老化和腐败过程。为了避免这种情况的发生，需要采取措施迅速降低香菊的温度。通过使用冷却设施，如冷风或冷水浸泡，可以迅速将香菊的温度降低到适宜的范围，有效延缓其呼吸作用和代谢过程，从而保持其新鲜度和品质。冷却后的香菊需要进行初步处理，以为后续的清洁和分级作业做好准备。初步处理包括去除泥土和可能的外来物。在收获过程中，香菊可能会受到土壤的污染和其他外来物的附着，如果不及时清除，将会影响后续的清洁和分级作业，甚至影响香菊的品质和卫生安全。通过对香菊进行初步处理，可以确保其表面干净，为后续的加工和销售提供了良好的基础。除冷却和初步处理外，还需要注意一些其他方面来进一步保障香菊的品质和安全。在收获和初步处理过程中，需要保持操作人员的卫生和健康，避免污染香菊；需要采取适当的包装和储存措施，防止香菊受到外界环境的污染和损害。只有通过综合考虑和细致管理，才能真正全方位地保护香菊的品质并保证产量。

（3）清洁与分级

在香菊全方位养护及现代药理研究中，清洁与分级是确保香菊产品品质和满足市场需求的关键步骤之一。清洁过程旨在去除香菊表面的土壤、微生物和化学残留物，而分级则是根据香菊的大小、形状和健康状况将其分类，以满足不同市场需求和提高产品的市场竞争力。

在收获和运输过程中，香菊可能会受到土壤、尘埃、微生物和其他污染物的污染，如果不及时清洁，将会影响其外观和卫生安全。通过使用清水或适当的清洁剂进行清洁，可以有效去除香菊表面的污物和微生物，保持其清洁、卫生和安全。清洁过程还可以帮助延长香菊的保鲜期和提高品质，为后续的包装、加工和销售提供良好的基础。香菊产品通常会因为大小、形状和健康状况的不同而有所差异，因此需要进行分级，将其分为不同等级或规格。通过分级，可以满足不同市场对于香菊产品的需求，提高产品的市场竞争力和销售价值。将香菊按照大小分为大、中、小等规格，或者根据外观和健康状况进行分级，以确保产品的一致性和达到质量标准。分级后的产品需要按照质量标准进行包装，以确保在销售或进一步加工前能够维持其一致性和质量标准。包装可以起到保护产品、延长保鲜期和提高产品的卫生安全等作用，对于保护香菊的品质和增加产品的附加值都起到了关键作用。在分级后，需要采取适当的包装材料和包装方式，根据产品的特点和市场需求进行包装，以确保产品的品质和销售安全。

（4）准备运输与进一步处理

适当的包装和贮藏措施对于保护香菊免受物理损伤和质量下降至关重要，能够确保产品在运输和进一步加工前保持新鲜度和卫生安全。包装材料的选择必须考虑透气性、清洁性，并且足以支撑香菊的重量。透气性良好的包装材料有助于空气流通，防止湿气积聚，从而保持香菊表面的干燥和新鲜度，避免霉菌的滋生和香菊品质的下降。清洁的包装材料是确保产品卫生安全的重要保障。使用未受污染且经过消毒处理的包装材料，可以避免二次污染，确保香菊的表面保持洁净。足以支撑香菊重量的包装材料可以防止在运输过程中出现压伤和变形，保持香菊的完整性和外观。坚固的包装不仅能够承受运输过程中的振动和挤压，还能保护香菊不受外界物理损伤。

在运输过程中，如果运输工具不干净或温湿度不能得到有效控制，就会增加香菊受到污染和质量退化的风险。因此，定期清洁和消毒运输工具是必要的措施。使用符合卫生标准的运输工具能够减少微生物的滋生，保障香菊在运输过程中不受污染。控制运输过程中的温度和湿度也是关键。香菊对环境条件较为敏感，过高或过低的温度，以及过高的湿度都会导致其品质下降。使用冷藏运输车或恒温恒湿运输设备，可以有效控制温湿度，保持香菊的新鲜度和营养成分。

在收获和初步处理后，需尽快安排运输和加工计划，避免长时间的存放和延迟处理。长时间存放会导致香菊中的有效成分降解，影响其药用价值。合理的运输和加工计划有助于缩短香菊从田间到加工厂的时间，减少品质下降和损失。在运输过程中，合理安排运输路线和运输方式也是关键。选择适当的运输工具和运输渠道，确保产品能够及时、安全地送达目的地。通过优化运输路线，可以减少运输时间和成本，提高运输效率。

进一步处理是香菊在运输到达后需要进行的步骤。应对香菊进行详细的质量检查，确保运输过程中没有发生品质问题或污染。在进行进一步加工之前，对香菊进行必要的清洗和消毒处理，可以进一步确保其卫生安全。现代化的加工设备和工艺可以在保持香菊有效成分的同时，提高加工效率和产品质量。通过科学的工艺设计和严格的质量控制，能够生产出高品质的香菊产品，满足市场需求。为了确保香菊产品在运输和进一步处理中的质量，还需建立完善的质量追溯体系。通过记录每个环节的操作和监控数据，可以追溯到产品的每一个生产和运输环节，确保问题发生时能够迅速找到原因并采取措施。质量追溯体系不仅提高了产品的质量管理水平，还增强了消费者对产品的信任。

3.2 香菊的初步加工与干燥

本节首先解析了清洗技术的应用、水质要求和去除杂质的重要性，接着比较了自然干燥与机械干燥的效果和设备选择，并详细讨论了干燥过程中的温度与湿度控制。本节还深入探讨了如何通过各种质量控制措施保证干燥后香菊的质量，并进行细致的质量评估，以确保香菊在长期储存前符合最高品质标准。这一过程对于确保香菊药用成分的保持及最终产品质量具有决定性的影响。

3.2.1 清洗与初步处理

在香菊的加工过程中，清洗与初步处理（图 3-2）是至关重要的步骤，它们直接影响到最终产品的质量和安全性。接下来将详细探讨香菊的清洗技术与水质要求、去除杂质与病叶的方法、初步分类与评估的重要性，以及如何通过这些处理步骤保持产品的高品质。

（1）清洗技术与水质要求

清洗作为去除香菊表面污垢、微生物和化学残留物的首要步骤，需要采用适当的清洗技术和符合食品级标准的水质，以确保清洁彻底且不损害香菊的结构和药用成分。常用的清洗技术包括喷水洗和浸泡洗。喷水洗利用高压

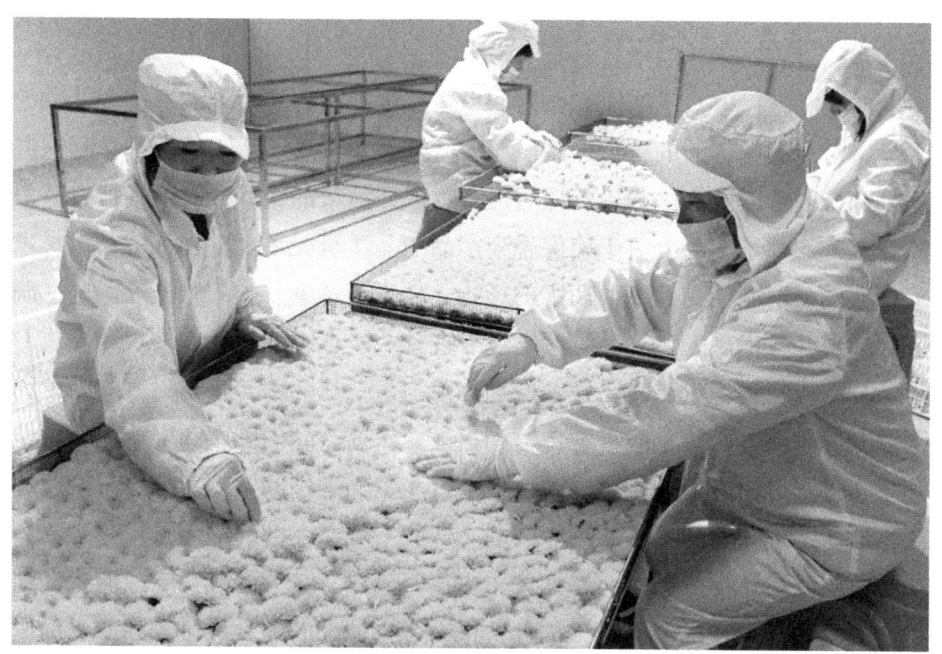

图 3-2　香菊初步处理

水流去除表面杂质，适合较为坚韧的植物部分，如香菊的叶片和茎。通过喷水洗可以有效地清除表面的污垢和微生物，提高清洁效果。而浸泡洗则适用于需要彻底清洗植物的每一个角落，尤其是那些细小的裂缝和难以到达的部位。通过浸泡洗可以将香菊完全浸泡在清洁液中，使清洁剂充分覆盖植物表面，从而彻底清洗香菊，保证其卫生安全。使用的水必须符合食品级清洗标准，即无化学污染，微生物含量低。清洗过程中使用的水必须经过严格的处理和检测，确保不会给香菊带来二次污染。只有保证水质的纯净和卫生，才能确保清洗效果达到标准，保证香菊的品质和安全。过热或过冷的水都可能对香菊的质地造成不利影响。过热的水可能会使香菊的细胞结构受损，导致变色和质地变软，影响口感和药用价值；而过冷的水则可能导致清洗效果不佳，无法有效去除表面的污垢和微生物。因此，水的温度应该保持在适宜的范围内，以确保清洗效果最佳。

（2）去除杂质与病叶

在清洗过程中，仔细检查香菊，去除那些有病害的叶子和不符合标准的部分，对于保证产品的外观、品质和安全性至关重要。手工挑选是去除这些不良部分最有效的方法，虽然耗时但可以保证结果的精确性。仔细检查并去除有病害的叶子和部分对于确保香菊产品的品质至关重要。在种植和生长过程中，香菊可能会受到各种病害的影响，如真菌感染、细菌感染等。这些病害会导致叶片出现变色、枯萎、腐烂等现象，严重影响香菊的外观和品质。因此，在清洗过程中，需要仔细检查香菊的每一片叶子，将有病害的叶子和部分及时去除，以防止病害的传播和扩散，保证产品的健康和安全。在种植和生长过程中，香菊可能会受到环境因素和生长条件的影响，导致一些叶片产生形状不规则、颜色不均匀等问题。这些不符合标准的部分不仅会影响产品的美观度，还可能影响口感和食用价值。因此，在清洗过程中，需要仔细检查香菊的每一片叶子和每一部分，将不符合标准的部分及时去除，以确保产品的一致性和质量。通过人工检查和手工挑选，可以确保每一片叶子和每一部分都经过严格的筛选和检查，去除所有不良部分，保证产品的质量和安全性。此外，手工挑选还可以提高工人的工作质量和工作积极性，增加产品的附加值和市场竞争力。

（3）初步分类与质量评估

在清洗和去杂后，对香菊进行初步分类和质量评估，可以根据香菊的大小、颜色和完整度等因素进行分类，确保只有符合标准的产品进入下一加工阶段。这一过程不仅有助于提高最终产品的市场竞争力，还对后续的优化资源配置起到重要作用。

根据香菊的大小、颜色和完整度等因素进行分类，可以使得产品更加统一，提高市场竞争力。例如，将香菊按照大小分为大、中、小等规格，可以满足不同客户的需求，提高产品的销售价值；而根据颜色和完整度等因素进行分类，可以确保产品外观美观、质量优良，增强消费者的购买信心。在初步分类的基础上，对每一类香菊进行质量评估，确保产品符合标准要求。质量评估主要包括外观检查、口感评价和药用成分含量检测等方面。通过对产品外观的细致检查，可以发现任何可能存在的缺陷或损伤，并及时进行修复或剔除，以确保产品的外观美观和完整性；通过口感评价，可以评估产品的食用价值和口感特点，为市场推广提供参考依据；通过药用成分含量检测，可以确定产品的药用价值和功效，为医药行业的应用提供科学依据。初步分类与质量评估不仅有助于提高产品质量、增强市场竞争力，还对后续的干燥和包装过程中的优化资源配置起到重要作用。通过对产品进行初步分类和质量评估，可以合理安排后续加工和包装的流程和资源，提高资源利用率和生产效率，降低生产成本，从而进一步提高产品的竞争力和盈利能力。

（4）保持产品质量的处理方法

在香菊全方位养护及现代药理研究中，为了保持香菊在清洗和初步处理后的质量，采取适当的处理方法是至关重要的。这些方法旨在防止质量的下降和微生物的生长，同时保持处理环境的清洁和稳定，从而确保香菊产品的卫生安全和市场竞争力。

通过合理的防腐剂使用、定期清洁和消毒处理区，以及温湿度的适当调控，可以有效延长香菊的保鲜期，确保其新鲜度和卫生安全。食品级防腐剂通常是无毒无害的，对人体健康无任何不良影响，同时对香菊的药用成分和营养价值没有影响。喷洒食品级防腐剂，可以有效地防止在后续处理过程中微生物的生长，从而延长香菊的保鲜期。在实际操作中，选择合适的食品级防腐剂并按照推荐的使用浓度进行喷洒，能够最大限度地保证香菊的卫生安全和质量稳定。食品级防腐剂的使用，不仅有效防止了微生物污染，还确保了香菊在储存和运输过程中的新鲜度和安全性，使得产品可以放心食用。

在香菊的处理过程中，保持处理区的清洁和消毒是防止交叉污染和微生物传播的关键措施。定期清洁和消毒处理区的工作台、器具和设备，可以有效降低香菊产品受到污染的风险。在每一批香菊处理完成后，及时清洁工作台和器具，使用食品级消毒剂进行彻底消毒，确保下一个处理环节的卫生安全。特别是在高温高湿的环境中，微生物繁殖迅速，更需要加大清洁和消毒力度，防止病菌的传播和积累。此外，工作人员也应严格遵守卫生操作规范，佩戴防护用具，保持个人清洁，防止将外界污染物带入处理区。

过高或过低的温度和湿度都会导致香菊的质量下降和微生物的生长。在处理过程中，根据香菊的特性和要求，合理控制处理区的温度和湿度，保持在适宜的范围内，能够有效延缓香菊的衰老和腐败过程，保持产品的新鲜度和口感。通常情况下，适宜的温度和湿度可以显著提高香菊的保鲜效果。例如，在高温季节，通过使用空调或冷风机来降低处理区的温度，避免香菊因高温而快速变质。在湿度较高的环境中，使用除湿设备可以有效降低空气中的湿度，防止霉菌的生长。在香菊的储存和运输过程中，同样需要严格控制温度和湿度。将香菊储存在低温环境中，可以减缓其新陈代谢速度，延长保鲜期。运输过程中，使用冷藏运输设备或恒温恒湿运输工具，可以保持香菊在适宜的温湿度条件下，避免质量下降。合理安排运输时间和路线，减少运输过程中的温度波动和湿度变化，也是确保香菊质量的重要措施。

在整个处理和储运过程中，还需建立完善的质量管理体系。通过记录每个环节的操作和环境参数，可以实现对香菊质量的全程监控。一旦发现问题，能够及时追溯到具体环节并进行整改。质量管理体系不仅提高了香菊产品的质量控制水平，还增强了消费者对产品的信任。

3.2.2 干燥方法与设备选择

干燥是香菊加工中的一个关键步骤，旨在减少植物中的水分，从而延长其保存期并保持其药用成分的稳定性。选择正确的干燥方法和设备对保持香菊的质量和效用至关重要。接下来将详细探讨自然干燥与机械干燥的比较、干燥温度与湿度的控制、合适的干燥设备选择，以及干燥过程的监控。

（1）自然干燥与机械干燥的比较

自然干燥与机械干燥是两种常用的干燥方法，它们在香菊全方位养护及现代药理研究中各有优劣，适用于不同的情况和需求。

自然干燥是一种利用自然风和太阳光进行干燥的方法。这种方式成本较低，操作简单，因为只需将香菊置于通风良好、阳光充足的地方进行晾晒即可。自然干燥的优点之一是能够较好地保持植物的天然色泽和香气，这对于保持香菊的品质和药用价值至关重要。特别是在气候条件理想的地区，自然干燥是一种非常有效的干燥方法。自然干燥速度受气候条件影响较大，如在湿润或多雨的环境中，干燥速度会受到很大影响，甚至可能无法进行有效的干燥。机械干燥则是使用专门的干燥设备进行。这些设备包括热风干燥机和冷冻干燥机等，通过控制温度和湿度来进行干燥。机械干燥的优势在于干燥速度快，而且可以独立于外部气候条件进行，使得干燥过程更加可控、效率更高。特别是在大规模生产或需要迅速完成干燥的情况下，机械干燥是一种非常有效的选择。机械干燥也存在一些缺点，其中包括设备和运行成本相对较高，需要投入较大的资金和资源；高温的干燥过程可能会影响香菊的一些敏感成分，降低其药用价值。

在选择干燥方法时，需要根据具体情况和需求来进行权衡和选择。对于小规模生产或在气候条件理想的地区，自然干燥可能是一种更为合适的选择，因为它能够保持香菊的天然特性和药用价值；而对于大规模生产或需要快速干燥的情况，机械干燥可能是更为合适的选择，因为它能够提高生产效率，尽管需要承担较高的成本和投入。在香菊全方位养护及现代药理研究中，合理选择和使用干燥方法，可以有效提高香菊产品的质量和市场竞争力，推动香菊产业的健康发展。

（2）干燥温度与湿度的控制

干燥温度和湿度的适当控制是确保干燥效果和保持香菊品质的关键，这两个因素直接影响着香菊干燥过程中水分的蒸发速率、挥发油的保持和化学成分的稳定性，因此需要精心控制以达到最佳的干燥效果和产品质量。

过高的温度虽然可以加速水分的蒸发，但也可能破坏香菊的有效成分，如挥发油和其他敏感化合物。因此，干燥温度应根据香菊的特性和所需的干燥速度来调整。一般而言，理想的干燥温度不应超过60 ℃，以避免对香菊的药用成分产生不利影响。同时，需要注意避免温度过低，否则会延长干燥时间，增加成本和资源的消耗。适当的湿度可以防止香菊过于迅速失水，从而避免损害其结构和成分。在干燥过程中，如果湿度过低，会导致香菊迅速失去水分，可能会使其变得脆弱，甚至出现裂缝和损伤。相反，如果湿度过高，会导致干燥速度变慢，容易引发细菌、真菌等微生物的生长，从而影响产品的质量和安全性。因此，通过控制干燥环境的湿度，使其保持在适宜的范围内，可以确保香菊在干燥过程中保持良好的结构和成分稳定性。

在实际操作中，可以通过调节干燥设备的温度和湿度控制系统来实现对干燥过程的精确控制。还可以采取其他措施，如在干燥室中设置湿度调节装置、加湿器或除湿器等设备，以保持干燥环境的稳定性。同时，应及时监测和调整干燥环境中的温度和湿度，以应对气候变化和其他外部因素的影响，进一步确保香菊干燥过程的顺利进行和产品质量的稳定。

（3）合适的干燥设备选择

不同规模的生产和不同的产品质量要求都会对干燥设备的选择产生影响，同时还需要考虑成本效益、能耗，以及操作和维护的便捷性等因素。对于小规模生产或对产品质量要求极高的情况，可能更适合使用温和的自然干燥或低温机械干燥方法。自然干燥是一种成本较低、操作简单的方法，通过自然风和太阳光进行干燥，能够较好地保持香菊的天然色泽和香气，适合于小规模生产或在干燥条件理想的地区。而低温机械干燥则可以在较低的温度下进行，减少对香菊有效成分的破坏，更适合对产品质量要求较高的情况。对于大规模工业生产，高效的机械干燥设备，如连续带式干燥机或旋转干燥机更为合适。这些设备具有干燥速度快、生产效率高的特点，能够满足大规模生产的需求，并且可以适应不同规模的生产。例如，连续带式干燥机可以实现连续生产，提高生产效率，适用于大规模工业生产；而旋转干燥机则可以灵活调节干燥时间和温度，适用于对产品质量要求较高的情况。在选择干燥设备时，还应考虑设备的能耗、操作和维护的便捷性。高效节能的干燥设备可以降低生产成本，提高生产效率和竞争力；同时，操作简便、维护方便的设备可以减少人力和资源的投入，提高生产效率和质量稳定性。

（4）干燥过程的监控

有效的监控系统应能够实时追踪干燥室的温度、湿度和产品水分含量等关键参数，并及时调整以应对任何偏差，确保干燥过程的稳定性和一致性。

监控系统应能够实时监测干燥室的温度。温度是影响香菊干燥效果和产品质量的重要因素之一。过高的温度可能会破坏香菊的有效成分，导致产品质量下降；而过低的温度则可能会延长干燥时间，增加生产成本。因此，监控系统需要能够实时监测干燥室的温度，并根据实际情况及时调整，确保温度控制在合适的范围内。适当的湿度可以帮助防止香菊过于迅速失水，保持其良好的结构和成分稳定性。监控系统应能够实时监测干燥室的湿度，并根据实际情况进行调整，以确保湿度控制在适宜的范围内，避免产品干燥不均匀或出现过度干燥的情况。监控系统还应能够实时监测产品的水分含量。水分含量是评估产品干燥程度和品质的重要指标之一。通过定期取样分析产品的水分含量，可以及时了解干燥过程中产品的品质变化，并进行必要的调整和优化，确保最终产品符合预期标准。

除实时监测关键参数外，定期的取样分析也是确保干燥质量的重要手段之一。通过对产品的取样分析，可以评估干燥过程中产品的品质变化，并及时采取措施进行调整和优化，保证最终产品的质量稳定和一致性。

3.2.3 干燥过程中的质量控制

控制干燥过程中的各个参数不仅会影响最终产品的药用效果，还会影响市场价值。

（1）干燥速度与质量关系

理想的干燥速度应该能够在保留香菊中活性成分的同时，有效去除足够的水分，以防止微生物生长和化学变质的发生。过快的干燥速度可能导致香菊内外失衡，产生内部水分迁移的现象。当干燥速度过快时，香菊外层可能因迅速失水，形成一层较为干燥的外壳，而内部仍然含有相对较多的水分。

这种情况下，内部水分会向外迁移，试图达到平衡，导致香菊变软、失去鲜度，并容易引发霉菌的生长和腐败，从而降低产品的品质和安全性。过快的干燥速度也可能破坏香菊中的挥发油和其他敏感成分。香菊中的活性成分往往是产品的重要药用价值所在，而这些成分往往对温度和湿度非常敏感。当干燥速度过快时，可能会导致温度升高过快，从而加速活性成分的挥发和分解，影响其香味和药效，降低产品的品质。在确定干燥速度时，需要综合考虑产品的特性、干燥设备的性能及生产效率等因素，以达到时间效率和产品质量的平衡。一般而言，较为温和且渐进的干燥速度更有利于保持香菊的完整性和活性成分的稳定性。通过监控干燥过程中的关键参数，如温度、湿度和水分含量等，及时调整干燥条件，也可以有效地控制干燥速度，确保产品质量的稳定和一致性。

（2）防止过度干燥的措施

过度干燥不仅会损害香菊的药用成分，降低其药用质量，还可能导致产品质量下降，市场竞争力降低。因此，采取恰当的措施来避免过度干燥至关重要。通过使用温湿度控制系统，可以实时监测和调整干燥环境，确保不会超出设定的安全干燥范围。一般而言，温度过高会加速水分的蒸发，导致过度干燥，因此需要根据香菊的特性和干燥速度来设置合适的温度。同时，湿度过低可能会导致香菊内部水分迅速流失，影响其药用成分和品质。因此，保持适当的湿度也是防止过度干燥的重要因素之一。采取分阶段干燥的策略可以有效地防止过度干燥。将干燥过程分为几个阶段，初期使用较高的温度快速去除表面水分，然后逐渐降低温度，缓慢干燥以保护内部成分。这样可以避免在干燥初期就过度去除水分，保持香菊内外水分的平衡，从而有效地保护其药用成分和品质。及时结束干燥过程也是防止过度干燥的重要措施之一。通过持续监测香菊的水分含量，可以确保在达到理想水分水平时即刻停止干燥，避免过度干燥，以保护香菊的药用成分和品质。

（3）干燥均匀性的保证

在香菊全方位养护及现代药理研究中，确保干燥过程中香菊的均匀干燥是维护产品质量和药用价值的重要一环。不均匀干燥可能导致部分香菊过度干燥，而其他部分仍然含有过多的水分，从而引起产品质量问题，影响其药用效果和市场竞争力。为了实现干燥均匀性，可以采取以下策略：

在干燥设备中，需要确保香菊在干燥托盘上均匀分布，避免叶片之间重叠或交叉摆放，以充分暴露于热风中，确保热风能够均匀地覆盖到每一株香菊表面。这样可以确保香菊的表面温度和水分均匀分布，有助于实现均匀干燥。在干燥过程中，定期翻动香菊可以确保每一部分都能均匀受热，使香菊的表面和内部水分更均匀地蒸发，避免因热风的不均匀分布，而导致部分香菊过度干燥或未能充分干燥的问题，从而提高干燥的均匀性和效率。使用旋转或流化床干燥机也可以提高干燥均匀性，尤其适用于大规模生产。这些设备能够通过旋转或气流的作用，使香菊不断地被搅动和混合，从而使热风能够更均匀地覆盖到每一株香菊表面，实现干燥的均匀性。同时，这些设备还可以根据具体的干燥要求和产品特性进行调节，以达到最佳的干燥效果。

（4）质量检验标准与流程

在香菊全方位养护及现代药理研究中，建立严格的质量检验标准和流程是确保干燥香菊达到所需质量标准的重要步骤。质量检验过程需要综合考虑香菊的外观、香气、质地，以及化学成分等多个方面，以确保最终产品符合预期的药用品质。

香菊在干燥过程中需要适当去除水分，以确保产品质量和稳定性。使用水分测定仪等专业设备定期检测干燥后香菊的水分含量，通常根据所需的质量标准来设定水分合适的范围。水分测试可以直接称量干燥后的样品并与初始重量进行比较，或者利用仪器测定香菊中水分的含量。通过观察、闻香和触摸等方式对干燥后的香菊进行全面评估，包括其色泽、香气和质地等方面。合格的香菊应该具有良好的色泽，通透而不发黄，香气纯正而浓郁，质地干燥均匀，没有明显的异味或异物。感官评估需要由经验丰富的专业人员进行，以确保评估结果的准确性和可靠性。通过对干燥后的香菊进行必要的化学和生物测试，可以确认其药效成分未受损害，达到预期的药用品质。化学测定可以包括对香菊中活性成分的含量进行分析，如挥发油、酚类化合物等,以确保其含量符合相关标准。生物测定可以包括对香菊的微生物含量进行检测,确保产品符合卫生标准,并且不含有任何有害微生物。

3.2.4 干燥后的质量评估

干燥后的质量评估是确保香菊产品满足预定标准和市场要求的关键步骤。评估过程包括对水分含量、色泽与香味、质地与结构的详细检查,以及为长期储存做准备的最终检查。这些测试和检查帮助确认干燥过程是否成功,并保证产品的药用价值和消费者安全。

(1)水分含量的测试

香菊作为一种药用植物,其水分含量直接关系到产品的稳定性和保质期。适当的水分含量可以防止微生物的生长和繁殖,减缓香菊的衰老和腐败过程,从而延长产品的储存时间和保持其药效成分的稳定性。如果水分含量过高,就会增加微生物生长的可能性,导致产品变质;而水分含量过低,则可能导致香菊的脆弱和易碎,影响其品质和商业价值。水分含量的测试通常通过电子水分测定仪进行。电子水分测定仪是一种专业的设备,能够快速准确地测定香菊中的水分比例。这种设备操作简单,结果准确可靠,广泛应用于食品、药品和化妆品等行业。在测试过程中,取一定量的香菊样品放入电子水分测定仪中,设定测试参数后进行测量,即可得到香菊样品的水分含量。理想的水分含量通常在 5%～12%,具体数值取决于香菊的种类和预期用途。例如,一些特定品种的香菊可能对水分含量有更严格的要求,而用于制作药用产品的香菊则需要保持较低的水分含量以确保其稳定性和纯度。在进行水分含量测试时,需要根据具体的产品要求和标准来确定合适的水分范围。确保水分含量在安全范围内是避免霉变和细菌污染的首要条件。通过定期对香菊样品进行水分含量测试,可以及时发现和处理水分含量异常的情况,保证产品的质量和稳定性。采取适当的储存和包装措施,如密封包装和干燥的储存环境,也可以帮助减少水分含量异常带来的风险,进一步保护香菊的品质和药效成分。

（2）色泽与香味的评估

色泽和香味是消费者评价香菊品质的两个主要方面，同时也是评估干燥效果的重要指标。在香菊全方位养护及现代药理研究中，确保香菊在干燥过程中保持良好的色泽和天然香味是至关重要的。色泽的变化往往可以直观地反映香菊的新鲜度和品质。在干燥过程中，如果温度过高或干燥时间过长，可能会导致香菊的色泽发生变化。理想状态下，香菊应保持其原有的鲜艳颜色，没有出现发黄、褪色或过度变暗的情况。因此，在评估色泽时，需要进行视觉检查，观察香菊的外观是否符合预期标准。如果发现色泽有异常变化，可能需要调整干燥参数或改进干燥过程，以确保最终产品的色泽质量。

良好的干燥过程应保留香菊天然的芳香，而不应出现任何异味或香味的衰减。通常，香菊的香味会随着干燥的进行而逐渐释放，因此在评估香味时，需要进行嗅觉测试，检查香菊是否保持其天然芳香。如果发现香味有异常变化，可能需要检查干燥过程中是否存在过热或过度干燥的情况，以及是否有其他外部因素影响了香菊的香味质量。在实践中，为了确保香菊在干燥过程中保持良好的色泽和香味，需要采取一系列措施。首先，选择合适的干燥设备和参数，确保干燥温度和时间控制在适宜范围内。其次，及时监控干燥过程中的温度和湿度，防止温度过高或干燥过度导致色泽和香味发生变化。最后，定期对干燥产品进行视觉和嗅觉检查，及时发现并解决任何问题。

（3）质地与结构的检查

质地通常指的是香菊在干燥后的触感和手感。良好的干燥应使得香菊保持适当的柔软度和韧性，而不应过于干硬或湿软。通过手工触摸和轻微弯曲香菊，可以检查其结构的弹性和完整性。如果香菊过度干燥，可能会导致质地变得过于脆弱，容易断裂或碎裂。如果香菊未干燥透彻，可能会导致质地过于湿软，丧失原有的韧性。通过对香菊的质地进行触摸和手感评估，可以初步判断干燥程度是否符合预期。结构的均匀性也是评估干燥过程是否达到理想状态的重要方面。在干燥过程中，如果温度、湿度或通风不均匀，可能会导致香菊部分过度干燥或未干透的情况。因此，在质地检查的基础上，需要进一步观察香菊的结构是否均匀一致。良好的干燥使得香菊的结构均匀，表面和内部能够达到相似的干燥程度。通过对香菊进行全面的结构检查，可以及时发现并解决干燥过程中可能存在的问题，确保最终产品的质量和稳定性。在实践中，为了确保质地和结构的完整性，需要采取一系列措施来优化干燥过程。首先，选择合适的干燥设备和参数，确保温度、湿度和通风的均匀性。其次，定期监测干燥过程中的温度和湿度，及时调整干燥参数，以确保干燥的均匀性和一致性。最后，对干燥后的香菊进行全面的质地和结构检查，及时发现并解决任何问题，保证最终产品的质量和稳定性。

（4）长期储存前的最终检查

在香菊全方位养护及现代药理研究中，长期储存前的最终检查是确保产品在市场上保持最佳状态的关键步骤之一。这一检查不仅涉及产品的外观和质量，还需要综合考虑水分含量、微生物污染、包装完整性，以及储存条件等方面的因素，以确保产品能够在储存期间保持稳定的品质和药效。水分含量是影响香菊储存稳定性和品质的重要因素之一。水分含量的测试可以通过水分测定仪进行，以确保产品符合预设的标准范围。过高或过低的水分含量都可能导致产品的质量问题，如变质或失去药效。因此，在长期储存前，需要对产品的水分含量进行再次检查，确保其符合储存要求。微生物污染是影响产品质量和安全的另一个关键因素。在最终检查中，需要仔细检查香菊是否有霉变或其他微生物污染的迹象。这可以通过直接观察产品外观，检查是否有异常的变色、异味或异物等来进行评估。同时，可以进行微生物检测，如大肠杆菌等，以确保产品的卫生安全。在最终检查中，需要检查所有包装是否密封完好，防止空气、湿气或其他外界因素的侵入。密封完好的包装可以有效地保护香菊免受外界污染和氧化的影响，延长其保质期并保持原有的风味和药效。还应评估产品的整体卫生状况，确保无杂质或外来物质混入。这包括检查产品表面是否有异物，如灰尘、虫子或其他杂质，以及检查包装是否干净卫生。发现任何的异常情况都需要及时处理，以确保产品的卫生安全和质量稳定。在长期储存前，还需要确保产品的储存条件符合要求。这包括选择合适的储存环境，如干燥、阴凉、通风良好的地方，以及避免直接阳光照射和高温的环境。合适的储存条件可以有效地延长产品的保质期，保持其稳定的品质和药效。

3.3 香菊的采集技巧与注意事项

本节首先解析了采集时段与天气条件的重要性，指出最佳采集时间的选择和天气条件对香菊质量的影响。进一步讨论了采集中的安全与效率问题，包括采集工具的正确使用和采集人员的安排。最后，探讨了采后处理方法以保持香菊的新鲜度和预防病害。这些综合措施旨在提高采集效果，确保香菊的最高品质，同时兼顾长期的生态和社会责任。

3.3.1 采集时段与天气条件的影响

在香菊的采集过程中，选择正确的时段和考虑天气条件对保证香菊品质和有效成分的最大化至关重要。

（1）选择最佳采集时间

研究表明，香菊的挥发性油类和其他关键活性成分在早晨露水蒸发后的几小时内达到高峰。这一时间段通常是在日出后的早晨，植物吸收了足够的水分并通过蒸腾作用将其输送到叶片和花朵中，同时也有利于活性成分的合成和积累。此时香菊的新鲜度最佳，药效成分最为丰富，因此，早晨是最佳的采集时间。在选择最佳采集时间时，还需要考虑避开炎热的中午或下午时段。在这段时间里，气温通常较高，阳光直射较强，这可能会导致植物发生过度脱水和光照引起的氧化反应。高温环境下，香菊中的一些敏感化合物可能会分解，从而降低其药用价值和品质。因此，避免在炎热的中午或下午时段采集香菊是非常重要的。除了考虑植物的生物学周期和活性成分的变化,还应该综合考虑实际的采集条件和环境因素。例如,避免在雨后采集香菊,因为植物表面可能残留有水,这可能会影响其品质和保存期;而选择一个晴朗、干燥的天气进行采集是有益的,有利于保持香菊的新鲜度和药效成分。

(2)天气影响的考量

湿润或雨后的条件会导致植物体内水分过多,而过多的水分会使植物更难以干燥,延长干燥时间,增加能耗和成本。过多的水分也可能会导致植物在储存和运输过程中发霉变质,从而影响产品的品质和安全性。因此,在湿润或雨后的天气条件下采集香菊需要更加小心谨慎,可能需要额外的干燥步骤或更长的干燥时间来确保植物达到理想的水分含量。连续的阴雨天气也可能对香菊的生长和品质产生不利影响。阴雨天气会减少阳光照射,降低光合作用的效率,从而影响植物的生长和营养积累。这可能导致植物中关键活性成分的含量减少,影响产品的药效和品质。采集香菊时最好选择在阳光充足的天气条件下进行,以确保植物能够充分利用阳光进行光合作用,合成并积累足够的活性成分。理想的采集天气是干燥而温和的,没有强风和雨水。这样的天气条件有助于维持植物的完整性和化学稳定性。强风可能会导致植物受到机械损伤,影响品质和外观;而大雨则可能使植物表面残留水滴,增加植物的含水量,增加干燥难度和成本。因此,在选择采集时间时,需要综合考虑天气条件,尽量选择干燥而温和的天气进行采集,以确保产品的品质和药效。

(3)避免不利天气条件采集

极端的天气条件,如强烈的阳光、高温、大风和降雨,都可能对香菊的采集质量产生负面影响。因此,采集活动应该尽量避免在这些不利的天气条件下进行,以确保采集的香菊能够保持最佳的品质和药效。强烈的阳光和高温可能会导致香菊快速失水。在高温下,植物体内水分蒸发速度加快,导致叶片失水,使得植物变得枯萎,丧失新鲜度。高温还可能导致植物中的一些活性成分被加速氧化,降低药效。在炎热的夏季,尤其是中午时分,最好避免采集香菊,而选择在清晨或傍晚时分进行采集,此时气温较为凉爽,阳光不那么强烈。大风可能会导致植物受到物理损伤。强风会折断、压倒植物,造成叶片的撕裂和断裂,影响植物的外观和品质。因此,在大风天气条件下,最好暂停采集活动,等待天气恢复稳定后再进行采集,以避免植物受到物理损伤。降雨天气也应尽量避免采集香菊。雨水可能会使香菊表面残留水滴,增加植物的含水量,从而增加干燥的难度和成本。降雨还可能导致泥土溅射到植物表面,增加后续清洗和处理的工作量。因此,在降雨天气条件下,最好暂停采集活动,等待天气晴朗后再进行采集,以确保采集的香菊质量不受影响。

(4)采集前的天气预报查询

天气预报提供了关于未来一段时间内天气情况的详细信息,包括温度、湿度、降水概率和风速等方面的数据。合理利用现代气象工具和应用程序,可以及时获取这些信息,并根据预测结果来规划和安排采集活动,以避免不利天气条件对采集工作的影响,确保香菊的质量和采集效率。

通过天气预报查询,可以选择在温度较为凉爽的时段进行采集。清晨和傍晚是理想的采集时间段,此时温度较低,植物水分含量较高,能够最大限度地保持香菊的新鲜度和有效成分的稳定性。通过避开高温时段进行采集,可以减少植物失水带来的负面影响,确保采集到的香菊质量最佳。

在进行采集前,通过天气预报查询了解湿度情况,可以选择在湿度较低的时段进行采集,避免过多的水分吸收。湿度过高还可能导致采集后的干燥处理时间延长,增加生产成本和复杂性。通过科学规划采集时间,可以有效控制湿度对香菊质量的影响。

降雨会使得采集工作中断,增加采集时间和成本,并可能对香菊的质量产生负面影响。在雨天采集,香菊表面会附着大量水分,增加干燥难度,并且在潮湿的条件下,霉菌和其他微生物容易繁殖,影响香菊的卫生安全。通过天气预报查询,可以避开降水概率较高的时段进行采集,选择在天气晴朗或降水概率较低的时间段进行采集活动,确保采集工作的连续性和效率。合理安排采集时间,可以避免天气变化导致的工作中断和质量问题。

强风可能导致植物受到物理损伤,降低采集品质。尤其在采集过程中,风速过大会导致香菊花瓣和叶片的破损,影响其外观和药用价值。在进行采集前,通过天气预报查询了解风速情况,可以选择在风速较低的时段进行采集,减少风对采集工作的影响。风速较小时,采集操作更加顺利,香菊的完整性和质量得到更好保障。

在实际操作中,使用现代气象工具和应用程序,可以实时获取天气预报信息,进行科学的采集规划。通过手机应用或专业气象网站,可以随时查看未来几天的温度、湿度、降水概率和风速等详细信息,做出准确的采集决策。同时,通过与当地气象部门合作,获取更加精确和实时的天气数据,可以进一步提高采集工作的科学性和有效性。

3.3.2 采集中的安全与效率考虑

在香菊的采集过程中,确保安全和提高效率是至关重要的,这不仅影响到采集人员的健康和安全,也直接关系到作业的成本效益和生产率。

(1)采集工具的安全使用

对采集工具的检查、正确选择和使用合适的工具,以及佩戴适当的个人防护装备,不仅能够提高采集效率,还能有效预防事故和伤害的发生。

采集工具可能因为长时间使用或不当保管而出现损坏或磨损,因此在使用前应当仔细检查每一个工具的状态。特别是刀片和其他切割部分必须保持锋利且牢固,以确保在采集过程中能够准确地完成任务,并避免不必要的伤害。对于剪刀、镰刀和其他常用的切割工具,应定期进行保养,确保刀刃锋利、刀柄牢固,防止在使用过程中刀刃钝化或刀柄松动导致的操作失误。对工具进行系统的检查和维护,不仅能延长工具的使用寿命,还能提高采集工作的效率和安全性。

在选择采集工具时,应根据具体的采集任务选择合适的类型和大小。不同的工具适用于不同类型的采集工作,正确选择和使用工具可以提高采集效率,并减少因为工具不匹配而造成的破坏或安全风险。例如,在采集香菊的细小叶片时，使用小型且锋利的剪刀能够精确切割，避免损伤植物其他部分；而在处理较粗的茎部时，选择坚固且适合大面积切割的镰刀，可以快速高效地完成任务，减少体力消耗和时间浪费。

在采集过程中，采集人员应始终佩戴适当的个人防护装备。这包括手套、防护眼镜和防滑鞋等装备，以保护自己免受植物刺和工具伤害。手套可以防止刺激性植物刺和叶片对皮肤造成伤害，同时也能避免在使用工具时手部滑动造成意外切伤。选择厚实且透气的手套，既能提供良好的防护效果，又不会影响手部操作的灵活性。防护眼镜可以防止植物碎片或其他杂物击中眼睛，特别是在使用镰刀等大幅度挥动工具时，眼睛容易受到飞溅物的伤害。佩戴防护眼镜可以有效避免眼部受伤，保障视力安全。防滑鞋则可以提供稳固的支撑，避免在采集过程中滑倒或摔倒。采集香菊的工作环境往往复杂多变，地面可能湿滑或不平整，穿着防滑鞋能够提供良好的抓地力，降低滑倒的风险，提高工作安全性。除了个人防护装备的使用，采集人员还应接受必要的安全培训，掌握正确的工具使用方法和安全操作规范。在使用剪刀时，应注意剪刀的开合方向，避免误伤自己或他人；在使用镰刀时，应保持稳固的站姿，确保挥动的力度和方向可控，防止因用力过猛而造成意外伤害。通过系统的培训和实践操作，采集人员能够熟练掌握各种工具的使用技巧，提高工作效率和安全性。

采集过程中应保持良好的工作习惯，注意周围环境的安全性。避免在过于密集的植被中盲目操作，防止工具卡住或误伤其他植物。采集时应保持适当的距离，防止工具互相干扰或误伤他人。定期休息和调整工作姿势，避免长时间保持一个姿势造成身体疲劳或不适。合理分配工作任务，确保每个采集人员都能得到充分的休息和恢复时间，避免因疲劳作业引发的安全事故。

(2) 效率提升技巧

在采集香菊这样的植物时，采集人员可以采用一系列的技巧和方法来提高效率，从而更快地完成任务并确保采集到高质量的植物材料。优化采集流程是提高效率的关键。这包括规划好采集路线，最小化移动距离，并确保采集区域的合理划分和组织。通过事先了解采集地点的情况，采集人员可以规划出最佳的采集路线，避免不必要的来回移动，从而节省时间和精力。此外，合理划分采集区域，让每个采集人员负责特定区域，可以有效地避免重复采集和混乱，提高整体的采集效率。选择和使用高效的工具和技术也是提高采集效率的关键。采集人员应选择轻便、功能多样的工具，如锋利的剪刀、镰刀和收割机等，以便更快速地完成采集任务。采用现代化的采集技术，如无人机巡视和智能识别系统，可以进一步提高采集效率，减少人力资源的投入，同时提高采集数据的准确性和可靠性。采用合理的采集方法也是提高效率的重要手段。实施批量采集和预处理可以大大减少单次任务的时间消耗。采集人员可以一次性采集大量的香菊，然后进行分拣和批量处理，以提高采集效率。采用现代化的采集工具和设备，如自动收割机和传送带系统，可以进一步提高采集效率，减少人工操作，降低人力成本。通过合理分工和协作，每个采集人员可以专注于自己擅长的任务部分，从而提高整体的采集效率。采集团队可以根据每个成员的技能和经验，合理分配采集任务，确保每个人员都能充分发挥自己的优势，共同完成采集工作。

（3）避免采集过程中的伤害

采集过程中可能面临多种潜在的危险，包括恶劣天气、不安全地形、工具使用不当，以及野生动物威胁。通过采取一系列安全措施，可以有效避免这些危险，保障采集人员的安全和采集工作的顺利进行。

暴风雨、雷电或大雾等恶劣天气情况下，采集人员应暂停采集工作，待天气好转后再继续。恶劣天气不仅会降低能见度和增加作业难度，还可能导致意外伤害的发生。在暴风雨中进行采集，强风和降雨会使地面湿滑，增加滑倒和摔伤的风险；雷电天气则可能直接威胁采集人员的生命安全；大雾天气，能见度低，容易迷失方向或摔倒。因此，合理利用天气预报工具，提前了解天气情况，避免在不适宜的气候条件下作业，是确保采集工作安全的重要措施。

香菊的采集地点可能位于山区、森林或悬崖等复杂地形，采集人员在选择采集位置时应慎重考虑，并确保地形稳定和安全。山区和森林中，地形起伏不平、杂物众多，采集人员需要时刻注意脚下的路面情况，防止因为地形不平或杂物过多而摔倒受伤。在悬崖等高风险区域，采集工作更应谨慎进行，最好避免在这些危险区域作业。选择安全、平坦的地形进行采集，不仅能提高工作效率，还能有效减少意外伤害的发生。

在使用刀具或剪刀等尖锐工具时，采集人员要注意避免手部和身体其他部位受伤。锋利的刀具和剪刀在切割香菊时虽然能提高效率，但同时也增加了操作中的风险。在操作这些工具时，要保持注意力集中，避免因为粗心大意而发生意外。使用完毕后，工具应妥善收藏，放置在安全的地方，避免儿童接触和误用。定期检查和维护工具，确保其处于良好状态，防止工具损坏或失效而导致的安全问题。

在采集过程中，采集人员还应注意采集区域可能存在的野生动物，避免与野生动物发生冲突。山区和森林等自然环境中，可能存在各种野生动物，如蛇、野猪或其他具有攻击性的动物。如果在采集过程中发现有野生动物出现，采集人员应迅速离开现场，以免发生意外伤害。保持警觉，随时关注周围环境，避免在野生动物活动频繁的区域作业，是保障安全的重要措施。

除了以上措施，采集人员在进行采集工作前，应接受相关安全培训，掌握工具正确的使用方法，熟悉安全操作规范；在进行采集工作时，还应佩戴恰当的个人防护装备，如手套、防护眼镜和防滑鞋，同时应保持良好的工作习惯，随时注意周围环境是否安全。

3.3.3 保持采集后香菊的新鲜度

保持香菊的新鲜度是确保其药用价值和市场竞争力的关键。从采后立即的处理到温度控制，防病措施，以及采用先进的包装技术，每一个环节都至关重要。

（1）采后立即处理方法

香菊在采集后仍在进行自然代谢，这些代谢过程包括水分流失、养分消耗，以及微生物生长等。如果不及时进行初步处理，这些过程会迅速降低香菊的质量。因此，采集后应尽快将香菊运输到处理中心进行初步处理，以最大限度地减少这些代谢过程对植物材料品质的影响。

采集后立即将香菊送达处理中心，可以有效减少在运输过程中延迟导致的品质下降。香菊在采集后仍在进行呼吸作用，这一过程会消耗其内部的养分和水分，并产生热量。如果运输时间过长，香菊的内部温度会升高，加速其衰老和变质。因此，在采集后应尽量缩短运输时间，使用专业的运输设备，如冷藏车或保温箱，保持香菊在运输过程中的低温环境，减少水分流失和养分消耗。

到达处理中心后，立即进行清洗、剪裁和去除不健康或已受损的部分是至关重要的步骤。这些操作不仅可以去除香菊表面的污物和杂质，还可以减少可能存在的微生物数量，从而延长香菊的保质期和保持新鲜度。在清洗过程中，应使用清洁的流水彻底冲洗香菊，去除泥土、灰尘和其他杂质。对于较为顽固的污物，可以使用软刷轻轻刷洗，以避免损伤香菊的表皮。在剪裁过程中，应仔细检查每一片香菊叶片和茎部，去除所有不健康或已受损的部分，如变黄、枯萎或有虫害的叶片。这样可以防止这些部分在后续储存过程中进一步腐烂，影响整批香菊的质量。

预冷处理的目的是迅速降低香菊的温度，从而延缓香菊自然衰老过程，保持其新鲜度和外观。预冷处理可以采用多种方法，如冷水浸泡或冷风吹拂等。冷水浸泡是将香菊浸泡在低温的水中，通过水的快速导热性，迅速降低香菊的内部温度；冷风吹拂则是通过冷空气的循环流动，带走香菊表面的热量，降低其整体温度。无论采用哪种方法，预冷处理的目标都是将香菊的温度尽快降至接近 0 ℃，从而降低酶活性和氧化反应的速率，延长其保鲜时间。

在预冷处理过程中，还需特别注意水分管理。虽然冷水浸泡和冷风吹拂都能有效降低温度，但如果处理不当，可能会导致香菊的水分过度流失，影响其质地和口感。在冷水浸泡过程中，应严格控制水温和浸泡时间，避免水分过度渗出。在冷风吹拂过程中，应保持适度的空气湿度，防止香菊表面过于干燥。通过科学合理的预冷处理，可以在降低温度的同时保持香菊的适当水分，确保其质地和口感。处理中心应保持清洁卫生，防止外界污染物进入预冷过程。在进行预冷处理时，操作人员应佩戴清洁的手套和防护装备，避免直接接触香菊，减少污染风险。预冷处理设备和工具应定期清洁和消毒，确保其处于良好工作状态。在处理过程中，应严格按照操作规范进行，每一步骤都应仔细执行，确保香菊在预冷处理后的质量达到最佳状态。

预冷处理完成后，香菊应立即进行包装和储存。包装材料的选择和使用对香菊的保鲜效果有重要影响。适宜的包装材料应具有良好的透气性和保湿性，能够防止水分流失和霉菌生长。常用的包装材料包括透气性好的塑料袋、纸箱和保鲜膜等。在包装过程中，应将香菊分级分类，根据其大小和质量进行合理分装，避免混装造成的压伤和损坏。包装完成后，香菊应储存在低温环境中，保持恒定的温度和湿度，以延长其保鲜时间。在储存过程中，还需定期检查香菊的质量，及时发现和处理出现问题的部分。储存环境应保持清洁，定期通风换气，防止霉菌和其他微生物的滋生。通过科学的储存管理，可以有效延长香菊的保鲜时间，保持其新鲜度和药用价值。

（2）采后温度控制

采后温度控制是确保香菊质量和新鲜度的关键环节之一。温度的合理控制不仅可以延长香菊的保质期，还能有效抑制细菌和霉菌的生长，从而保持植物材料的营养成分和药用价值。低温是延长香菊保质期的关键因素之一。理想的储存温度范围应保持在 $0 \sim 5 \ ℃$。在这个温度范围内，香菊的新鲜度和营养成分可以得到有效保持，同时微生物的生长速度也会大幅度减缓，从而延长了植物材料的保存时间。因此，在采集后的储存和运输过程中，必须确保温度的稳定性和一致性，以免温度波动导致香菊品质下降。冷藏设备的使用是实现温度控制的关键。在储存和运输过程中，应该使用专业的冷藏设备来保持香菊所需的低温环境。这些设备应该具备稳定的温度控制系统，能够确保温度持续保持在理想范围内。在储存设施中，应该定期检查和维护冷藏设备，以确保其正常运行和温度控制的有效性。只有采用科学合理的冷藏设备和管理措施，才能最大限度地保持香菊的新鲜度和品质。除固定设施外，冷链管理在运输过程中同样至关重要。冷链管理指的是在整个运输过程中，通过适当的冷藏设备和管理措施，确保植物材料的温度得到有效控制。这包括运输工具的选择和装备，必须确保运输工具具备适当的冷藏设备，并且能够确保温度在运输过程中的稳定性。在运输过程中，还应该对温度进行实时监测和记录，及时采取措施应对可能出现的温度波动或异常情况，以保障香菊的质量和新鲜度。

（3）防止采后病害的措施

采后病害会导致香菊品质下降、保鲜期缩短，甚至影响其药用价值。因此，采取有效的防病措施，维持高标准的卫生条件，合理控制湿度，并使用天然抗菌剂进行处理，是防止采后病害的关键。

在采集和处理过程中，必须确保环境和工具的清洁，使用消毒过的工具和设备。这样可以有效地减少细菌和霉菌等病原微生物的污染，降低病害的发生概率。在采集香菊之前，应该使用酒精或其他适宜的消毒剂对采集工具进行彻底的消毒处理。采集后的香菊应立即进行清洗，去除表面的泥土和杂质。在处理中心，应保持工作台和储存区域的清洁，定期进行消毒，防止病原微生物的积累。

在采集和处理过程中，工作人员也应注意个人卫生，如保持手部清洁和穿戴干净的工作服。工作人员在接触香菊前，应洗手并消毒，避免手上的细菌传播到香菊表面。此外，工作服应定期清洗和消毒，确保其干净卫生。通过这些措施，可以有效减少采后病害的发生，保障香菊的质量和安全。

湿度是导致大多数病害的主要因素之一，因此在储存和包装前，对香菊进行适当的干燥处理至关重要。通过去除多余的水分，可以有效地降低微生物的生长速率，减少病害的发生。香菊在采集后，通常水分含量过高，如果不及时干燥，容易滋生霉菌和细菌。在干燥处理过程中，可以采用自然通风或使用风扇等设备来加速水分的蒸发，确保香菊表面和内部的干燥程度达到标准。

将香菊放置在通风良好的环境中，通过空气流动带走水分，逐渐降低香菊的湿度。这种方法虽然简单，但需要较长时间，并且在湿度较高的环境中效果不佳。结合使用风扇等设备，可以加速空气流动，缩短干燥时间，提高干燥效果。风扇通过强制对流，迅速带走香菊表面的水分，有效防止霉菌和细菌的生长。在干燥过程中，应避免阳光直射，防止紫外线对香菊造成伤害，影响其药用成分。

可以使用天然抗菌剂等生物制剂进行处理，这些抗菌剂通常具有较强的抗菌和抑菌作用，可以有效地抑制微生物的生长，减少病害的发生。与化学防治方法相比，生物防治方法更加环保和安全，不会对香菊的质量和安全性产生不良影响，因此在香菊的采后处理中广受青睐。常用的天然抗菌剂包括茶树油、柠檬酸和大蒜提取物等。这些抗菌剂不仅对细菌和霉菌有抑制作用，还能够保持香菊的天然香味和药用成分。茶树油是一种常用的天然抗菌剂，具有广谱抗菌作用，将茶树油稀释后喷洒在香菊表面，可以有效抑制细菌和霉菌的生长；柠檬酸具有较强的抗菌和防腐作用，可以在清洗香菊时添加到水中，通过浸泡或喷洒方式进行处理；大蒜提取物则含有多种活性成分，对多种病原微生物具有显著的抑制作用。使用这些天然抗菌剂，不仅能够有效防止采后病害，还能保持香菊的天然品质和药用价值。

香菊的储存环境应保持干燥，避免高湿度导致霉菌和细菌滋生。储存室应配备湿度控制设备，如除湿机或干燥机，保持相对湿度在适宜范围内。定期检查湿度，确保环境条件稳定，可以有效延长香菊的保鲜期。香菊的包装材料也应具有良好的透气性和防潮性，避免水分积聚。

除了上述措施，香菊的采后处理还应考虑环境卫生和操作规范。处理中心应保持清洁，定期通风和消毒，防止病原微生物的积累。在进行清洗和干燥处理时，操作人员应严格按照操作规范进行，避免交叉污染。预冷处理也是延缓香菊自然衰老过程的重要手段，可以通过冷水浸泡或冷风吹拂的方法，迅速降低香菊的温度，降低酶活性和氧化反应的速率，延长其保鲜时间。

（4）保持新鲜度的包装技术

香菊作为一种药用植物，其品质和营养价值直接关系到其药用效果和市场接受度。因此，选择合适的包装技术，不仅能够延长香菊的保质期，还能提高其在市场上的竞争力和消费者的购买欲望。

透气性好的包装材料可以保持适宜的气体交换，有助于减少包装内部的凝结水积聚，降低腐败风险。通常采用的包装材料包括透气膜或可生物降解的包装袋等。这些材料具有较高的透气性，可以有效地调节包装内部的气体含量，防止香菊受潮、霉变等问题的发生，从而延长香菊的保质期。透气膜在包装香菊时，能够让内部的湿气逸出，保持干燥环境，防止霉菌滋生。同时，透气膜还能防止外界污染物进入，确保香菊的卫生和安全。

可生物降解的包装袋在保护环境的同时，也能有效保持香菊的新鲜度。这些包装袋不仅透气性好，还具有良好的机械性能，能够在运输和储存过程中保护香菊不受损坏。随着环保意识的增强，可生物降解的包装材料越来越受到市场的青睐，使用这类包装材料包装香菊，不仅有助于延长其保质期，还能提升产品的环保形象，吸引更多关注环保的消费者。

气调包装（modified atmosphere packaging，MAP）技术是一种有效的包装方法，可以进一步延长香菊的货架期。该技术通过调整包装内的气体比例，如增加二氧化碳比例，来减缓食品的新陈代谢速率，从而延缓食品的衰老和腐败过程。在香菊的包装中，可以采用气调包装技术来调节包装内部的气体组成，以延长香菊的保质期。气调包装技术不仅能够有效地保持香菊的新鲜度，还能够保持其外观和口感，增加消费者的购买欲望。气调包装技术的实施需要特定的设备和技术支持，还需根据香菊的特性和保存要求，确定最佳的气体配比。通常，增加二氧化碳的比例，可以抑制霉菌和细菌的生长；而减少氧气的含量，可以减缓香菊的呼吸作用，延缓其衰老过程。在实际操作中，可以使用气调包装机，将预设比例的气体充入包装袋中，密封后形成一个稳定的气体环境，延长香菊的保质期。

冷藏包装是另一种有效保持香菊新鲜度的包装技术。低温环境可以减缓香菊的呼吸作用和新陈代谢过程，从而延缓其衰老和变质。因此，将香菊置于冷藏环境中，可以有效保持其新鲜度和药用成分的稳定性。冷藏包装的实施需要使用保温性能良好的包装材料，如保温箱或冷藏袋等。在运输过程中，使用冷藏车可以确保香菊始终处于低温环境，防止高温导致的品质下降。

真空包装通过将包装内的空气抽出，形成低氧环境，抑制微生物的生长和繁殖，从而延长香菊的保质期。真空包装适用于干燥的香菊产品，可以有效防止受潮和霉变。真空包装的操作较为简便，适合大规模生产和储存，是目前应用广泛的包装方法之一。

不同的包装技术对环境的要求不同，应根据具体情况选择最合适的包装方案。在长途运输过程中，冷藏包装和真空包装可以提供更稳定的保存条件，防止运输过程中温度和湿度的变化导致香菊质量下降。在短期储存和销售中，透气性好的包装材料和气调包装技术可以提供良好的保鲜效果，同时方便消费者使用。在实际操作中，结合多种包装技术可以进一步提升香菊的保鲜效果。将香菊先进行真空包装，再置于冷藏环境中，可以同时利用真空和低温的优势，最大限度地延长其保质期；或者在使用透气膜包装的同时，结合气调包装技术，调节包装内部的气体成分，防止香菊受潮和霉变。这种综合性的包装策略，可以根据香菊的具体特性和保存要求，灵活调整，提供最佳的保鲜效果。

除了包装技术的选择和应用，包装前的处理也是确保香菊新鲜度的重要环节。在包装前，应对香菊进行适当的清洗和干燥处理，去除表面的污物和多余水分，防止包装后霉菌滋生和品质下降。在清洗过程中，使用适宜的清洁剂和消毒剂，可以进一步减少微生物的数量，延长香菊的保鲜期。干燥处理可以通过自然通风或使用干燥设备进行，确保香菊的干燥程度达到标准。

3.4 香菊的贮藏与保鲜技术

本节专注于香菊的贮藏与保鲜技术，详细探讨了如何通过最佳的贮藏条件、先进的包装方法、有效的保鲜技术，以及精确的运输和储运策略来维持香菊的品质和延长其货架期。这一节从选择适宜的贮藏温度和湿度控制，到采用环保且创新的包装材料，再到应用现代保鲜技术和制定周全的运输计划，每一个环节都旨在确保香菊从储存到最终到达消费者手中时，能保持最佳状态。这些措施的实施对于提高香菊的市场竞争力和满足消费者需求至关重要。

3.4.1 贮藏条件与环境控制

对香菊进行适当的贮藏是确保其长期保质和维持药用效果的关键。贮藏条件的优化涉及温度、湿度、光照及环境的定期检查等多个方面。

（1）选择合适的贮藏温度

在香菊全方位养护及现代药理研究中，选择合适的贮藏温度是确保香菊贮藏效果和品质的重要因素之一。温度的合适性直接影响着香菊的化学反应、微生物活动及其活性成分的稳定性，因此必须根据香菊的具体品种和所含活性成分的敏感性来设定理想的贮藏温度。温度对香菊贮藏效果的影响主要体现在其对生物代谢和微生物生长的调节作用上。较低的温度（如 $0 \sim 5$ ℃）能够有效延缓香菊的代谢过程，减缓微生物的生长，从而延长香菊的保鲜期和贮藏时间。但温度过低可能导致冻害，从而损害香菊的组织结构和品质。特别是对于某些品种或特定的活性成分敏感的香菊来说，温度过低可能会导致细胞结构的破坏，影响其外观、口感和营养价值。因此，在设定贮藏温度时，必须确保温度设置适中，既能有效延缓生物活性的丧失，又能避免植物组织的冻伤，保持香菊的整体品质和营养价值。针对不同的香菊品种和具体需求，可以采取不同的贮藏温度策略。一般而言，$0 \sim 5$ ℃的温度范围适用于多数草本植物的长期储存，可以有效保持香菊的新鲜度和品质。对于某些特殊品种或具有特定活性成分的香菊，可能需要更为严格的温度控制，以确保其活性成分的稳定性和有效性。因此，在进行香菊贮藏时，应根据实际情况和需求，科学合理地设定贮藏温度，以达到最佳的品质保持和保鲜效果。

（2）湿度控制的重要性

在香菊全方位养护及现代药理研究中，湿度控制是确保香菊在储存期间保持品质和有效性的重要因素之一。湿度的合适性直接影响着香菊在储存过程中是否容易发生霉变和细菌生长，因此必须在贮藏环境中维持适宜的湿度水平。理想的相对湿度应保持在 50%～60%。在这个湿度范围内，香菊的储存环境可以被认为是最为理想的，因为这个湿度范围既不会因湿度过高而引发细菌和霉菌的滋生，也不会因湿度过低使得植物组织过于干燥而损失药用成分。适宜的湿度有助于维持香菊的天然湿度和水分平衡，从而延长其保鲜期和维持其药用价值。过高或过低的湿度都会对香菊的储存产生不良影响。如果湿度过高，会为细菌和霉菌提供生长的理想条件，导致香菊腐烂和霉变。过高的湿度还可能导致水分渗透到植物组织内部，加速其腐败过程。相反，如果湿度过低，会导致香菊失去水分，使其变得干燥和脆弱，从而降低其药用成分的有效性和品质。为了维持稳定的湿度环境，可以采用除湿设备或保湿设备。除湿设备可以帮助去除空气中的多余水分，降低湿度水平，从而防止细菌和霉菌的生长。而保湿设备则可以在湿度过低时释放水分，增加空气中的湿度，从而防止香菊过度干燥。通过使用这些设备，可以有效地控制储存环境的湿度，确保香菊在储存过程中保持最佳状态。

（3）光照条件的调整

光照对香菊的影响主要体现在其加速老化过程和影响色泽及药效上。在储存香菊时，需要采取措施尽可能避免光照的直接作用，以保证香菊的贮藏品质和药效。直射的阳光或强烈的光照会加速香菊的老化过程。光照中的紫外线和可见光中的一部分能够促使香菊中的化学反应加速进行，导致其内部结构的破坏和营养成分的损失。在储存香菊时，应尽可能避免将其暴露在阳光直射下，选择光线柔和的地方或采用遮光措施，如存放在暗处或使用带有遮光布的储存容器。光照也会影响香菊的色泽和药效。长时间暴露在光线下会导致香菊颜色的变化，使其失去原有的鲜艳和光泽。光照还可能导致香菊中一些活性成分的降解，影响其药效和保健功效。为了保持香菊的色泽和药效，可以选择使用不透光的包装材料，如密封袋或不透明容器，防止光照直接作用于香菊表面，并且有助于保持内部环境的稳定。

（4）贮藏环境的定期检查

香菊在贮藏过程中需要保持在低温、干燥的环境中。一般而言，最佳的贮藏温度为 0～5 ℃，相对湿度应控制在 50%～60%。在这种环境下，可以有效减缓香菊有效成分的降解速度，防止霉菌和其他微生物的生长。高温高湿会加速香菊中挥发油的挥发和黄酮类物质的分解,从而降低其药用价值。为了确保贮藏环境的稳定性,需要定期检查和监控贮藏室内的温度和湿度。使用现代化的温湿度监控设备,可以实时记录和显示贮藏室内的环境数据,确保任何异常变化能够及时发现和处理。当温度超过设定范围时,可以启动制冷设备进行降温;当湿度过高时,可以通过除湿设备降低湿度。这种实时监控和自动调节系统,有助于保持贮藏环境的恒定,从而延长香菊的保存期限。香菊在贮藏期间应避免暴露在含有污染物或有害气体的环境中,如乙烯气体,它会加速植物组织的老化和分解。保持良好的通风,定期更换空气,可以有效防止有害气体的积累。在一些高端的贮藏设施中,还可以使用空气净化设备,确保贮藏环境的清洁和无污染。对于大规模贮藏的香菊,定期检查储存容器和包装材料的完好性也至关重要。香菊应存放在密闭、防潮、防虫的容器中,避免与外界环境直接接触。常用的贮藏容器包括塑料箱、金属罐和玻璃瓶等,这些容器应具备良好的密封性能,防止空气和湿气的进入。定期检查容器是否有破损或密封不良的情况,并及时更换受损的包装材料,可以有效延长香菊的保存时间。定期检查贮藏环境不仅限于设备和容器,还包括对贮藏香菊的质量检查。在贮藏过程中,每隔一段时间应抽样检查香菊的外观和成分含量。通过视觉检查,可以发现是否有霉变、变色或虫害的迹象;通过化学分析,可以检测挥发油和黄酮类物质的含量是否保持在稳定水平。如果发现任何质量下降的迹象,应及时调整贮藏条件或采取其他措施,以防止损失进一步扩大。

3.4.2 包装材料与方法

在香菊的储存和运输过程中,选用合适的包装材料和方法对保持其新鲜度、药用价值及市场吸引力至关重要。

(1) 选择合适的包装材料

包装材料的选择需要综合考虑其对香菊的保护性能、保质效果及环境友好性等因素。理想的包装材料应具备良好的气体隔离性能,能够有效防止水分丢失和外界污染物的侵入，同时还应具有一定的机械强度，以抵抗运输过程中的压力和冲击。塑料薄膜是常用的包装材料之一，其广泛应用于香菊的保鲜包装。塑料薄膜具有较低的透气性，能够有效地隔绝外界空气和水分，防止香菊在储存和运输过程中失去水分和营养成分。此外，塑料薄膜还具有良好的湿度控制特性，可以维持贮藏环境的相对湿度，有助于延长香菊的保鲜期和保持其新鲜度。除了塑料薄膜，纸箱也是常见的包装材料之一。纸箱具有较强的机械强度，能够抵抗运输过程中的挤压和撞击，保护香菊不受外界压力的影响。同时，纸箱还具有良好的透气性，有助于保持香菊的通风透气，减少内部湿气的积聚，防止香菊腐烂和霉变。布袋也是一种常用的包装材料，尤其适用于一些高档香菊的包装和保护。布袋具有柔软的质地，能够有效地保护香菊不受外界损伤。同时，布袋还具有良好的透气性和湿度控制特性，有助于保持香菊的新鲜度和口感。

（2）包装技术的创新

气调包装技术是一种通过调整包装内的气体成分，以延长产品保质期的技术。这种技术可以调整包装内的气体比例，通常是通过增加二氧化碳的含量，减少氧气的含量，以降低氧气对产品的氧化作用，延缓产品的腐败和细菌的生长。对于香菊等植物产品来说，这种技术能够有效地保持其新鲜度和营养成分，延长产品的保质期，并且能够保持其色泽和口感，提高产品的市场竞争力。真空包装技术是一种通过将包装内的空气抽出，形成真空环境，从而减少氧气与产品的接触，延缓氧化和微生物生长的技术。真空包装可以有效地降低氧气的含量，防止氧气对产品的氧化作用，从而延长产品的保质期。对于香菊等植物产品来说，真空包装技术能够有效地保持其新鲜度和营养成分，减缓其腐败和品质变化，延长产品的市场货架期和销售期。除了气调包装和真空包装技术，还有其他一些包装技术的创新，如抗菌包装、智能包装等。抗菌包装可以通过添加抗菌剂或抗氧化剂等成分，抑制细菌和霉菌的生长，延长产品的保质期。智能包装则可以通过感知环境条件的变化，自动调整包装内的气体成分或温湿度等参数，以最大限度地保护产品的品质和新鲜度。

(3) 包装的环保考虑

选择可回收或生物可降解的包装材料是实现环保目标的关键一步。例如，聚乳酸（PLA）塑料是一种生物可降解的材料，它可以通过自然降解的方式在环境中分解成无毒无害的物质，不会对环境造成长期污染。与传统的石油基塑料相比，PLA 塑料的生产过程对环境影响较小，并且可以有效减少塑料废弃物的数量。除 PLA 塑料外，纸质材料也是一种常见的环保包装材料，因为它可以被回收再利用，减少对森林资源的消耗，同时在自然环境中分解速度较快，对环境影响较小。设计包装时应尽量减少材料的使用量和复杂性，以提高包装的可回收性和可降解性。精简的包装设计不仅能够减少资源的消耗，降低生产成本，还能减少包装废弃物的数量，减轻对环境的压力。例如，采用轻量化设计和简约化包装结构，避免使用过多的包装材料和复杂的包装工艺，能够有效减少包装的碳足迹和环境影响。包装设计还应考虑到可回收性和可再利用性。采用可拆卸的包装结构，使得包装材料能够更容易地进行分类回收和再利用。同时，采用可重复使用的包装容器或材料，如玻璃瓶、金属罐等，也能够减少包装废弃物的产生，降低对环境的负面影响。

(4) 保鲜与防潮的包装设计

一个良好的包装设计应能有效地保护香菊不受水分流失、外部污染物侵入及水分凝结等问题干扰，从而维持其最佳的湿度和温度条件，延长产品的保质期和保持其品质。在设计包装时，必须综合考虑这些因素，选择合适的材料和采取适当的设计，以确保包装的保鲜性和防潮性。保鲜包装的设计应具备良好的水分隔离性能，以阻止水分的流失和外部污染物的侵入。选择具有良好的水蒸气隔离性能的包装材料是实现这一目标的关键。常见的包装材料包括塑料薄膜、复合膜、金属箔等，它们具有良好的密封性和隔离性能，能够有效地防止水分和气体的渗透，从而保护香菊免受水分流失和外部污染物的影响。此外，包装材料的选择还应考虑到其对产品的保护性能及对环境的影响，尽量选择可回收或生物可降解的材料，减少对环境的负面影响。防潮设计是保鲜包装中的另一个重要考虑因素。防潮设计的目的是防止包装内水分凝结，从而保持产品的质量和新鲜度。为了实现这一目标，可以采用吸湿材料或添加干燥剂等方法来控制包装内的相对湿度。例如，可以在包装内添加干燥剂，如二氧化硅、活性炭等，这样能够吸收包装内的水分，降低相对湿度，防止水分凝结，保护产品的质量和新鲜度。此外，还可以选择具有良好水蒸气透过性能的包装材料，以促进包装内外水分的平衡，进一步减少水分凝结的发生。

3.4.3 保鲜技术与期限

为了确保香菊保持最佳状态，采用适当的保鲜技术是必要的。这些技术可以显著延长香菊的保鲜期限，同时保持其药用和食用品质。以下详细探讨了使用保鲜剂的指南、保鲜期限的确定。

（1）使用保鲜剂的指南

保鲜剂的选择和使用需要遵循一定的指南和标准，以确保产品的安全性、可持续性和符合食品安全要求。选择合适的保鲜剂至关重要。常用的保鲜剂包括柠檬酸、抗坏血酸（维生素C）和食品级硫酸盐等。这些保鲜剂被广泛应用于食品工业，并且在适当使用的情况下对人体健康无害，对环境友好。在选择保鲜剂时，应考虑其对香菊的保鲜效果、安全性和环保性，并选择符合相关标准和法规的产品。食品安全标准通常规定了不同类型的保鲜剂的最大使用量和使用条件，使用保鲜剂时应严格按照食品安全标准进行，确保在允许的最大剂量范围内使用，以保证产品的安全性和可持续性。使用保鲜剂时应充分告知消费者其种类和含量。产品标签应清晰地标明所含保鲜剂的种类和用量，以便消费者了解产品的成分和特性，并做出知情的购买决策。应提供详细的使用说明和注意事项，指导消费者正确使用和存储产品，确保产品的安全和品质。适当的保鲜剂选择应基于香菊的特定用途和目标市场的需求。不同类型的香菊可能对保鲜剂的需求有所不同。例如，一些香菊可能对氧化敏感，需要选择具有抗氧化性能的保鲜剂；而另一些香菊可能对微生物生长更为敏感，需要选择具有抗菌性能的保鲜剂。因此，在选择保鲜剂时，应充分考虑香菊的特性和所处的环境条件，以确保选用的保鲜剂能够满足产品的保鲜需求，并提高产品的市场竞争力。

（2）保鲜期限的确定

科学合理地确定香菊的保鲜期限，需要综合考虑采摘时的初始质量、存储条件及香菊的最终用途。

在采摘前应仔细检查每一株香菊，确保其健康、新鲜。采摘时应尽量减少机械损伤，使用锋利的剪刀或刀具，避免粗暴操作导致的挤压和破损。这样，香菊在采摘后，其初始质量应该是新鲜、健康的，没有明显的损伤或病虫害。若采摘时香菊已存在损伤或病虫害，或者在后续处理过程中不慎造成了损伤，这些问题会在存储过程中加速其品质下降，缩短保鲜期限。

存储条件包括温度、湿度、光照等因素，这些因素都会对香菊的品质产生影响。通常情况下，低温、低湿和光线较暗的环境更有利于保持香菊的新鲜度和营养价值。在实际操作中，可以使用冷藏设备将香菊存储在适宜的低温环境中，通常在 0~5 ℃。湿度控制也是存储过程中必须注意的因素。过高的湿度会导致香菊表面结露，增加霉菌生长的风险；而过低的湿度则会导致香菊脱水干燥，影响其质地和口感。保持适中的湿度（一般在 50%~60%）可以有效延长香菊的保鲜期。光照也是影响香菊保鲜的重要因素。光照会加速香菊的光合作用和氧化反应，导致品质下降。存储时应尽量避免强光直射，选择光线较暗或无光的环境，以保持香菊的新鲜度。

如果将香菊用于直接食用或制作食品，那么对其保鲜期的要求会更为严格。食用香菊需要保持较高的营养价值和新鲜度，因此保鲜期较短，通常在几天至一周。为了确保食用安全和品质，在存储和运输过程中应特别注意温度和卫生条件，防止细菌和霉菌的污染。而如果将香菊用于制作药品或化妆品，对其保鲜期的要求可能相对较低。药品和化妆品中的香菊通常经过干燥和加工处理，其有效成分在稳定的条件下可以保持较长时间，因此保鲜期可以延长至数月甚至一年以上。在这种情况下，存储条件应主要关注防潮、防霉和防虫，确保香菊在加工前的品质不受影响。

为了科学合理地确定香菊的保鲜期限，还需进行保鲜试验。通过实验室和实际环境中的保鲜试验，可以评估不同存储条件对香菊品质的影响，确定最佳存储方案。在保鲜试验中，应定期检测香菊的外观、质地、气味、营养成分和微生物指标等，通过对比分析不同存储时间和条件下的变化，确定香菊的最佳保鲜期。在低温条件下存储的香菊，定期取样检测其叶片和花朵的颜色、硬度、香味及维生素 C、黄酮类等营养成分含量，并记录霉菌和细菌的生长情况，通过数据分析确定其最佳保鲜期限。

消费者对香菊的新鲜度和品质有着直观的感受，通过市场调查和反馈，可以了解消费者对香菊保鲜期的实际需求，从而调整和改进保鲜技术。某些消费者更倾向于购买新鲜度高、营养价值高的香菊，而对于药用或化妆品原料的香菊，消费者则更关注其有效成分的含量和安全性。在确定保鲜期时，应综合考虑市场需求、存储条件和科学试验结果，制定科学合理的保鲜期限。

3.4.4 长途运输与储运策略

长途运输与储运是香菊从生产地到消费者手中的关键环节，正确的策略和技术能有效保证香菊在运输过程中的品质和安全。

（1）运输前的准备

为确保香菊在运输过程中保持最佳状态，进行充分的准备工作至关重要。这个阶段涉及多个方面，从检查和清洁香菊到包装和准备必要的文件，都需要仔细考虑和安排。对于即将进行运输的香菊，必须进行全面的检查。这包括检查每一株香菊的外观，确保没有受损或腐烂的部分。任何有病害或虫害迹象的植株应该被剔除，以防止病害传播。确保所有的香菊都已经充分成熟，符合运输和销售的要求。进行适当的预冷处理对于准备运输的香菊至关重要。预冷处理可以通过将香菊放置在低温环境中，如冷藏室或冷库中，以降低其温度。降低温度有助于减缓香菊的新陈代谢速度，延长其保鲜期。这一步骤尤其重要，特别是在炎热季节或长途运输之前。必须确保包装的稳固性和安全性。特别是在长途运输或需要经过多次装卸的情况下，包装必须足够坚固，以防止香菊在运输途中发生挤压或损坏。正确的包装方法和固定措施可以确保香菊保持在适当的位置，避免与其他物品摩擦或碰撞。准备必要的运输文件和遵守相关法规也是确保顺利运输的重要步骤。这可能包括出口许可证、检疫证书或其他必要的运输文件。在运输过程中，必须遵守所有国际和国内的运输规定和法规，以确保货物的安全和合法性。

（2）选择合适的运输方式

不同的运输方式有着各自的优缺点，需要根据具体情况进行综合考虑和选择。陆运是一种常见且经济实惠的运输方式。它适用于国内或邻近国家的运输需求，特别是在距离相对较短的情况下。通过卡车或火车进行陆运，能够将香菊送达目的地，同时成本相对较低。然而，陆运的缺点是运输时间相对较长，尤其是在跨越较大的地理区域时，可能会导致香菊的保鲜期限缩短。空运是一种快速而高效的运输方式，适用于急需或远距离运输的情况。通过空运，可以在较短的时间内将香菊送达目的地，保持其新鲜度和品质。然而，空运的成本通常较高，这可能会增加产品的运输成本。空运也存在一定的环境风险，如温度波动和气压变化，可能会对香菊的质量造成影响。另外一种常见的运输方式是海运。海运通常适用于大宗货物的国际运输，成本相对较低，适用于那些对运输时间没有太严格要求的情况。海运能够提供相对稳定的运输环境，减少温度波动和振动对香菊的影响。然而，海运的缺点是运输时间较长，可能需要几天甚至几周的时间，这可能会对香菊的保鲜期限产生一定的影响。在选择运输方式时，还需要考虑到各种因素对香菊可能造成的影响。在空运中，需要确保运输舱内的温度和湿度控制良好，以避免对香菊的影响。而在海运中，则需要选择合适的包装材料和方法，以保护香菊免受海水和盐分的影响。

（3）防止运输中的损失

防止运输中的损失是确保香菊在整个供应链中保持最佳状态的关键一环。在运输过程中，香菊可能面临多种风险，如物理损伤、品质下降和货物丢失。因此，采取有效的预防措施至关重要，以确保香菊的质量和保鲜度得以维持。为了减少物理损伤，可以采用合适的缓冲包装材料，如泡沫、气泡膜或填充物，将香菊固定在运输容器内部，并确保包装箱或容器的结构稳固，能够承受运输途中的振动和冲击。合理装载货物也至关重要，确保每件货物都稳定摆放，减少相互碰撞和摩擦。品质下降是另一个需要重点关注的问题。品质下降可能由于温度和湿度变化引起，因此控制运输环境的温湿度是预防品质下降的关键。特别是对于需要保持新鲜度的香菊而言，采用冷链物流是非常有效的方式。冷链物流能够确保货物在整个运输过程中保持适宜的温度和湿度条件，从而延长香菊的保鲜期限，降低品质下降的风险。为了确保货物的安全性，可以采用可靠的锁具和封条，防止货物在运输途中被盗或篡改。此外，可以考虑购买货物保险，以应对意外情况和不可抗力因素可能导致的损失。

3.5 香菊的包装与储运

本节详细探讨了香菊的包装与储运策略，确保从生产到消费者手中的整个过程中香菊的品质和安全得到有效维护。本节首先介绍了合适的包装技术，包括选择恰当的包装材料和设计，以及利用自动化流程和生物降解材料来提高效率和环保性。接下来，探讨了遵守相关的包装标准与法规，确保产品符合国内外的安全和环保要求。详述了适宜的储存条件和方法，以及如何通过定期检查保持储存环境的优化。最后，讨论了运输与物流的安排，包括选择合适的运输方式和实施有效的温湿度控制，以及运用先进的监控系统确保运输过程中的安全。这些措施共同保证香菊在供应链每个环节的完整性和品质,从而满足市场和消费者的高标准需求。

3.5.1 香菊的包装技术

在香菊的销售和分发过程中,采用适当的包装技术是确保其保质、保鲜并满足环保要求的关键。下面深入探讨了选择合适的包装材料、包装设计以保持新鲜度、自动化包装流程,以及生物降解材料的使用。

(1)选择合适的包装材料

选择合适的包装材料对于保护香菊免受物理和环境伤害至关重要。香菊,作为一种珍贵的中药材,具有丰富的药理价值,其全方位养护和现代药理研究备受关注。在保护香菊的品质和有效成分方面,包装材料的选择至关重要。

理想的包装材料应具备足够的强度以抵抗运输过程中的撞击和压力。在现代物流环境下,香菊可能需要长途运输,因此包装材料必须具备足够的强度,以确保在运输过程中不会因为外部力量的作用而损坏。PET(聚对苯二甲酸乙二醇酯)和HDPE(高密度聚乙烯)等材料因其优秀的强度特性而成为首选。这些材料具有良好的抗压性和抗冲击性,能够有效地保护香菊不受外界力量的影响。包装材料还需要具备良好的隔氧性和湿气控制能力。香菊中的有效成分易受氧气和湿度的影响而降解,因此包装材料必须能够有效地阻隔氧气和湿气的渗透。PET和HDPE等材料具有良好的隔氧性能,可以有效地防止氧气进入包装内部,从而延长香菊的保质期并保持其药效。适当的湿气控制也至关重要,玻璃瓶和纸质包装虽然具有良好的环保性,但在湿度控制方面可能不如PET和HDPE材料,因此可能需要额外的内衬材料来提供足够的保护。在考虑包装材料时,环保性也是一个重要的考量因素。随着人们对环境保护意识的提高,越来越多的消费者倾向于选择环保型的包装材料。玻璃瓶和纸质包装由于其可回收性和可降解性而备受青睐,符合现代消费者对于环保的追求。虽然这些材料具有良好的环保性,但在保护香菊的过程中可能需要额外的加工和内衬材料,从而增加包装的复杂度和成本。综合考虑以上因素，对于保护香菊免受物理和环境伤害，选择合适的包装材料至关重要。在现代物流环境下，PET 和 HDPE 等材料因其良好的强度和隔氧性能而成为首选；而在追求环保的趋势下，玻璃瓶和纸质包装也备受青睐。无论选择何种材料，都需要综合考虑其对香菊品质和有效成分的保护效果，并在环保和性能之间取得平衡，以满足现代消费者对于高品质、环保产品的需求。

（2）包装设计以保持新鲜度

除物理保护外，有效的包装设计还需要考虑如何延长香菊的保鲜期，并在用户使用过程中保持其新鲜度。这涉及采用先进的包装技术和设计理念，以确保香菊能够长时间保持其药效和品质。包装设计可以利用气调包装技术来调整包内气体比例，从而延长保鲜期限。气调包装是一种通过调整包装内气体成分来控制食品品质和延长保鲜期的技术。对于香菊这样的中药材，采用气调包装技术可以有效地控制包装内的氧气和二氧化碳含量，减缓香菊中活性成分的氧化和降解速度，从而延长其保质期并保持其新鲜度。

适当的透气设计也是包装设计中的关键因素之一。包装材料应具有一定的透气性，以帮助调节包内的湿度和气体交换，避免凝结水的形成。香菊作为一种植物性药材，容易受潮而导致品质下降，因此包装设计中的透气性设计至关重要。通过在包装材料中引入微孔或透气膜，可以有效地调节包内的湿度和气体交换，保持香菊的干燥状态并延长其保质期。有效的包装设计还应考虑到用户的使用体验，包括便于开启和重复封存。为了保持香菊在消费者使用过程中的新鲜度，包装设计应考虑到便利性和易用性。可以采用易拉罐或可重复密封的包装设计，方便消费者在使用过程中随时开启和封存，减少香菊与外界环境的接触，从而延长其保鲜期。

（3）自动化包装流程

自动化包装流程可以极大地提升包装效率。传统的手工包装方式存在着效率低、生产周期长的缺点，尤其是在大规模生产中更为明显。引入自动化包装机械可以实现从计量、填充、封口到标记等多个步骤的自动化操作，大大提高包装速度和效率。对于香菊这样的中药材，采用自动化包装流程可以在短时间内完成大量的包装任务，满足市场需求，提升生产效率。自动化包装流程可以保证包装质量的一致性。人工包装往往存在人为错误的可能，如计量不准确、封口不严等问题，这可能导致产品质量不稳定，影响消费者的信任和满意度。引入自动化包装机械可以实现精确的计量和封口操作，避免人为错误的发生，保证包装质量的一致性。对于香菊这样的药材，包装质量的稳定性对于保护其药效和品质至关重要，自动化包装流程可以有效地确保包装质量的稳定性和一致性。自动化包装流程还可以减少劳动成本和人力资源的浪费。人工包装不仅需要大量的人力投入，还可能存在人员培训和管理的成本。引入自动化包装机械可以减少对人力资源的依赖，降低劳动成本，提高企业的竞争力。尤其是在现代药理研究领域，人力资源的优化配置对于提升科研效率和成果转化至关重要，自动化包装流程为实现这一目标提供了有力的技术支持。

（4）生物降解材料的使用

在考虑到环境保护和可持续发展的前提下，使用生物降解材料进行香菊的包装已经成为一种趋势，并且在全方位养护和现代药理研究中具有重要的意义。这些生物降解材料在自然条件下能够被微生物分解，从而减少对环境的长期污染，符合当下社会对于绿色包装的追求。

生物降解材料，如 PLA、淀粉基塑料和纸质材料能够提供足够的包装保护性能。与传统的塑料材料相比，这些生物降解材料同样具有良好的物理性能，能够有效地保护香菊免受物理和环境伤害。PLA 材料具有优良的透气性和湿气控制能力，能够有效地保持香菊的新鲜度和品质。淀粉基塑料和纸质材料则具有良好的可塑性和可加工性，可以根据香菊的包装需求进行相应的设计和加工，提供合适的保护性能。使用生物降解材料进行包装不仅符合环保要求，还能够提升品牌形象。在当今社会，消费者的环保意识越来越强，对于环保产品的需求也在不断增加。作为企业，选择使用生物降解材料进行包装不仅可以满足消费者的需求，还能够树立企业的环保形象，提升品牌的社会责任感。对于香菊这样的中药材，且作为一种珍贵的自然资源，选择环保的包装材料不仅有助于保护环境，还能够彰显企业对于中药文化和自然资源的尊重，提升消费者的信任和满意度。使用生物降解材料进行包装可以吸引更多环保意识较强的消费者。随着社会的发展和人们环保意识的提升，越来越多的消费者倾向于选择环保产品。选择使用生物降解材料进行包装可以有效地吸引这部分消费者群体，满足他们对于环保产品的需求，增加产品的市场竞争力。在市场竞争日益激烈的情况下，通过使用生物降解材料进行包装，企业可以在激烈的市场竞争中脱颖而出，赢得更多消费者的青睐和支持。

3.5.2 包装标准与法规遵守

在香菊的包装过程中，遵守相关的国内外标准和法规是保证产品安全、合法并符合市场准入要求的基础。

（1）遵守国内外包装标准

遵守国内外的包装标准对于香菊的全方位养护和现代药理研究具有重要的意义。作为一种可能出口到不同国家的产品，香菊的包装必须符合目标市场国的包装标准，这涉及材料的安全性、包装的尺寸和强度要求等多个方面。对于欧盟市场而言，严格的包装材料规定是必须遵守的。根据欧盟的相关法规，所有食品接触材料必须符合食品安全的要求，不能含有有害物质，包括但不限于重金属、有毒物质等。这意味着香菊的包装材料必须经过严格的筛选和测试，确保不会对香菊产品的安全性和质量造成任何影响。欧盟还对包装材料的回收和可持续性提出了要求，鼓励使用可回收材料和生物降解材料，以减少对环境的负面影响。除了国际市场的标准要求，国内市场也有相应的包装标准需要遵守。在中国，食品安全法规定了食品包装材料的使用范围和要求，要求食品包装材料必须符合国家标准并经过相关部门的检测和认证。对于香菊这样的中药材，其包装材料必须符合国家标准和药品包装的相关要求，以保证产品的质量和安全性。

（2）标签与信息披露要求

正确的标签和信息披露是消费者做出知情选择的关键，不仅符合法规要求，也有助于建立与消费者的信任关系，提高产品的市场竞争力。包装标签上必须清晰地标明香菊产品的基本信息。这包括产品名称、成分、产地、净含量、生产日期和保质期等重要信息。产品名称应准确明了，以便消费者能够迅速识别产品；成分应明确列出，以便消费者了解产品的组成成分；产地信息能够向消费者传递产品的原产地和生长环境，增加产品的信任度；净含量、生产日期和保质期等信息则直接关系到产品的质量和安全性，消费者在购买时会特别关注这些信息，以确保购买到的产品新鲜安全。

标签上还应包含可能影响消费者健康的警告信息。这些警告信息可能涉及产品的用法、禁忌、注意事项等方面。特别是对于香菊这样的药材产品，其具有一定的药理作用，可能存在一些使用上的注意事项，如使用方法、剂量和不良反应等。通过在标签上清晰地标示这些警告信息，可以提醒消费者在使用产品时注意安全，减少可能的健康风险，保护消费者的权益和健康。

许多国家还要求提供营养成分表、过敏原警告和食品添加剂的详细信息。营养成分表可以向消费者提供产品的营养成分含量，帮助消费者了解产品的营养价值。过敏原警告则是针对那些可能引起过敏反应的成分，如花粉、花生等，必须在标签上明确标示，以确保过敏人群能够及时识别。此外，食品添加剂的详细信息也应在标签上清晰列出，包括名称、用途和添加量等，以便消费者了解产品的成分和质量。

（3）食品安全与卫生规定

作为一种食品和药材，香菊的安全性和卫生性直接关系到消费者的健康和权益。因此，在香菊的处理和包装过程中，必须严格遵守食品安全和卫生规定，确保产品的安全性和卫生性。食品包装材料和过程必须符合食品级标准。这意味着所有与食品接触的包装材料必须符合国家和国际的食品安全标准，不得含有对人体健康有害的物质。例如，包装材料应符合 FDA 或欧盟食品接触材料的规定，确保材料的安全性和稳定性。此外，在包装过程中，应确保包装环境的清洁和卫生，防止外界污染物的侵入，保障产品的质量和安全。遵循《药品生产质量管理规范》（GMP）是确保药品安全和卫生的重要措施。GMP是一套涵盖了从原材料采购到生产和包装的全过程管理规范，旨在确保药品生产过程中的卫生安全和质量稳定。在处理和包装香菊的过程中，应严格遵守GMP的要求，包括员工的个人卫生、设备的清洁消毒、生产场所的卫生管理等方面。通过实施GMP，可以有效地控制生产过程中的污染源，保证产品的安全性和卫生性。特别需要注意控制微生物污染，防止交叉污染和化学污染。微生物污染是食品安全的主要威胁之一，尤其是对于香菊这样的药材产品，其含有丰富的营养成分和微生物群落，容易受到微生物污染的影响。因此，在生产和包装过程中，应采取严格的措施控制微生物污染，包括定期清洁和消毒设备、严格控制生产环境的温湿度等。同时，还应注意防止交叉污染和化学污染，避免不符合要求的化学物质和外界污染物对产品的影响。

（4）环保法规的遵守

随着人们环保意识的提升和环境问题日益严重，环保法规在包装领域的重要性也日益增强。许多国家和地区都出台了相关法规，要求减少包装废物，促进可持续包装解决方案的实施。对于香菊这样的自然产品，采用环保的包装方式不仅可以满足法规要求，还可以作为一种市场优势，吸引环保意识较强的消费者。环保法规要求使用可回收或可生物降解的包装材料。可回收材料是指可以再生循环利用的材料，如玻璃、金属、纸张等。采用可回收材料可以有效减少资源消耗和环境污染，符合可持续发展的理念。另外，可生物降解的材料，如PLA等，可以在自然环境中被微生物分解，减少对环境的长期污染。在香菊的包装过程中，选择使用这些环保材料可以减少包装废物的产生，减少对环境的负面影响，符合环保法规的要求。环保法规要求减少使用一次性塑料。一次性塑料制品往往难以降解，长期存在于环境中，会对生态系统和人类健康造成不良影响。因此，许多国家和地区出台了相关法规，限制或禁止使用一次性塑料制品。在香菊的包装过程中，应尽量减少使用一次性塑料制品，而选择可替代的环保材料，如可生物降解塑料或可回收塑料，以减少塑料废物的产生，保护环境和生态系统的健康。实施包装回收计划也是环保法规的重要内容之一。包装回收计划旨在通过回收和再利用包装废物，减少对资源的消耗，降低环境污染。在许多国家和地区，政府和企业都在推动包装回收计划的实施，鼓励消费者参与到包装废物的分类和回收中来。在香菊的包装过程中，应积极响应政府的号召，参与到包装废物的回收和再利用中来，为减少包装废物的产生和保护环境做出贡献。

3.5.3 香菊的储存条件

适宜的温度与湿度控制、有效的防虫和防霉措施、长期储存的方法，以及储存环境的定期检查都是确保香菊保持最佳状态的关键因素。

（1）适宜的储存温度与湿度

在香菊的全方位养护和现代药理研究中，适宜的储存温度和湿度是至关重要的因素。精确控制储存环境可以有效地保持香菊的药用品质，防止品质退化，从而确保最终产品的安全性和有效性。通常情况下，香菊的理想储存温度应保持在 0 ~ 5 ℃，而相对湿度应保持在 50% ~ 60%。这些参数的精确控制对于香菊的质量和药效至关重要。

适宜的储存温度对于保持香菊的药用品质至关重要。在低温下，香菊的代谢活动减缓，微生物生长受到抑制，从而延长了产品的保质期。理想的储存温度范围在 0 ~ 5 ℃，可以有效地降低香菊产品的新陈代谢速率，减缓药物成分的降解和失活，保持产品的药效和品质。通过在储存过程中精确控制温度，可以最大限度地保护香菊的药用价值，确保消费者获得高质量的产品。适宜的储存湿度对于维持香菊的药用品质同样至关重要。过高的湿度会导致香菊产品吸湿，增加产品的含水量，从而容易引起霉菌生长和腐败，降低产品的品质和安全性。而过低的湿度则可能导致香菊过度干燥，使得药用成分失去活性，影响产品的药效和外观。因此，相对湿度应保持在 50% ~ 60%，这样可以防止产品的腐败和过度干燥，保持产品的药用价值和品质稳定性。现代的环境控制系统在维持适宜的储存温度和湿度方面发挥着重要作用。这些系统通过精确的温度和湿度控制装置，可以实时监测和调节储存环境，确保温度和湿度处于理想的范围内。同时，一些先进的系统还具有报警功能，可以及时发现和处理温湿度异常，保障产品的安全性和质量稳定性。通过使用现代的环境控制系统，可以有效地提高香菊产品的储存效率和品质保持能力，满足消费者对高质量产品的需求。

（2）防虫、防霉的储存措施

在储存之前，应对香菊进行彻底清洁，去除可能藏有虫卵或霉菌的残留物。这可以通过轻柔地清洁香菊表面、摘除受损或污染的部分及彻底晾干等方式来实现。通过彻底清洁，可以有效地减少虫害和霉菌的滋生条件，保护香菊的质量和药用价值。选择适当的储存容器或包装材料也是防止虫害和霉菌侵害的关键。密封的储存容器或专用的防虫、防霉包装材料可以有效隔绝外界的侵害，防止虫子和霉菌进入。例如，可以使用密封罐或密封袋来储存香菊，防止空气、水分和微生物进入。另外，还可以选择具有防虫、防霉功能的包装材料，如添加了防虫剂或防霉剂的包装袋或纸盒，从而进一步提高香菊的储存安全性。可以定期在储存环境中使用符合安全标准的防虫剂和防霉剂，如植物提取物或天然杀菌剂，对香菊进行防护。这些防虫剂和防霉剂可以有效地杀灭潜藏在香菊中的虫卵和霉菌孢子，防止它们的滋生和扩散，从而保护香菊的质量和药用价值。

（3）长期储存的方法

在现代养护和药理研究中，真空包装和气调包装被认为是两种有效的长期储存方法，它们可以显著延长香菊的保鲜时间，减缓药用成分的流失，从而保持其药效和新鲜度。

真空包装是一种常见的长期储存方法。将香菊置于真空袋中，利用真空设备将袋内空气抽出，形成真空状态。真空包装可以有效减少包装内氧气含量，降低氧化反应的发生速率，从而延缓香菊的氧化过程。因此，真空包装可以显著延长香菊的保鲜时间，保持其药用成分的稳定性和新鲜度。真空包装还可以有效防止外界微生物的侵入，降低香菊产品的微生物污染风险，进一步保障产品的质量和安全。

气调包装是另一种常用的长期储存方法。气调包装通过改变储存环境中的气体比例，如增加二氧化碳浓度和降低氧气含量，可以有效控制香菊产品的呼吸作用，降低代谢速率，延缓药用成分的降解和失活过程，以保持药用成分的新鲜度。气调包装还可以有效防止氧化反应的发生，保护香菊产品的色泽和口感，提高其商品价值和市场竞争力。

（4）储存环境的定期检查

在香菊的全方位养护和现代药理研究中，定期检查储存环境可以帮助预防可能出现的问题，保证产品长时间保持最佳状态。这项工作包括多方面的内容，从监控温湿度到评估香菊的品质，都是非常关键的。

监控温湿度是定期检查储存环境的重要部分。温度和湿度是影响香菊质量的关键因素，因此必须确保储存环境的温湿度处于适宜范围内。定期检查温湿度监控设备的功能是否正常，确保其能够准确地监测和记录储存环境的温湿度变化。如果监测设备发现异常情况，应立即采取措施调整储存环境，确保温湿度处于理想状态。

虫害和霉菌侵害是常见的储存问题，可能对香菊的质量和安全造成严重影响。因此，必须定期检查防虫和防霉措施是否仍然有效。这包括检查防虫剂和防霉剂的使用情况、检查储存容器是否密封良好以防止虫害和霉菌侵害等。定期检查还应包括评估香菊的品质。这包括检查香菊的色泽、香味和结构等方面。通过评估香菊的品质，可以及时发现是否有品质退化的迹象。如果发现香菊的品质出现问题，应及时采取措施，如调整储存环境或更换包装材料，以防止进一步品质损失。

3.5.4 运输与物流安排

以下详细讨论了选择适当的运输方式、控制运输中的温度与湿度、防止运输途中的损坏，以及物流追踪与监控系统的应用，旨在确保香菊在到达目的地时仍然保持最佳状态。

(1) 选择适当的运输方式

正确选择运输方式可以最大限度地减少货物在运输过程中可能遇到的问题，确保香菊的新鲜度和药用价值。在做出决策时，需考虑多种因素，如运输距离、货物性质、目的地特点及经济成本等。

针对短途运输，如城市之间的配送或同一地区的物流运输，选择卡车运输可能是最经济且有效的选择。卡车运输具有灵活性高、运输周期短等优点，适用于需在较短时间内将香菊送达目的地，保持其新鲜度和品质。特别是对于数量较少、要求及时配送的情况，卡车运输可以提供快速、可控的运输服务，确保香菊在运输过程中不受到较大的损坏或品质下降。

当面临跨国或跨洲的长途运输时，选择合适的运输方式就显得更为重要。在这种情况下，常见的选择包括空运和海运。空运尽管成本较高，但其快速的运输速度可以最大限度地减少货物在途中的时间，尤其适用于对保鲜要求较高、价值较高的香菊。通过空运，可以快速将香菊送达远方市场，保持其新鲜度和药用价值，满足消费者的需求。海运则适用于大批量的运输，成本较低，尤其适合对运输时间要求不是很严格的情况。通过海运，可以降低运输成本，提高运输效率，适应不同市场的需求。

在选择运输方式时，还需考虑目的地的地理位置、运输成本、货物的保鲜要求等因素。对于远距离的国际运输，需要综合考虑不同运输方式的优缺点，以及货物的特性和目的地市场的需求，选择最合适的运输方案。此外，还需考虑可能出现的意外情况，如天气变化、运输途中的交通状况等，采取相应的预防和应对措施，确保货物的安全运输和最终到达。

(2) 运输中的温度与湿度控制

控制运输中的温度是确保香菊品质的重要一环。温度的变化可能会导致香菊中的活性成分降解，从而降低其药用效果。为了最大限度地减少这种影响，运输过程中应采用冷链物流系统。冷链物流系统能够在整个运输过程中保持恒定的低温环境，有效防止温度波动导致的品质下降。通过冷链物流系统,可以确保香菊在运输过程中保持在适宜的温度范围内,从而保持其药用成分和新鲜度。湿度控制同样是运输过程中需要关注的重要问题。过高或过低的湿度都可能对香菊的品质造成影响。过高的湿度可能导致香菊过度受潮,容易滋生霉菌,从而导致腐烂和品质下降。而过低的湿度则可能导致香菊失水,影响其外观和口感。为了有效控制湿度,可以采用密封和隔湿的包装材料,防止外界湿气进入包装内部。此外,在集装箱或运输车辆中安装湿度控制装置也是一种有效的措施,可以调节运输环境中的湿度,使其保持在适宜的范围内。

(3)防止运输途中的损坏

选择适当的缓冲包装材料是防止香菊在运输过程中受到物理损害的重要措施之一。缓冲包装材料可以有效地减轻外界冲击对香菊的影响,保护其完整性和品质。常见的缓冲包装材料包括泡沫塑料、气泡膜、软质塑料等,这些材料可以在包装过程中为香菊提供良好的保护,减少运输途中的损坏风险。

确保货物在运输工具中稳固固定也是防止运输途中损坏的关键措施之一。通过合适的固定装置,可以有效地防止香菊在运输过程中发生过度移动或碰撞,减少因振动而造成的损坏。这可以通过使用绳索、绑带或固定夹具等工具来实现,在装载过程中确保香菊牢固地固定在运输工具中,避免其在运输过程中出现移动或倾斜的情况。在装载和卸载过程中,需要确保操作温和,避免对香菊造成额外的物理冲击。这包括避免将香菊直接抛掷或摔打,以及避免在装载和卸载过程中使用过大力量。采用温和的操作技术和正确的装卸工具可以有效地降低运输途中香菊的损坏风险。选择专业的运输团队和训练有素的操作人员也是防止运输途中损坏的关键措施之一。专业的运输团队具有丰富的运输经验和专业的操作技能,能够有效地应对各种复杂的运输情况,减少运输途中的损坏风险。同时,训练有素的操作人员能够熟练地操作装载和卸载设备,确保运输过程中的安全和稳定。

(4)物流追踪与监控系统的应用

现代物流追踪与监控系统利用先进的技术和设备,能够实时监控货物的位置、状态和环境条件，为管理复杂的供应链提供了重要的支持和保障。特别是对于香菊这样的药用产品，其运输过程中的温度、湿度等环境因素对于产品的药效和品质至关重要。以下将详细探讨物流追踪与监控系统在香菊全方位养护中的应用。

现代物流追踪与监控系统通过 GPS 追踪设备实现对货物位置的实时监控。在香菊的运输过程中，特别是在长途跨国运输中，货物可能经历多个中转站和运输节点。通过 GPS 追踪设备，物流公司和生产商可以随时了解货物的位置信息，及时掌握货物的运输进度，确保货物按时到达目的地。这对于管理供应链、提高运输效率和满足客户需求具有重要意义。

物流追踪与监控系统利用温湿度传感器实时监测货物的运输环境。对于香菊这样的药用产品，保持适宜的运输环境对于保持其药效和品质至关重要。通过在运输容器中安装温湿度传感器，可以持续监测运输环境中的温度、湿度等因素，及时发现任何异常情况。一旦发现运输环境超出预设范围，系统会立即发出警报，并采取相应的措施，如调整运输路线、停止运输或采取保温措施，以保护货物的品质和药效。

物流追踪与监控系统还可以记录运输过程中的各种数据，并生成相应的报告和分析结果。这些数据包括货物的运输历史、温湿度变化曲线、异常事件记录等。通过对这些数据的分析，可以深入了解运输过程中可能存在的问题和风险，及时采取措施加以解决，从而提高货物运输的质量和安全性。

第4章 香菊的药理作用研究

本章深入探讨了香菊的多种药理作用，包括抗菌、抗炎、抗氧化及其对心血管系统的影响，并探索了香菊在治疗其他疾病，如糖尿病和癌症中的潜在应用。本章详细描述了各种生物活性成分的识别、药理机制的阐释、试验验证和临床研究等方面的内容。本章还讨论了这些生物活性成分在新药开发和健康产品创新中的商业潜力，强调了香菊在现代医药科学中的重要性和应用前景。这些研究不仅增进了对香菊药理活性的理解，也为未来的药物开发提供了科学依据和新思路。

4.1 香菊的抗菌与抗炎作用

本节详细介绍了香菊中的抗菌和抗炎化合物，探索了它们的作用机制，并评估了这些化合物在临床和产品开发中的应用潜力。通过试验验证和生物活性评价，本节将揭示香菊如何在减轻炎症和防治感染中发挥作用，进一步展示其在现代医学研究和治疗实践中的价值。

4.1.1 抗菌作用的机制与效果

以下将详细探讨香菊中的抗菌化合物的识别、其作用机制的生物学解释、抗菌效果的试验验证，以及这些发现在临床和产品开发中的应用可能性。

（1）抗菌化合物的识别

香菊作为一种具有药用价值的植物，含有丰富的天然化合物，包括多种具有显著抗菌特性的活性成分。通过高效液相色谱（HPLC）和气相色谱-质谱联用（GC-MS）等技术对香菊中的这些活性成分进行分离和鉴定，人们能够更深入地了解其抗菌机制，为其在医药和保健领域的应用提供科学依据。

在香菊中，主要的抗菌化合物包括黄酮类、萜类和苯甲酸衍生物等。黄酮类化合物是香菊中最具代表性的抗菌成分之一，其代表性化合物包括槲皮素、山奈酚等。这些黄酮类化合物具有很强的抗氧化和抗菌活性，能够干扰细菌细胞膜的完整性，抑制细菌的生长和繁殖。此外，香菊中的萜类化合物也被证实具有明显的抗菌作用，如 α- 蒎烯、β- 蒎烯等。这些萜类化合物能够影响细菌的生物膜结构和功能，从而破坏细菌的生长环境，发挥抗菌作用。另外，香菊中的苯甲酸衍生物也被发现具有一定的抗菌活性，如香叶酸、核酸等。这些化合物可以干扰细菌的代谢途径，抑制其生长和繁殖，具有较强的抗菌作用。α- 蒎烯，是一种有机化合物，化学式为 $C_{10}H_{16}$，结构式见图 4-1，为无色透明液体，微溶于水，不溶于丙二醇、甘油，溶于乙醇、乙醚、氯仿、冰醋酸等多数有机溶剂，是合成香料的重要原料，主要用于合成松油醇、芳樟醇及一些檀香型香料，也可用于日化品及其他工业品的加香，还可用作合成润滑剂、增塑剂。β- 蒎烯，是一种有机化合物，化学式为 $C_{10}H_{16}$，结构式见图 4-2，主要用作制造香精、香料的中间体。

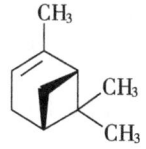

图 4-1　α- 蒎烯

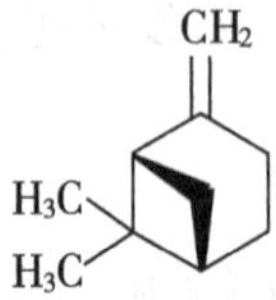

图 4-2　β-蒎烯

(2) 抗菌机制的生物学解释

香菊所含的抗菌化合物展现了广谱抗菌特性,其抗菌机制主要为干扰细菌的生理功能。这些机制在生物学上具有重要意义,可以通过干扰细菌的生物过程来达到抑制细菌生长和繁殖的目的。

香菊中的黄酮类化合物被发现能够干扰细菌的生理功能,从而抑制其生长。黄酮类化合物具有较强的生物活性,某些黄酮类化合物可能与细菌的酶或蛋白质发生特异性相互作用,抑制细菌的代谢过程或生物合成途径。这种干扰可以导致细菌无法正常生长和繁殖,从而达到抑制细菌的目的。香菊中的萜类化合物也显示出对细菌的抗菌作用,其抗菌机制主要为破坏细菌的细胞膜结构。萜类化合物具有疏水性和生物活性,它们能够穿过细菌细胞膜并与其相互作用。一些萜类化合物可能导致细菌细胞膜的结构完整性受损,使得细菌失去了细胞内部环境的稳定性,最终导致细菌死亡。一些萜类化合物还可以干扰细菌的细胞膜的脂质组成,从而影响细菌的生物膜功能,进而抑制细菌的生长。

(3) 抗菌作用的试验验证

试验验证是确保香菊抗菌作用具有科学依据的关键步骤。通过一系列体外和体内试验,研究人员可以评估香菊提取物对不同类型病原菌的抑制效果,为其在医药和保健领域的应用提供科学支持。

体外试验是评估香菊抗菌作用的基础。纸片扩散法是常用的体外抗菌活性评价方法之一。研究人员将香菊提取物施加在纸片上,然后将含有病原菌的培养基平铺在琼脂平板上,最后在培养基表面放置含有香菊提取物的纸片。通过观察形成的抑菌圈直径或区域的大小,可以初步评估香菊提取物对病原菌的抑制效果。此外,最小抑菌浓度(minimal inhibitory concentration,MIC)测试也是常用的体外抗菌活性评价方法之一。在这种试验中,研究人员连续稀释香菊提取物溶液,然后将其与病原菌一起接种于培养基中。通过观察 MIC,可以评估香菊提取物对病原菌的最小抑制浓度。这些体外试验能够初步验证香菊提取物的抗菌活性,为后续研究提供基础。

动物模型研究也是验证香菊抗菌作用的重要手段之一。在这些试验中,研究人员通常选择合适的动物模型,如小鼠或大鼠模型,来评估香菊提取物在生物体内的抗菌效果。研究人员会先制备含有特定病原菌的动物模型,并在试验组中给予适当剂量的香菊提取物。通过监测动物模型中病原菌数量的变化,可以评估香菊提取物对病原菌的抑制效果。动物模型研究可以更贴近实际生物体内的情况,能够更全面地评估香菊提取物的抗菌效果,为其在临床应用中提供更可靠的依据。

(4)应用于临床与产品开发的可能性

香菊所含抗菌化合物的临床应用和产品开发潜力是引人瞩目的。这些化合物已被证实具有显著的抗菌活性,其应用范围涵盖了医药、保健品和日用消费品等多个领域。香菊的抗菌化合物可被开发为天然的抗生素替代品。在当前世界范围内,细菌耐药性的问题日益严重,传统抗生素已经对某些细菌失效。寻找新型抗生素成为当务之急。香菊所含的抗菌化合物,如黄酮类和萜类化合物,具有低毒性和高效性,可以作为潜在的抗生素替代品。这些化合物通过不同的抗菌机制,如破坏细菌细胞壁或抑制其生物合成途径,展现出广谱的抗菌活性,对于抗各类细菌感染而言具有潜在价值。

香菊的抗菌化合物也可用于制造抗菌保健品和日用产品。随着人们健康和卫生意识的增强,对于具有抗菌功能的产品的需求不断增加。抗菌皮肤护理产品可以利用香菊提取物制备,用于预防和治疗皮肤感染和炎症。香菊的抗菌化合物还可添加到口腔护理产品、洗涤剂和清洁剂等日用品中,提供更加全面的抗菌保护。除了以上应用,香菊抗菌化合物还可以用于保健食品的开发。将香菊提取物添加到食品中,不仅可以延长食品的保鲜期、提高食品的安全性，还可以赋予食品抗菌和抗氧化的功能。例如，香菊提取物可以用于制备抗菌口香糖、抗菌保健茶和抗菌饮料等产品，满足消费者对健康功能食品的需求。

4.1.2 抗炎作用的生物活性评价

香菊的抗炎作用是其在药理学研究中的一个重要方面，涉及从化合物分析到临床应用的多个层面。以下将探讨香菊中抗炎化合物的分析、抗炎机制、动物模型与临床试验的结果，以及基于这些研究的抗炎产品开发的潜力。

（1）抗炎化合物的分析

近年来，随着科学技术的发展和对天然药物重视程度的加深，人们对香菊中抗炎化合物的分析和研究日益深入，以探索其抗炎作用的机制和潜力。

通过 HPLC 技术，研究人员能够对香菊中的化学成分进行分离和定量。HPLC 是一种高效的色谱分析技术，能够快速、准确地分离和检测样品中的化合物。通过该技术，已经成功地分离和鉴定了香菊中的多种化合物，其中包括具有抗炎活性的黄酮类、萜类和其他生物活性分子。这些化合物的存在为香菊的抗炎特性提供了化学基础。MS 技术的应用进一步加强了对香菊抗炎化合物的分析。MS 技术可以提供化合物的分子结构信息，有助于更准确地确定化合物的类型和数量。通过将 HPLC 与 MS 联用，研究人员可以实现对香菊中抗炎化合物的全面分析，进一步揭示其结构和功能。这些抗炎化合物被证实可以通过多种途径发挥作用。它们可以抑制炎症介质的产生，如降低前列腺素和白细胞介素的水平。炎症介质在炎症反应中起着重要的调节作用，过度产生会导致炎症反应加剧。香菊中的抗炎化合物能够通过抑制它们的产生，有效地减轻炎症症状和炎症程度。

香菊中的抗炎化合物还可以通过调节炎症信号通路来发挥作用。炎症信号通路是一系列复杂的生物学过程，参与了炎症反应的发生和发展。研究表明，香菊中的某些化合物可以干预这些信号通路的活动，从而抑制炎症反应的进展。这为香菊作为抗炎药物的应用提供了新的理论基础和研究方向。

(2) 抗炎机制的详细探讨

香菊的抗炎机制涉及多条生化途径，包括抑制关键酶活性和调节炎症信号通路等。香菊中的活性成分能够抑制炎症关键酶的活性，从而减少炎症介质的合成和释放。其中，环氧合酶（COX）和诱导型一氧化氮合酶（iNOS）是两种重要的炎症关键酶。COX 是一个参与前列腺素合成的酶，在炎症反应中起着关键作用。香菊中的抗炎化合物能够抑制 COX 的活性，从而减少前列腺素的产生，进而减轻炎症反应。此外，iNOS 是一种与氮氧化物合成相关的酶，其过度活化会导致炎症反应加剧。香菊中的活性成分可以抑制 iNOS 的表达和活性，从而减少氮氧化物的生成，进而抑制炎症反应的发生和发展。

香菊提取物能够通过调节炎症信号通路来发挥其抗炎作用。核因子 κB（nuclear factor kappa-B，NF-κB）是一种重要的炎症调节因子，参与调控多种炎症相关基因的转录和表达。在炎症条件下，NF-κB 的激活水平会显著增加，导致炎症介质的过度产生。香菊中的活性成分能够抑制 NF-κB 的激活，从而减少炎症介质的合成和释放，减轻炎症反应的严重程度。香菊中的抗炎成分还可以通过其他机制发挥作用，如调节细胞信号转导途径、影响炎症细胞的迁移和增殖等。这些机制的综合作用，使香菊表现出了广泛的抗炎活性，对于各种类型的炎症具有一定的缓解作用。NF-κB 蛋白最早由 David Baltimore 发现，该蛋白家族可以选择性地结合在 B 细胞 κ- 轻链增强子上调控许多基因的表达。在几乎所有的动物细胞中都能发现 NF-κB，它们参与细胞对外界刺激的响应，如细胞因子、辐射、重金属、病毒等。在细胞的炎症反应、免疫应答等过程中 NF-κB 起关键性作用。NF-κB 的错误调节会引发自身免疫病、慢性炎症及很多癌症。NF-κB 也与突触的可塑性、记忆有关。NF-κB 信号通路如图 4-3 所示。

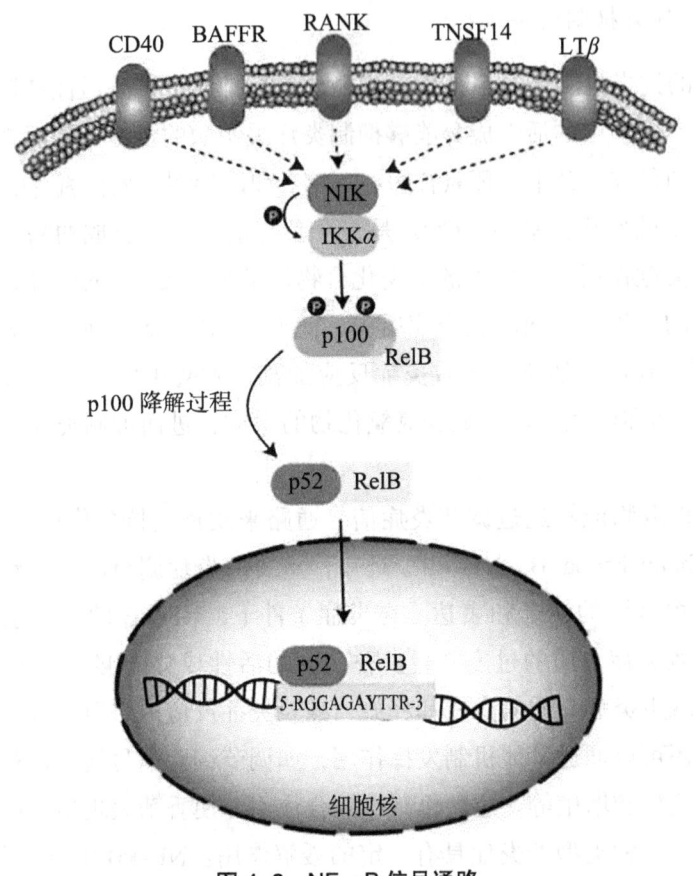

图 4-3　NF-κB 信号通路

（3）动物模型与临床试验

在香菊抗炎化合物的研究中，动物模型得到了广泛应用，以验证其在炎症相关疾病中的有效性和安全性。研究人员常常使用小鼠的足肿胀模型来评估香菊抗炎化合物的效果。在这个模型中，小鼠的足部会因为给予可以引发炎症的刺激而产生明显的肿胀。通过给予香菊提取物或活性成分，研究人员可以观察到肿胀的减轻程度，从而评估其抗炎效果。这种模型能够快速、有效地筛选出具有潜在抗炎活性的化合物，并为后续的临床研究提供重要参考。除了足肿胀模型，大鼠的关节炎模型也被广泛用于评估香菊抗炎化合物的效果。在这个模型中,大鼠会因为给予诱导关节炎的刺激而出现关节肿胀、疼痛和功能障碍等症状。通过给予香菊提取物或活性成分,研究人员可以观察到关节炎症状的减轻程度,从而评估其抗炎效果。这种模型能够更好地模拟人类关节炎的病理过程,为临床应用提供更可靠的参考。动物模型试验的结果为香菊抗炎化合物的临床试验提供了重要依据。在临床试验中,研究人员将香菊提取物或活性成分应用于人类受试者,评估其在炎症相关疾病中的安全性和有效性。通过临床试验,可以更全面地了解香菊抗炎化合物在人体内的药理作用和潜在副作用,为其在临床实践中的应用提供科学依据。

(4)抗炎产品的开发潜力

香菊作为一种具有显著抗炎活性的天然资源,拥有巨大的开发潜力,可用于开发各种抗炎产品,包括药物和保健品。目前市场上存在一些基于香菊的产品,如膳食补充剂和草药制剂,用于治疗和预防各种炎症性疾病,如关节炎和皮肤炎症。随着对香菊抗炎机制的深入研究,其在炎症控制领域的应用前景更加广阔,有望开发出更具针对性和效率的新型抗炎疗法。香菊含有的多种抗炎化合物已被证实能够干扰炎症过程中的多个关键途径,如抑制炎症介质的生成和调节炎症信号通路。提取和纯化这些活性成分,并进一步研发成药物,可用于治疗各种炎症性疾病,如关节炎、皮肤炎症、消化道疾病等。这些药物有望成为传统药物治疗的补充,为炎症患者提供更多的治疗选择。

越来越多的消费者关注健康和自然的生活方式,对抗炎功效保健品的需求不断增加。因此,开发基于香菊的保健品,如口服液、胶囊、口服片等,可用于改善人体免疫系统功能、缓解慢性炎症反应、减轻疼痛和不适等。这些保健品可以作为日常保健的补充,有助于提高人体的抗炎能力,预防和缓解炎症性疾病的发生和发展。

除了药物和保健品,香菊抗炎化合物还具有在化妆品领域的应用潜力。越来越多的化妆品公司开始关注天然植物提取物的应用价值,以满足消费者对绿色、天然化妆品的需求。香菊提取物具有抗炎和抗氧化的双重功效,可用于制造护肤品和抗炎化妆品,如面霜、面膜、抗炎乳液等。这些产品不仅可以帮助改善皮肤炎症，还可以起到舒缓和修复肌肤的效果，受到越来越多消费者的青睐。

4.2 香菊的抗氧化活性

本节首先探讨了香菊中的抗氧化化合物种类及其功能，随后介绍了这些化合物抗氧化活性的试验测试方法，并评估了这些活性与健康效益之间的联系。还将探讨抗氧化机制的分子基础，包括自由基清除和细胞防护作用，以及这些抗氧化成分在各种疾病防治中的应用潜力和市场前景。

4.2.1 抗氧化成分的识别与分析

香菊的抗氧化活性是其广泛用于健康和药品领域的重要因素。以下详细探讨了香菊中抗氧化成分的种类与功能、抗氧化活性的测试方法、这些成分与健康效益的相关性，以及基于这些成分的抗氧化产品的市场潜力。

（1）抗氧化物质的种类与功能

香菊含有的丰富的抗氧化物质为其在全方位养护和现代药理研究中的价值增添了不少光彩。这些抗氧化物质包括黄酮类、酚酸类、萜类及其他多酚类化合物，它们在细胞水平上展现出了丰富的功能和作用，为人体健康提供了有效的保护。其中，槲皮素和黄酮是两种主要的黄酮类成分，它们具有强大的自由基清除能力，能够阻止氧化反应的链式反应，从而减少氧化应激对细胞的损害。黄酮类化合物还表现出显著的抗炎作用，能够抑制炎症介质的释放，减轻炎症反应，有助于维持身体的内环境稳定。酚酸类化合物是另一类重要的抗氧化物质。例如，香菊中存在的咖啡酸和阿魏酸等酚酸类化合物具有较强的抗氧化活性，能够中和自由基、清除过氧化物，减少氧化应激对细胞的损伤。酚酸类化合物还具有调节免疫系统功能、增强抵抗力的作用，有助于提高机体的整体健康水平。香菊中的萜类化合物也具有显著的抗氧化功效。萜类化合物通常具有稳定细胞膜、增强细胞抵抗力的作用，能够有效地保护细胞免受氧化应激的伤害。此外，一些研究表明，萜类化合物可以通过调节细胞信号通路，影响细胞的氧化还原平衡，发挥抗氧化保护作用。除了上述主要的抗氧化物质，香菊中还含有其他多酚类化合物，如儿茶素和花青素等，这些化合物也具有较强的抗氧化活性。这些多酚类化合物能够捕捉和中和有害的自由基，保护细胞的 DNA、蛋白质和脂质免受氧化损伤，从而维持细胞的健康状态。

（2）抗氧化活性的测试方法

评估香菊抗氧化活性的方法至关重要，因为它能够提供了解其药理作用和保健功能的重要线索。抗氧化活性的测试方法主要分为体外和体内两种，它们各有其独特的优势和适用范围。

体外测试方法是评估香菊提取物在离体条件下的抗氧化活性的方法。其中，DPPH（1,1-二苯基-2-三硝基苯肼）自由基清除试验和 ABTS（2,2'-联氮-双-3-乙基苯并噻唑啉-6-磺酸）阳离子自由基清除测试是常用的体外抗氧化活性评价方法。在 DPPH 自由基清除试验中，DPPH 是一种紫色的自由基，其浓度随着其与抗氧化物质发生反应而降低，可通过测量其溶液颜色的变化来评估样品的抗氧化活性。类似地，ABTS 阳离子自由基清除测试也是一种常用的体外抗氧化活性测试方法，其原理类似于 DPPH 试验，通过测量样品与 ABTS 阳离子发生反应后的颜色变化来评估其抗氧化能力。还原力测定是另一种常用的体外抗氧化活性评价方法。在这种方法中，香菊提取物的还原能力被测定为其能够还原金属离子的能力，通常通过测量其与还原剂（如 Fe^{3+}）之间的氧化还原反应来评估。该产品具有刺激性，吸入、口服或皮肤接触有害，大量使用时应穿适当的防护服和戴手套。主要用途是作阻聚剂，也常用于抗氧化成分的体外抗氧化性评价。DPPH 是一种很稳定的氮中心自由基，其稳定性主要来自起到共振稳定作用的 3 个苯环的空间障碍，使夹在中间的氮原子上不成对的电子不能发挥其应有的电子成对作用。DPPH 化学结构式如图 4-4 所示。

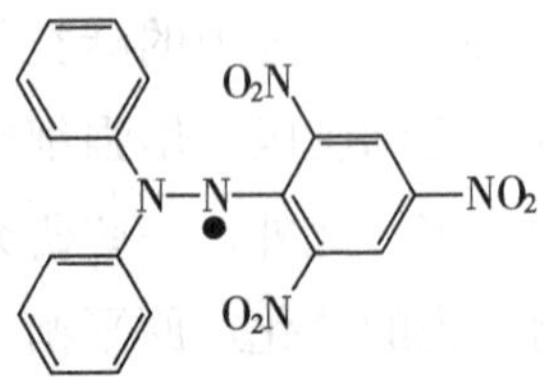

图4-4 DPPH化学结构式

与体外测试方法相比，体内测试方法更接近于实际生物体系，能够更准确地评估抗氧化物质在生物体内的作用和效果。其中，动物模型是常用的体内抗氧化活性评价方法之一。通过给予动物香菊提取物，然后测定其体内脂质过氧化水平和抗氧化酶活性的变化，可以评估香菊提取物对体内氧化应激的抑制效果；也可以通过测定动物血清或组织中的丙二醛（MDA）水平来评估脂质过氧化程度；还可以通过测定超氧化物歧化酶（SOD）和谷胱甘肽过氧化物酶（GPx）等抗氧化酶活性来评估香菊提取物对抗氧化系统的影响。

（3）与健康效益的相关性

香菊所含的丰富的抗氧化物质为人体健康带来了多重益处，与多种健康效益密切相关。这些抗氧化成分不仅有助于抵御自由基造成的损害，还在预防和改善多种慢性疾病方面发挥着重要作用。

香菊中的抗氧化物质能够减轻慢性炎症，这在当今社会越来越受到关注。炎症是许多慢性疾病的根源，如关节炎、炎症性肠病和心血管疾病等。研究表明，香菊中的抗氧化化合物可以通过抑制炎症介质的释放和调节炎症信号通路来减轻炎症反应，从而降低慢性炎症的严重程度。

香菊中的抗氧化物质对心血管健康具有显著的保护作用。心血管疾病是当今社会的主要健康问题之一，而氧化应激是其发生和发展的重要因素。香菊中的抗氧化化合物能够清除体内的自由基，减少低密度脂蛋白的氧化，并抑制血管内皮细胞的炎症反应，从而降低动脉粥样硬化的风险，减少心血管事件的发生。香菊中的抗氧化物质还被认为具有抗癌作用。癌症是一类严重的疾病，其发生和发展与氧化应激和炎症密切相关。研究表明，香菊中的抗氧化物质可以抑制癌细胞的增殖和转移，诱导肿瘤细胞凋亡，并增强免疫系统对肿瘤的识别和清除能力，从而降低癌症的发病风险。香菊中的抗氧化物质还具有抗神经退行性疾病作用。神经退行性疾病，如阿尔茨海默病和帕金森病等，通常与氧化应激和神经细胞损伤有关。香菊中的抗氧化物质能够清除神经系统中的自由基，减少氧化应激，保护神经细胞免受损伤，并有助于维持神经系统的健康功能。

（4）抗氧化产品的市场潜力

香菊所含的丰富的抗氧化物质为其在市场上的应用提供了巨大的潜力，这些成分使其成为抗氧化产品的理想来源。基于香菊的抗氧化物质研发出的抗氧化产品，涵盖了健康补充品、功能性食品、护肤品和抗衰老产品等多个领域，市场需求呈现出持续增长的趋势。

随着人们健康意识的提高，越来越多的消费者开始关注日常饮食中抗氧化物质的摄入量。香菊作为天然的抗氧化剂来源，可以用于生产各种形式的健康补充品，如胶囊、片剂或液体，以满足消费者对抗氧化物质的需求。功能性食品是另一个广阔的市场。越来越多的消费者开始在日常饮食中选择富含抗氧化成分的食品，以维护健康和预防慢性疾病。香菊可以作为一种天然的功能性食品成分，添加到各种食品中，如饮料、零食、谷物和酸奶等，以增强食品的抗氧化功效。

护肤品市场也对香菊的抗氧化成分充满了兴趣。抗氧化物质对皮肤的健康有着重要的影响，能够帮助保护皮肤免受环境污染和紫外线辐射的伤害，延缓皮肤衰老的过程。因此，越来越多的护肤品品牌开始将香菊提取物作为主要成分添加到其产品中，并推出抗氧化、抗衰老的护肤产品，受到消费者的欢迎。

随着人们对抗衰老产品的需求不断增加，香菊的抗氧化成分也被广泛应用于抗衰老产品中。这些产品包括面部精华、面霜、眼霜等，它们通过提供抗氧化保护，帮助减少细纹、皱纹和色斑，从而延缓皮肤的衰老过程。

4.2.2 抗氧化机制的研究

香菊中的抗氧化成分不仅可以直接清除自由基，还能通过多种机制在细胞水平上提供保护，从而在预防各种氧化相关疾病中发挥关键作用。以下详细探讨了香菊抗氧化机制的4个方面：自由基清除机制、细胞防护作用、抗氧化途径的分子基础，以及抗氧化剂在疾病预防中的应用。

（1）自由基清除机制

香菊作为一种药用植物，含有的丰富抗氧化物质具有显著的自由基清除能力，可有效保护细胞免受氧化损伤和氧化应激的影响。这些抗氧化物质包括黄酮类、多酚类和萜类等，它们通过不同的机制参与自由基清除，从而发挥保护细胞的作用。

黄酮类化合物具有强大的自由基清除能力，主要通过提供氢原子或电子来中和自由基。黄酮类化合物中常见的槲皮素、山柰酚等，能与氧自由基，如超氧自由基（·O_2^-）和羟自由基（·OH），以及其他活性氧物质发生反应，从而减少自由基对细胞的损害。自由基是含有未配对电子的原子、分子或离子，其种类和产生方式复杂多变。自由基常常是气相和凝聚相化学反应的活性中间体，其中，氧自由基是一类典型的活性物质。在燃烧化学、大气化学、生物化学、等离子体化学及催化化学等领域相关的物理化学过程中，氧自由基普遍存在且扮演重要角色。氧自由基是氧分子获取4个以内自由电子而形成的，其中与再灌注损伤有关的是超氧阴离子、过氧化氢及羟自由基。缺血过程中所发生的类似反应为再灌注时细胞产生氧自由基创造了条件。缺氧时黄嘌呤脱氢酶在C+依赖性蛋白酶作用下转化成黄嘌呤氧化酶，同时ATP降解为AMP、腺苷、肌苷及次黄嘌呤。当血流重建后，氧分子充足时，次黄嘌呤在黄嘌呤氧化酶的催化下生成大量超氧阴离子。此反应引发了自由基生成的一连串反应，破坏了组织正常的抗氧化系统，从而破坏了细胞膜、离子通道及酶的活性。氧自由基的生成还可以由中性粒细胞激活所诱发，但生成的数量与组织损伤之间的关系尚未明确。氧自由基的病理生理学作用得到了一些试验的证实，如给予外源性氧毒性代谢产物后，可引起类似缺血时产生的结构及功能变化;而给予心肌缺血的试验对象自由基清除剂,可以明显改善心肌功能。

黄酮类化合物还能调节细胞内的抗氧化酶系统,增强细胞的抗氧化能力,进一步保护细胞免受氧化应激的伤害。多酚类化合物也是香菊中的重要抗氧化成分。多酚类化合物具有多个酚羟基结构,能够捕捉自由基并形成稳定的自由基中间体,从而减少氧化反应。香菊中的多酚类化合物,如咖啡酸、阿魏酸等,具有显著的抗氧化活性,能够清除多种自由基,保护细胞的完整性和功能。萜类化合物也在香菊的抗氧化作用中发挥着重要的作用。萜类化合物具有稳定的共轭结构,能够提供高效的氢原子或电子给自由基,从而中和其活性。香菊中的萜类化合物,如 β- 谷甾醇、香叶醇等,具有较强的抗氧化活性,能够有效清除自由基,保护细胞免受氧化应激的伤害。

(2)细胞防护作用

香菊中的抗氧化化合物不仅能够直接清除自由基,还能增强细胞的防护能力,提高细胞对氧化应激的抵抗力。这种细胞防护作用是通过多种机制实现的,包括激活细胞内的抗氧化酶系统和提高细胞内抗氧化剂水平等。

香菊中的抗氧化化合物可以激活细胞内的抗氧化酶系统。这些抗氧化酶包括 SOD、GPx 和过氧化氢酶(CAT)等,它们是细胞内重要的抗氧化防御系统。SOD 是一种强效抗氧化物,它可以使细胞恢复健康,减少细胞受到的破坏。已有研究表明,SOD 注射有助于硬皮病的治疗。SOD 有助于人体对重要元素锌、铜和镁的利用,但是如果没有这些矿物质,SOD 也就没有了活性。随着年龄增长,人体内制造的 SOD 越来越少,因此适时地补充 SOD 可以减少皱纹的产生,推迟人体整体的衰老进程。

抗氧化化合物能够通过不同的信号通路,如 Nrf2-ARE 信号通路,促进这些抗氧化酶的表达和活性,从而增强细胞对氧化应激的抵抗能力。这种机制能够有效清除细胞内产生的自由基,减少氧化应激对细胞的损伤。香菊中的抗氧化化合物还可以提高细胞内抗氧化剂的水平,如谷胱甘肽(GSH)。谷胱甘肽是一种重要的细胞内抗氧化剂,能够与自由基发生反应,从而中和其活性。抗氧化化合物能够通过促进谷胱甘肽合成酶(GSH-S)的表达并提高其活性，增加细胞内谷胱甘肽的合成，提高细胞对氧化应激的抵抗能力。这种机制能够有效保护细胞免受氧化应激的损伤，维护细胞的正常功能和结构。

（3）抗氧化途径的分子基础

在香菊的抗氧化途径中，Nrf2-ARE 途径扮演着至关重要的角色。这一分子途径是细胞内抗氧化反应的核心调控机制，通过激活一系列抗氧化基因的表达，增强细胞对氧化应激的抵抗能力。在这个途径中，Nrf2（核因子 E2 相关因子 2）是一个关键的转录因子，其活性的调控对细胞内抗氧化防御系统的有效运作至关重要。Nrf2 的活性受到 Keap1（Kelch 样 ECH 相关蛋白 1）的负调控。在正常情况下，Nrf2 与 Keap1 结合，位于细胞质中，并处于不活化状态。然而，当细胞受到氧化应激或其他刺激时，Keap1 的结构会发生改变，导致其无法有效与 Nrf2 结合，从而使 Nrf2 得以从 Keap1 中解离并进入细胞核。一旦 Nrf2 进入细胞核，它将与 ARE（抗氧化响应元件）结合，并启动一系列抗氧化酶基因的转录，包括 SOD、GPx、CAT 等。这些抗氧化酶在细胞内起到清除自由基、中和氧化物和维持氧化还原平衡的重要作用，从而保护细胞内的生物大分子不受氧化损伤。香菊中的抗氧化化合物能够通过多种途径激活 Nrf2-ARE 途径，从而发挥其抗氧化作用。例如，香菊中的多酚类化合物能够直接与 Keap1 结合，阻止 Nrf2 的降解，从而增强 Nrf2 的活性。此外，一些黄酮类化合物也能够通过影响细胞内的氧化还原状态，间接激活 Nrf2 途径。这些化合物通过调节细胞内的氧化应激水平，诱导 Nrf2 的核转位，并启动抗氧化酶基因的转录，最终提高细胞的抗氧化防御能力。

（4）抗氧化剂在疾病预防中的应用

抗氧化剂可以是酶、氨基酸、维生素、矿物质，它们可以保护人体免受自由基的损伤。如果不是抗氧化剂的存在，氧化作用（自由基参与的主要作用就是氧化作用）会肆无忌惮地摧毁细胞、削弱人体的免疫能力。人体每天会因为能量供应燃烧"燃料"，产生自由基，换言之，自由基的产生是不可避免且必要的，但自由基本身则是人体不想要的副产品。各种环境与身体的刺激——从空气污染、吸烟、酗酒、疾病，到炭烤食物、年龄增长和剧烈运动——都会产生大量自由基。为了加强对自由基损伤的控制，体内会产生不同种类的天然抗氧化剂。不幸的是，随着年龄的增长，体内会有越来越多的自由基，而天然抗氧化物的产生却会越来越少，这就使癌症和心脏病的发病风险大大增加。因此，人们在饮食中应该增加一些富含抗氧化剂的食物及补充剂，如银杏叶、葡萄籽提取物、绿茶提取物、大豆异黄酮、叶黄素和番茄红素，越早补充这些抗氧化剂，身体就会获得越多越长远的益处。

抗氧化剂可以通过减少氧化应激，调节氧化还原平衡，保护细胞免受氧化损伤，从而在预防心血管疾病、癌症、糖尿病和神经退行性疾病等方面发挥着重要作用。氧化应激是导致心血管疾病发生和发展的重要原因之一，而抗氧化剂可以中和自由基，减少氧化应激，从而保护心血管系统。例如，香菊中的黄酮类和多酚类化合物能够清除自由基，降低低密度脂蛋白的氧化水平，防止动脉粥样硬化的形成，降低心血管疾病的风险。抗氧化剂还对癌症的预防具有显著效果。氧化应激可以损害DNA，导致基因突变和癌症发生。通过减少氧化应激，抗氧化剂能够降低癌症发生的可能性。研究表明，香菊中的抗氧化物质能够抑制癌细胞的生长和扩散，从而对多种癌症类型具有预防和治疗效果。抗氧化剂还对糖尿病的预防和管理具有一定的帮助作用。糖尿病患者常伴随有氧化应激，而抗氧化剂可以减轻细胞受损，改善胰岛素敏感性，有助于控制血糖水平。香菊中的抗氧化成分能够提高胰岛素敏感性，减少胰岛素抵抗，从而对糖尿病的预防和治疗具有一定的益处。抗氧化剂还在预防神经退行性疾病方面发挥着重要作用。氧化应激是神经细胞损伤和神经退行性疾病发生的重要机制之一。通过减少氧化应激和神经细胞的氧化损伤，抗氧化剂能够保护神经细胞，延缓神经退行性疾病的发展。香菊中的抗氧化成分具有保护神经细胞的作用，对预防神经退行性疾病具有一定的潜力。

4.3 香菊对心血管系统的影响

本节首先分析了香菊如何通过多种生物活性成分降低心血管疾病的风险，包括通过调节血压和促进血管健康的方式。接着，详细讨论了香菊中特定成分对血压的直接影响，以及这些成分如何在临床应用中管理和优化血压。此外，本节还探讨了基于香菊的心血管保护剂的开发前景，展示了香菊在预防和治疗心血管疾病方面的巨大潜力。

4.3.1 心血管保护作用的研究

香菊在心血管保护领域表现出了显著的潜力，其多种生物活性成分对于预防和治疗心血管疾病具有重要作用。以下详细探讨了香菊心血管疾病的风险降低机制、血压调节机制、血管健康的促进，以及心血管保护剂的开发前景。

（1）心血管疾病的风险降低机制

心血管疾病是指影响心脏和血管功能的疾病，包括冠心病、高血压、心肌梗死和脑卒中等。这类疾病是全球范围内最常见的致死疾病之一，因此，寻找降低心血管疾病风险的方法至关重要。香菊作为一种富含抗氧化成分的植物，已得到了广泛研究，其抗氧化和抗炎作用被认为是降低心血管疾病风险的重要机制之一。

香菊中的抗氧化成分发挥着关键作用。氧化应激是心血管疾病发展的重要机制之一，其通过增加自由基的生成，导致脂质过氧化、蛋白质损伤和DNA断裂等，最终促进动脉粥样硬化的形成。香菊中的抗氧化成分，如黄酮类和多酚类化合物，能够中和自由基，减少氧化应激，从而降低动脉粥样硬化的风险。特别是，香菊中的黄酮类化合物被证明可以减少低密度脂蛋白的氧化，从而防止其在血管壁内沉积，减少动脉粥样硬化斑块的形成，有助于维持血管健康。香菊中的抗炎成分也在降低心血管疾病风险中发挥着重要作用。炎症反应在心血管疾病的发展中起关键作用，尤其是在动脉粥样硬化的形成和斑块破裂中发挥着重要作用。香菊中的抗炎成分能够抑制血管内炎症反应的发生，减少血管壁的炎症细胞浸润和炎症介质释放，从而降低动脉粥样硬化的进展速度。此外，香菊中的一些成分还具有扩张血管和降低血压的作用，有助于维持血管的正常功能，降低心血管疾病的风险。

（2）血压调节机制

血管舒张是通过调节血管内皮细胞产生的一系列信号分子来实现的，这些信号分子能够放松血管壁的平滑肌，增加血管的内径，从而降低血压。香菊中的一些化合物，如黄酮类和多酚类化合物，被证实具有舒张血管的作用，可以直接作用于血管内皮细胞，促进一系列血管舒张信号分子的释放，进而降低血压。钾和镁是人体内的重要电解质，它们参与调节心脏和血管的功能，维持细胞内外的电解质平衡。钾和镁的摄入量与血压水平密切相关，足够的钾和镁摄入有助于预防高血压。香菊中就含有丰富的钾和镁，因此，适量食用香菊可能有助于调节血压。神经内分泌系统中的激素，如肾上腺素和去甲肾上腺素，对血管收缩和舒张起着重要作用。一些研究表明，香菊中的一些活性成分可能影响这些激素的分泌和活性，从而影响血管张力，进而调节血压水平。

（3）血管健康的促进

香菊的成分对促进血管健康具有显著作用，其多种生物活性成分能够直接影响血管的结构和功能，从而维护血管的健康状态。

血管内皮细胞是血管壁的内层细胞，其受到损伤容易导致血管功能异常和疾病的发生。香菊中的抗氧化成分，如黄酮类和多酚类化合物，能够减少自由基的产生，并中和已经生成的自由基，从而保护血管内皮细胞免受氧化损伤。这有助于维持血管内皮细胞的健康状态，保持血管的弹性和通透性，从而促进血管健康。香菊中的抗炎成分也对血管健康发挥着积极作用。慢性炎症是血管损伤和动脉粥样硬化的重要因素之一。香菊中的一些活性成分具有抗炎作用，能够抑制炎症介质的产生和炎症反应的发生，从而减少血管内的炎症损伤。这有助于预防动脉粥样硬化和延缓其进展，维护血管的健康功能。香菊的成分还能改善血液流动性,有助于维持良好的血液循环。一些研究表明,香菊中的某些成分具有抗血小板聚集和抗凝血作用,能够防止血栓的形成,保持血液的流动性。这对于预防心血管疾病的发生至关重要,同时也有助于改善微循环,保障身体各部位的血液供应。

(4)心血管保护剂的开发前景

心血管疾病已成为全球范围内的主要健康挑战之一,影响着人们的生活质量和寿命。在这种情况下,开发新型、高效的心血管保护剂变得至关重要。香菊作为一种植物资源,其活性成分具有潜在的心血管保护作用,为心血管疾病的预防和治疗提供了新的思路和可能性。香菊中的抗氧化成分被认为是其具有心血管保护作用的关键。这些抗氧化成分能够清除体内的自由基,减少氧化应激带来的损伤,从而保护心血管系统的健康。研究表明,香菊中的黄酮类和多酚类化合物具有较强的抗氧化活性,能够减少低密度脂蛋白的氧化,降低动脉粥样硬化的风险,从而预防心血管疾病的发生。香菊中的抗炎成分也对心血管保护具有重要作用。慢性炎症在心血管疾病的发生和发展中起着关键作用,因此具有抗炎作用的化合物能够有效预防心血管疾病的发生。香菊中的一些活性成分被证明具有抗炎作用,能够抑制炎症介质的产生,减少血管内的炎症反应,从而降低动脉粥样硬化和心血管疾病的风险。香菊中的一些成分还被发现具有调节血压和血管功能的作用,从而进一步保护心血管系统的健康。通过促进血管舒张、增加血管弹性和调节血压,这些成分能够降低心血管疾病的发生风险,改善心血管健康。基于香菊的心血管保护剂具有广阔的开发前景。未来的研究可以重点关注香菊中活性成分的提取、纯化和药物化学改造,以提高其生物利用度和药效,并通过临床试验验证其在预防和治疗心血管疾病中的有效性和安全性。这将为开发新型心血管保护药物提供重要的科学依据,为人们提供更有效、更安全的心血管保护方案。

4.3.2 影响血压的机制与应用

香菊的血压调节作用在其心血管保健属性中极为重要。接下来详细讨论了香菊中血压调节成分的识别、血压管理的临床研究、血压调节产品的开发,以及血压调节策略的优化。

(1)血压调节成分的识别

香菊是一种被广泛应用于中医药理疗法的植物,其不仅以独特的香气和味道被人们熟知,更因丰富的天然成分而备受关注。其中,一些成分被认为对血压调节具有积极作用,为心血管健康提供了潜在的保护。

黄酮类化合物是香菊中重要的活性成分之一,其在调节血压方面发挥着重要作用。黄酮类化合物被发现可以促进一氧化氮的释放,这是一种能够放松血管、扩张血管的重要分子。通过增加一氧化氮的释放,黄酮类化合物有助于降低血管阻力,从而降低血压水平。此外,黄酮类化合物还具有抗炎和抗氧化的作用,可以减少血管内的炎症反应,预防动脉粥样硬化的发生,进而降低高血压的风险。

香菊中含有丰富的钾和镁。钾具有利尿作用,能够促进体内多余的钠和水分的排出,从而有助于降低血压。同时,钾还能够放松血管平滑肌,减少血管收缩,从而降低血压。镁则参与了多种体内酶的活化过程,包括与钾相关的酶活化,从而帮助调节血压水平。镁还可以促进血管舒张,减少心脏负荷,进一步帮助降低血压。除了上述成分,香菊中还含有一些特有的生物活性萜类化合物。一些研究表明,这些萜类化合物能够通过影响交感神经系统和肾上腺素分泌,调节血压水平。此外,它们还可能通过改善血液循环和降低血液黏稠度的方式,帮助降低血压。

(2)血压管理的临床研究

随着现代医学的发展,研究人员对香菊在血压管理中的作用进行了进一步的临床研究,以验证其在高血压患者中的效果和安全性。这些临床研究采用了随机、双盲的测试设计,这种设计可以尽可能排除干扰因素,确保研究结果的准确性和可信度。参与者被随机分配到接受香菊提取物治疗的治疗组和接受安慰剂或其他对照治疗的对照组中。研究人员和参与者都不知道谁在接受何种治疗,从而排除了主观偏见的影响。这种测试设计可以最大限度地减少试验结果的误差，提高研究的科学性和可靠性。研究结果显示，定期摄入香菊提取物对高血压患者的血压有显著的降低效果。这些研究观察了参与者在治疗期间和治疗后的血压变化，并与对照组进行比较。结果显示，接受香菊提取物治疗的患者在治疗期间和治疗后的血压水平相对于对照组有所降低。这表明香菊提取物能够有效地降低高血压患者的血压，具有显著的临床应用前景。除降低血压外，香菊提取物还被发现对高血压患者的心血管健康有积极的影响。一些研究发现，接受香菊提取物治疗的患者在治疗后心血管功能得到了改善，心脏负荷减轻，血管功能得到恢复。这些结果进一步证明了香菊作为一种天然草药在心血管健康管理中的重要作用。

（3）血压调节产品的开发

基于香菊的临床研究结果，市场上已经涌现出多种血压调节产品，这些产品包括香菊茶、补充剂和功能性饮料等。这些产品的开发是为了满足那些希望通过自然方法管理血压的消费者，特别是对传统药物治疗有顾虑的人群。香菊作为一种传统的中草药，被认为是一种安全有效的血压调节剂，其临床研究结果为这些产品的开发提供了可靠的科学依据。

香菊茶是其中一种常见的产品，它以香菊为主要原料，通过科学配方和工艺制作而成。香菊茶不仅保留了香菊的天然成分，还具有清新的口感和芳香的气味，受到了广大消费者的喜爱。消费者可以通过每天饮用香菊茶来维持血压稳定和身体健康。

除了香菊茶，还有一些补充剂产品专门针对那些无法通过饮食获得足够香菊成分的人群。这些补充剂通常以香菊提取物为主要成分，结合了其他血压调节的天然草药或营养素，以提供更全面的血压管理效果。这些补充剂通常以胶囊或片剂的形式供应，方便携带和服用，让消费者在生活中可以随时随地享受到香菊的血压调节效果。还有一些功能性饮料产品将香菊与其他健康成分结合起来，制成一种美味可口的饮品，以满足消费者的口味需求。这些功能性饮料不仅可以调节血压，还可以提供其他对健康有益的功效，如增强免疫力、改善消化功能等。它们通常以瓶装或罐装的形式出售，便于消费者购买和携带。

(4)血压调节策略的优化

血压管理是预防心血管疾病和提高生活质量的关键一环。综合的血压调节策略是确保血压稳定的关键。香菊作为其中的一部分，可以与其他健康措施相结合，以实现最佳的血压管理效果。这些措施包括健康饮食、定期运动、生活方式的调整及持续的医疗咨询。

健康饮食是维持血压稳定的重要因素之一。低盐饮食是降低高血压风险的关键措施，因为盐分摄入过多会导致体内水分潴留，增加血管的负担，从而引发高血压。此外，食用富含膳食纤维、低脂肪和高钾的食物也有助于降低血压。香菊作为一种天然的健康食材，可以被添加到饮食中，为人们提供多种抗高血压的营养成分。

定期运动对血压管理至关重要。有氧运动，如快步走、游泳和骑自行车等可以增强心脏功能，促进血液循环，降低血压。此外，力量训练也被证明可以降低收缩压。香菊中的活性成分可以提供额外的能量和营养支持，有助于人们更好地进行运动并从中获得更多的益处。

生活方式的调整也是血压管理的重要方面。充足的睡眠和有效的应对压力对于维持血压稳定至关重要。压力会导致体内释放肾上腺素和其他应激激素，进而增加心脏的负担，导致血压升高。香菊被认为具有镇静和舒缓的作用，可以帮助缓解压力和焦虑，促进睡眠，从而有助于维持血压的稳定。

持续的医疗咨询和教育对于高血压患者至关重要。医疗专家可以提供个性化的血压管理方案，并持续监测患者的血压变化。患者也需要了解高血压的风险因素和预防措施，以便及时采取有效的措施来降低血压。香菊的临床研究结果为医疗专家提供了有力的科学依据，可以将其纳入综合的血压管理方案中，以实现更好的治疗效果。

4.4 香菊在其他疾病治疗中的应用

本节首先分析了香菊对糖尿病的预防和治疗机制,包括其血糖调节成分的作用和抗糖尿病药物的开发前景。随后,讨论了香菊在抗癌研究中的应用,包括其癌症抑制的生物活性成分、抗癌机制的详细分析,以及基于这些发现的抗癌药物开发和临床应用。本节强调了香菊作为多功能药用植物在现代疾病治疗中的重要性和潜力。

4.4.1 抗糖尿病活性的研究

香菊在抗糖尿病研究中表现出了显著的潜力,其多样的生物活性成分对于糖尿病的预防和管理提供了多种机制。本部分详细探讨了香菊的糖尿病预防机制、血糖调节成分的作用、抗糖尿病药物的开发及糖尿病管理的综合策略。

(1)糖尿病预防机制的探索

预防糖尿病是当今全球健康领域面临的一项重要挑战。糖尿病的发病率不断上升,给患者的生活和社会经济都带来了沉重的负担。在这样的背景下,探索预防糖尿病的机制变得至关重要。香菊作为一种植物资源,其在疾病预防和健康保健方面的作用得到了广泛研究。其丰富的抗氧化和抗炎成分成为研究的焦点之一。

研究发现,糖尿病患者的氧化应激水平通常较高,而香菊中的抗氧化成分能够有效清除自由基,减轻氧化应激的损害。自由基的过度产生和氧化损伤会导致细胞内各种代谢途径的紊乱,包括胰岛 β 细胞的功能受损,从而引发胰岛素抵抗和糖尿病。香菊中的抗氧化成分,如黄酮类化合物、多酚类化合物等,具有清除自由基、保护细胞的作用,有助于维持胰岛 β 细胞的正常功能,减少胰岛素抵抗,从而预防糖尿病的发生。慢性炎症在糖尿病的发展中起着至关重要的作用,它不仅会导致胰岛 β 细胞的损伤,还会加剧胰岛素抵抗和糖代谢紊乱。香菊中的抗炎成分能够有效降低慢性炎症的水平，减少炎症介质的释放，从而有助于保护胰岛 β 细胞的功能，改善胰岛素敏感性，预防糖尿病的发生。除了直接作用于糖尿病发病机制的调节，香菊中的活性成分还可以通过其他途径间接影响糖尿病的发生。一些研究表明，香菊中的活性成分可以通过调节肠道菌群的组成和代谢，影响胰岛素敏感性和血糖代谢，从而对糖尿病具有预防作用。此外，香菊中的一些成分还可以通过影响血脂代谢、调节胰岛素分泌等途径，发挥预防糖尿病的作用。

（2）血糖调节成分的作用

香菊作为一种常见的草药，在传统医学中被广泛应用于血糖调节和糖尿病管理。其含有丰富的多酚类化合物、黄酮类化合物及其他生物活性成分，这些成分被认为对血糖调节具有重要作用。通过多种机制，香菊中的活性成分能够直接或间接地影响胰岛素的分泌、作用及血糖代谢，从而有助于维持血糖水平的稳定。香菊中的多酚类化合物被认为对血糖调节具有显著的作用。研究表明，多酚类化合物能够通过多种途径降低血糖水平。其中一种机制是通过抑制糖的消化和吸收来降低血糖水平。多酚类化合物能够抑制 α- 葡萄糖苷酶的活性，减缓碳水化合物的消化和吸收，从而控制血糖的升高。多酚类化合物还能够促进胰岛素的分泌，增强胰岛素的敏感性，促进葡萄糖的利用和储存，从而降低血糖水平。香菊中的黄酮类化合物也会对血糖调节起到重要作用。黄酮类化合物被认为能够改善胰岛素的敏感性，减轻胰岛素抵抗，从而有助于降低血糖水平。此外，一些研究表明，黄酮类化合物还能够通过调节胰岛素信号通路中的关键分子，如磷酸化的蛋白激酶 B（Akt）等，增强细胞对胰岛素的响应，促进葡萄糖的摄取和利用。香菊中的萜类化合物也被发现具有一定的血糖调节作用。一些研究表明，萜类化合物能够通过多种途径影响血糖水平。例如，萜类化合物可以通过模拟胰岛素的作用，促进葡萄糖的摄取和利用，从而降低血糖水平。一些研究还发现，萜类化合物可以通过影响肝脏中糖原的合成和分解调节血糖。

(3) 抗糖尿病药物的开发

基于香菊提取物的研究，开发新的抗糖尿病药物已经成为当今医药领域的研究热点。香菊所含的丰富的生物活性成分，特别是抗氧化和抗炎成分，被认为具有潜在的抗糖尿病活性，为新药物的开发提供了广阔的前景。目前的研究已经取得了一些进展，但仍需要进一步深入的药理评价和临床试验以验证其疗效和安全性。

针对糖尿病的药物开发主要侧重于直接降低血糖水平。香菊中的一些活性成分已被发现具有调节血糖的潜力。例如，黄酮类化合物被发现能够改善胰岛素敏感性，促进胰岛素的分泌，从而降低血糖水平。此外，多酚类化合物也被发现能够抑制 α-葡萄糖苷酶的活性，减缓碳水化合物的消化和吸收，进而控制血糖的升高。基于这些成分的活性，研究人员正在开发新的抗糖尿病药物，以提供更有效的血糖控制。除直接降低血糖外，新型抗糖尿病药物的开发还注重改善糖尿病患者的脂代谢和总体抗氧化状态。因为糖尿病患者往往伴随着脂质代谢紊乱和氧化应激的增加，这会增加心血管疾病等并发症的风险。香菊中的抗氧化成分被认为可以延缓这些并发症的发展。例如，抗氧化成分可以减少脂质过氧化的发生，改善血管功能，降低心血管疾病的风险。在新型抗糖尿病药物的开发过程中，临床试验是至关重要的一步。通过临床试验，可以评估药物的疗效、安全性和耐受性，为其进一步的临床应用提供科学依据。临床试验也可以帮助确定最佳的用药剂量和治疗方案，为患者提供个性化治疗方案。因此，未来的研究需要加强临床试验，以验证香菊提取物作为抗糖尿病药物的疗效，并为糖尿病患者提供更有效的治疗选择。

(4) 糖尿病管理的综合策略

糖尿病是一种慢性疾病，需要长期的综合管理以控制血糖水平并预防并发症的发生。除药物治疗外，饮食调整、运动、血糖监测和教育等都是糖尿病管理中不可或缺的组成部分。在这个综合策略中，香菊作为一种天然的血糖调节剂，正在引起越来越多的关注和研究，其作用不仅限于降低血糖，还包括改善糖尿病患者的生活质量和健康状况。

香菊的血糖调节作用主要体现在其所含的多种活性成分上。这些成分包括黄酮类化合物、多酚类化合物和萜类化合物等，具有降血糖、提高胰岛素敏感性和促进糖代谢的作用。黄酮类化合物被发现能够改善胰岛 β 细胞功能，促进胰岛素的分泌，从而降低血糖水平。而多酚类化合物则可以抑制 α-葡萄糖苷酶的活性，减缓碳水化合物的消化和吸收，进而控制血糖的升高。葡萄糖苷酶是糖苷水解酶大家族中的一大类酶，主要功能为水解葡萄糖苷键，释放出葡萄糖，是生物体糖代谢途径中不可或缺的一类酶。香菊中的萜类成分也可能具有模拟胰岛素作用或促进胰岛素分泌的能力，进一步帮助控制血糖水平。香菊的血糖调节作用可以作为糖尿病管理的补充。除药物治疗外，饮食调整和规律运动也是糖尿病管理中的重要组成部分。饮食调整包括控制碳水化合物的摄入、选择低 GI 食物和增加膳食纤维等，而规律运动则有助于提高身体的胰岛素敏感性和促进血糖的利用。香菊可以作为一种天然的血糖调节剂，与饮食和运动相结合，协助降低血糖，提高治疗效果。血糖监测和教育也是糖尿病管理的重要环节。糖尿病患者需要定期监测血糖水平，以了解自己的病情和调整治疗方案。教育糖尿病患者如何利用香菊等自然药物进行日常血糖管理，也是提高其生活质量和疾病控制效果的关键。这包括如何正确选择和使用香菊制品，以及注意可能的副作用和相互作用。

4.4.2 抗癌作用的探索

香菊在抗癌研究中展现出显著潜力，提供了多种生物活性成分和复杂的作用机制，这些成分和机制在癌症的预防和治疗中可能起到关键作用。以下详细讨论了香菊的癌症抑制成分、抗癌机制、抗癌药物的开发潜力，以及这些成分和策略在临床试验和治疗应用中的前景。

（1）癌症抑制的生物活性成分

香菊中的多种生物活性成分已经得到了广泛研究，其中备受关注的是其抗癌活性成分。这些活性成分主要包括黄酮类、萜类和苯酚类化合物，它们通过多种生物途径对癌细胞的生长和扩散起到抑制作用。这些研究为认识香菊的全方位养护及现代药理研究提供了重要线索，也为进一步开发癌症治疗药物提供了有益信息。

黄酮类化合物已被证明能够诱导癌细胞凋亡，抑制肿瘤细胞的增殖和转移，并阻断肿瘤血管生成。例如，槲皮素和其他黄酮类化合物具有抑制肿瘤细胞增殖的作用，从而阻止肿瘤的生长和扩散。这些化合物还可以通过调节癌细胞的信号传导途径，如 PI3K-Akt、MAPK 和 NF-κB 等，来发挥其抗癌作用。这些途径的调控可以影响癌细胞的生长、侵袭和转移能力，从而实现对癌症的抑制。目前研究发现，许多抗肿瘤药物是通过诱导肿瘤细胞发生凋亡而起作用的，而凋亡抑制现象的产生被证明是肿瘤产生多药耐药的一个重要因素。PI3K-Akt 信号通路的一个重要功能便是抑制细胞凋亡。在许多不同的细胞死亡过程中 Akt 被证明是一个重要的抗凋亡因子。目前，Akt 与肿瘤耐药关系的研究多集中在对凋亡的调控机制上。Akt 的激活受 PTEN 的负性调控，PTEN 是一种抑癌基因，定位于 10q23，在多种晚期恶性肿瘤中缺失、甲基化或突变。PTEN 可抑制 PI（4，5）P2 进一步磷酸化生成 PI（3，4，5）P3，也可以使 PP3 去磷酸化。这样，PDK1 便不能发生磷酸化，也就不能磷酸化 Akt 使其活化。Sooyong Lee 等报道卵巢癌细胞对顺铂的耐药与 Akt 转录水平的激活及 PTEN 表达降低相关。Eiji Oki 等报道磷酸化 Akt 水平升高与胃癌耐药直接相关。在对前列腺癌的耐药研究中，John T. Lee 等发现 PTEN 表达阴性的前列腺癌 PC3 细胞系较 PTEN 表达阳性的 DU145 细胞系，对阿霉素和紫杉醇更为耐药，而采用 LY294002 抑制 PI3K-Akt 通路活性则可逆转耐药。PI3K-Akt 对凋亡的直接调控是通过调节凋亡相关分子的转录而实现的。Akt 磷酸化转录因子 Forkhead 家族（AFX、FKHR 和 FKHRLI）可抑制促凋亡基因 Fas-L、胰岛素样因子结合蛋白和 Bim 等的转录。相反，磷酸化 CREB 或 IKK 则可促进抗凋亡分子的转录。Akt 还可直接使促凋亡分子 Bad 和 ASK1 去磷酸化失活，其中 Bad 可调节细胞色素 c 从线粒体的释放，而 ASK1 是有丝分裂激活的激酶，参与应激和细胞因子诱导的细胞死亡。Akt 可直接磷酸化凋亡的关键分子 Caspase 前体及诱导抗凋亡分子表达并提高其活性或促进促凋亡分子降解来抑制细胞凋亡。Fas 是死亡受体家族成员，结构上包括一个富含半胱氨酸的胞外区结构域和一个含有 60～80 个氨基酸同源序列的死亡结构域（DD）。3个Fas分子与Fas-L同源三聚体分子结合，使Fas胞浆区的DD发生聚集。胞浆中存在一种连接蛋白——FADD，它一方面通过自身羧基端的DD与聚集的CD95DD结合；另一方面通过其氨基端DED与Caspase-8结合，相互协作发挥作用。跨膜的死亡受体与相应配体结合后活化近膜端的启动Caspases（Caspase-8和Caspase-10），后者进一步启动效应Caspases，如Caspase-3和Caspase-7，引起细胞内的一系列级联反应。Akt通过磷酸化转录因子Forkhead家族可抑制Fas-L的转录。

Bcl-2家族分子参与线粒体/细胞色素c释放凋亡途径。该家族按结构和功能分为3个亚家族（Bcl-2、Bax和BH3）。Bcl-2亚家族绝大多数分子都含有3或4个B-2同源结构域（BH），主要成员有Bcl-2和Bcl-xL，为凋亡抑制蛋白。Bax和BH3两个亚家族成员均为促凋亡蛋白。Bax亚家族主要成员有Bax、Bak和Bok3。Bcl-2和Bcl-xL可以通过两种方式发挥抗凋亡的作用：①与线粒体联合作用抑制细胞色素c的释放；②通过BH4结构域与Apaf-1的CARD结构域结合，抑制后者激活Caspase-9的作用。Bax可通过在线粒体膜上形成孔道结构，促进细胞色素c的释放。Bcl-2和Bcl-xL可通过与Bax形成异源二聚体阻断细胞色素c的释放，保持线粒体结构的完整性。Caspases抑制剂却不能阻断Bax诱导的细胞色素c释放，它们通过抑制下游Caspases的活化过程来抑制凋亡的发生。BH3亚家族成员可通过BH结构域与Bcl-2亚家族成员结合而释放Apaf-1，启动凋亡。目前的研究表明Bcl-2家族成员与ATP合酶的活性关系密切。Bax的功能依赖线粒体ATP合酶的活性；线粒体与胞浆之间ATP-ADP的交换部分参与了Bcl-xL保护细胞免受凋亡的作用。Akt主要以两种方式调控BCl-2家族分子：①直接磷酸化，如Bcl-xL和Bad；②通过激活NF-κB等转录因子激活Bcl-2家族分子的转录。Akt对Bcl-2和Bax的调控属于第二种方式。Akt可磷酸化IKK，IKK进而磷酸化IκBα。同时，促进NF-κB依赖的生存基因的表达，如Bcl-xL、Caspase抑制因子及c-Myb。NF-κB系统由NF-κB家族及其抑制物IκB家族共同组成。NF-κB家族由Rel蛋白家族中的成员以同源或异源二聚体的形式存在。该家族成员分子中均含有5~7个约含30个氨基酸的锚定重复序列，这是IκB与NF-κB相互作用的结构基础。在静止细胞内，NF-κB与其抑制物κB

相结合存在于细胞质中。IκB 遮蔽着 NF-κB 的核定位信号。当细胞受到外界因素刺激时，NF-κB 转入细胞核内调控一系列基因表达，发挥其重要的生物学作用。NF-κB 由细胞质进入细胞核必须首先与 IκB 解离，暴露 p50 蛋白的核定位信号后才能发挥转录调节作用。IκB 的解离导致 NF-κB 向核内的快速转移。这样，在诱导剂刺激几分钟后，NF-κB 所调节的特定基因即可转录性激活。NF-κB 的具体激活过程如下：① IκB 磷酸化，如 IκBα 的 S32、S36 和 IκBβ 的 S19、S23。其中 IκBα 抑制 NF-κB 的作用强，解聚、降解速度快，被认为起主要作用。②已磷酸化的 IκBα 被泛素连接酶中含有 F 框的 β-Trcp 蛋白结合，并使 IκBα 的 L21 及 L22 位点与多个泛素分子共价结合。③已磷酸化并泛素化的 IκB 发生构象改变，被多催化性 ATP 依赖性 26S 蛋白酶小体识别并降解，受其抑制的 NF-κB 被释放出来，发生核转位。进入细胞核的 NF-κB 与相应的靶基因 κB 基序 GGGRNNYYCC 结合，发挥转录激活功能。最近的许多研究已提示 PI3K-Akt 激活 NF-κB 是肿瘤耐药的重要机制，有研究发现，耐药的乳腺癌细胞系 MCF-7 相对其亲本细胞系 IκB 磷酸化水平及 NF-κB 转录活性明显增高，而抑制 NF-κB 的活性则可明显增强肿瘤细胞对化疗药物的敏感性。Akt 可间接调节抑癌基因 p53 的活性。p53 被认为能感受细胞内应激信号并将其转换为凋亡信号。Akt 对 p53 的调节是通过磷酸化 Mdm2 分子来实现的。Akt 通过识别 Mdm2 基序 RORKRHKS DSISL 磷酸化 Ser186，而使 Mdm2 稳定，并结合和降解 p53。p53 是一种重要的转录因子，约 70% 的肿瘤中 p53 发生功能性失活。另外，肿瘤中 p53 的效应分子或上游调控分子（ATM、Mdm2 和 p19ARF）的功能性突变和表达变化也十分常见。这些分子与 p53 共同作用，构成了完整的 p53 通路。它们突变的结果使得即使野生型 p53 存在于肿瘤中，也不能很好地发挥启动凋亡的作用。寡核苷酸阵列分析显示，当外界刺激因素导致 p53 表达上调时，可同时引发以下几类基因表达发生变化：与凋亡和生长阻滞相关的基因、与细胞周期密切相关的基因、与细胞骨架功能相关的基因、生长因子及其抑制因子、细胞外基质和黏附分子。提示 p53 广泛参与细胞的增殖凋亡、细胞骨架的调控及细胞的黏附等过程。p53 诱导细胞凋亡的功能主要依赖它对死亡受体途径及线粒体细胞色素 c 释放途径的激活。对于死亡受体途径而言，p53 可通过内含子序列特异性的 DNA 结合位点诱导 TRAIL-R2 的表达，增强 CD95 的转录。一种含有死亡结构域的蛋白 PIDD，其转录也受 p53 控制。关于线粒体细胞色素 c 途径，最近发现有几个定位于线粒体，并且对调节线粒体膜电位有重要作用的蛋白，其转录均由 p53 调控。例如，诱导 Bcl-2 家族促凋亡分子 Bax 的转录；诱导含有 BH3 结构的 Noxa 与 Bcl-2 结合，抑制其抗凋亡的功能；诱导表达 p53AlP1，破坏线粒体膜电位，导致细胞凋亡。同时，p53 还参与共同的 Caspase 途径。有试验证实敲除 Caspase-9 和 Apaf-1 使得 MEF 细胞耐受 p53 依赖的细胞凋亡。p53 功能的发挥有赖于其蛋白的稳定，p53 只有在核内时最稳定，因此，能够影响细胞内定位的因素，也会间接影响其蛋白水平和功能。p53 被应激信号激活后，其蛋白水平之所以稳定，与 Mdm2 被抑制有重要关系。

萜类化合物在抑制肿瘤细胞生长和扩散方面显示出显著效果。例如，香菊中的 β-谷甾醇已被证明具有抗癌活性，能够诱导癌细胞凋亡和抑制肿瘤血管生成，从而阻断肿瘤的供血和营养，进而抑制肿瘤的生长和扩散。此外，β-谷甾醇还可以调节癌细胞的周期，阻止其进入增殖期，从而限制癌细胞的增殖能力。香菊中的苯酚类化合物也被认为具有一定的抗癌潜力。这些化合物通常表现出较强的抗氧化活性，能够中和自由基，减少氧化应激，从而降低癌症的发生风险。此外，苯酚类化合物还可以影响癌细胞的信号传导途径，如 JAK-STAT 和 Wnt-β-catenin 等，进而抑制癌细胞的增殖和转移。因此，这些化合物对于癌症的预防和治疗都具有重要意义。

（2）抗癌机制的详细分析

近年来，随着现代药理学的深入研究，人们对香菊的全方位养护作用及其潜在的抗癌机制有了更深入的了解。香菊中的活性成分作用于多个生物学途径，从而抑制肿瘤的形成和发展。香菊中的化合物被发现能够诱导肿瘤细胞的程序性死亡，也就是凋亡。凋亡是一种重要的自身调控性死亡方式，能够有效地清除体内异常或受损细胞，防止其发展成为肿瘤。香菊中的活性成分通过调节细胞内的信号通路，如 p53 途径，促进肿瘤细胞的凋亡，从而抑制肿瘤的生长和扩散。香菊中的成分还能够阻止肿瘤细胞周期的进行。正常细胞周期的失调是肿瘤发生和发展的重要原因之一。香菊中的活性成分通过调节细胞周期蛋白的表达和活性，阻止了肿瘤细胞不受控制增殖，从而抑制了肿瘤的发展。香菊的抗癌作用还表现在抑制肿瘤细胞的侵袭和转移过程中。肿瘤的侵袭和转移是肿瘤恶性程度增加和治疗难度增加的重要因素。研究发现，香菊中的活性成分能够干扰肿瘤细胞的侵袭和转移相关的信号通路，如 NF-κB 途径，从而抑制肿瘤的转移和扩散。香菊还能够调节肿瘤微环境，对肿瘤的发展起到重要的调控作用。肿瘤微环境是由肿瘤细胞周围的各种细胞和分子组成的复杂网络，对肿瘤的发展具有重要影响。香菊中的活性成分具有抗炎作用，能够改善慢性炎症环境，从而减少肿瘤微环境对肿瘤生长和转移的促进作用，进而抑制肿瘤的发展。

（3）抗癌药物的开发潜力

基于香菊的抗癌成分研发新的抗癌药物，展现出了令人瞩目的潜力。这种植物提取物中含有的天然化合物，以及这些化合物针对多个靶点的作用，为新药的开发提供了崭新的可能性和前景。

香菊所含的活性成分具有低毒性，这对于药物的开发具有重要意义。低毒性意味着这些化合物在合适的剂量下可以安全使用，从而可以减少对患者的不良影响，同时也降低了药物开发的风险。相比之下，许多化学合成的抗癌药物可能会产生严重的副作用，限制了其在临床上的应用。香菊所含的天然成分为开发更安全有效的抗癌药物提供了一个有利的起点。

香菊的活性成分可以针对多个靶点，这也是其作为抗癌药物开发的优势之一。许多现有的抗癌药物往往只针对特定的分子靶点，容易使肿瘤细胞产生耐药性或对某些肿瘤类型不敏感。香菊中的活性成分可以通过作用于多个生物学途径，如影响细胞周期、调节肿瘤微环境等，展现出更为全面的抗癌效果。这种多靶点的作用机制不仅可以提高药物的疗效，还可以降低产生耐药性的风险，为肿瘤治疗提供更为可靠的选择。

已有的研究显示，将香菊提取物或其活性成分应用于化疗药物的辅助治疗或独立治疗方案，取得了一定的成效。这些药物在实验室和动物模型中显示出了抑制多种类型癌症的潜力，为未来临床应用奠定了基础。一些研究已经证明香菊提取物对乳腺癌、肝癌、肺癌等多种肿瘤具有抑制作用，并且在一定程度上能够增强化疗药物的疗效，减轻其副作用。

(4)临床试验与治疗应用

尽管香菊的抗癌研究仍处于相对早期的阶段，但已经有一些重要的成分进入了临床试验，这标志着香菊在癌症治疗领域的潜在应用正在逐步得到认可和验证。这些临床试验旨在评估香菊提取物在人类癌症患者中的安全性和有效性，为将来的临床应用奠定了基础。早期的临床试验结果显示出香菊提取物在多个方面具有潜在的抗癌效果。首先，香菊提取物被发现能够显著减轻化疗副作用，如恶心、呕吐、食欲不振等，从而提高患者的生活质量。这对于癌症患者来说尤为重要，因为化疗常常伴随着一系列严重的副作用，影响患者的生活质量和心理健康。香菊提取物作为辅助治疗，可以有效地缓解这些不良反应，让患者更好地耐受化疗过程。通过观察患者的肿瘤大小、生长速度及其他相关指标，研究人员发现，香菊提取物对某些类型的肿瘤具有一定的抑制作用。这为将来将香菊提取物作为单独的抗癌药物或辅助治疗药物提供了有力的临床证据。未来的研究将继续侧重于优化香菊提取物的剂量和疗程，以确定最有效的治疗方案。研究人员还将探索不同香菊活性成分的组合及其与传统癌症治疗方法的协同效应。这些努力旨在进一步提高香菊在癌症治疗中的应用效果，并为患者提供更为个性化、有效的治疗方案。除了直接的抗肿瘤作用，香菊提取物还可以通过调节免疫系统、抑制肿瘤微环境等途径发挥作用。这些方面的研究也将是未来的重点，有望为香菊在癌症治疗中的全面应用提供更为深入的理解和支持。

第 5 章　香菊的化学与物理性质

本章深入探讨了香菊的化学与物理性质，着重分析了其主要化学成分及其对健康的潜在影响。首先介绍了香菊中的活性化合物及其结构，并探讨了这些化合物如何与生物活性相关联。随后，深入探讨了生理活性物质的特性，包括它们的分类、作用机制及在医疗和其他领域的应用。本章也涵盖了香菊精油与提取物的性质，包括提取技术、化学和物理性质及市场应用。最后，本章探讨了现代分析技术在香菊研究中的应用，突出了这些技术的优势、局限及未来的发展趋势。

5.1　主要化学成分分析

本节首先介绍了活性化合物的种类及其生物活性，然后通过先进的结构鉴定技术详细解析了这些化合物的化学结构。接着，探讨了化学成分与其生物活性之间的具体关系，并评估了这些成分在各种应用领域中的潜力和效果。这一系统的分析，旨在为深度理解和应用香菊化学成分提供全面的视角。

5.1.1　化学成分的种类与结构

香菊中丰富的化学成分构成了其多样的药用价值基础，以下将详细探讨这些活性化合物的种类、生物活性、结构鉴定技术及其应用，以及化学成分与生物活性的关联和主要化学成分的应用领域。

（1）活性化合物的种类及其生物活性

香菊含有多种活性化合物，这些化合物不仅种类丰富多样，而且在生物活性方面表现出显著的功效。黄酮类化合物是香菊中最为丰富的一类成分，它们具有强大的抗氧化和抗炎作用。香菊中的槲皮素和山奈素能够有效清除体内的自由基，保护细胞免受氧化损伤。这些黄酮类化合物还具有抗菌和抗病毒活性，能够抑制多种病原微生物的生长。

酚酸类化合物是香菊中重要的活性成分之一，这些化合物包括绿原酸、咖啡酸和熊果酸等。它们不仅具有强大的抗氧化作用，还能显著抑制炎症反应，对人体健康有多方面的益处。绿原酸作为主要的酚酸类成分，可以通过抑制前列腺素的合成，减轻炎症反应，表现出优异的抗炎和镇痛作用。这使得绿原酸在缓解炎症性疾病症状方面具有广泛的应用潜力。此外，绿原酸的抗氧化特性有助于中和体内的自由基，防止氧化应激对细胞的损害，从而保护细胞健康。咖啡酸是另一种香菊中含有的酚酸类化合物，具有显著的抗癌潜力。研究表明，咖啡酸能够抑制肿瘤细胞的增殖，诱导肿瘤细胞的凋亡，从而发挥其抗癌作用。这一特性使咖啡酸成为潜在的抗癌药物成分，在预防和治疗各种类型的癌症方面显示出重要价值。除了抗癌作用，咖啡酸还具有抗炎、抗菌和抗病毒的特性，这使其在多种医学应用中成为研究的热点。熊果酸作为香菊中的另一种重要酚酸类化合物，表现出了广泛的生物活性。熊果酸不仅具有抗氧化和抗炎作用，还能通过多种机制发挥抗菌和抗病毒的功效。其抗炎作用主要通过抑制炎症介质的释放和炎症细胞的活性来实现，从而减轻由感染或其他因素引起的炎症反应。熊果酸在美容和护肤品中也得到了广泛应用，因为它能够有效抑制黑色素的形成，具有美白和抗衰老的功效。

多糖类化合物在香菊中的含量相当丰富。多糖类化合物在调节免疫系统和抗肿瘤方面发挥着关键作用。研究表明，香菊多糖能够增强机体的免疫功能，具体表现为提高白细胞的吞噬能力和促进抗体的生成。这些功能有助于增强机体对抗病原体的能力，提高免疫系统的整体效率。香菊多糖可以通过多种机制实现其免疫调节作用。一方面，多糖能够激活巨噬细胞和淋巴细胞，提高这些免疫细胞的活性，从而增强机体的免疫反应。另一方面，多糖还能促进某些细胞因子的分泌，这些细胞因子在免疫反应中起到重要的调节作用。例如，香菊多糖可以增加干扰素和白细胞介素的分泌，这些分子在抗病毒和抗肿瘤的免疫反应中具有重要作用。除了免疫调节作用，香菊多糖还具有显著的抗肿瘤活性。多糖能够通过多种途径诱导肿瘤细胞的凋亡，从而发挥其抗肿瘤作用。例如，多糖可以通过激活内源性凋亡途径，导致肿瘤细胞的程序性死亡；多糖还能通过抑制肿瘤细胞的增殖和转移，进一步发挥其抗肿瘤效果。多糖的这些抗肿瘤机制，使其成为潜在的抗癌药物成分，特别是在预防和治疗肿瘤方面显示出重要价值。

挥发油主要由萜类化合物组成，包括芳樟醇、桉叶素和柠檬烯等，这些成分在香菊的药理活性中发挥着关键作用。芳樟醇是一种常见的植物次生代谢产物，广泛存在于许多精油中，具有强大的抗菌作用。研究表明，芳樟醇能够抑制多种病原菌的生长，降低细菌感染的发生率。芳樟醇还具有抗炎作用，能够有效减轻炎症反应，通过抑制炎症介质的释放，降低炎症引起的组织损伤。桉叶素是香菊挥发油中的另一重要成分，具有广谱抗菌活性。桉叶素能够破坏细菌细胞壁和细胞膜的完整性，导致细菌死亡，从而防止感染扩散。其抗菌谱广，对多种革兰氏阳性菌和阴性菌均有效。桉叶素还具有一定的抗病毒作用，能够抑制病毒复制和传播，帮助机体抵御病毒感染。柠檬烯作为香菊挥发油的主要成分之一，展示了显著的抗炎和镇静作用。柠檬烯能够通过抑制炎症细胞的活性和炎症介质的生成，减轻炎症反应，缓解由炎症引起的疼痛和不适。研究还发现，柠檬烯具有镇静作用，能够通过影响神经系统活动，缓解神经紧张和焦虑，促进放松和睡眠。其镇静效果使得香菊挥发油在传统医药和现代保健品中被广泛应用，尤其适用于缓解压力和改善睡眠质量。

除上述主要活性成分外，香菊中还含有多种其他生理活性物质，如皂苷、甾体和醌类化合物等。这些成分在抗氧化、抗炎、抗菌和抗肿瘤等方面也发挥着重要作用。例如，香菊中的甾体化合物能够抑制炎症介质的释放，减轻炎症反应；醌类化合物则通过抑制细胞增殖和诱导细胞凋亡，显示出抗癌潜力。

（2）结构鉴定技术与应用

对于香菊中化学成分的结构鉴定，现代分析技术发挥着关键作用。HPLC、GC-MS、核磁共振（NMR）和 MS 等技术已经成为常用的工具，为香菊化学成分的研究提供了准确、高效的手段。这些技术不仅可以确定化合物的结构，还能提供关于化合物纯度和浓度的重要信息，为进一步的生物活性研究和药物开发奠定了坚实的基础。

HPLC 技术是一种用于分离、定量和检测混合物中成分的强大工具，在香菊化学成分的研究中应用广泛。HPLC 技术通过样品在色谱柱中的不同保留时间，能够有效分离和识别香菊中的目标化合物，如黄酮类和酚酸类物质。香菊中的化学成分复杂多样，HPLC 技术的高分辨率和高灵敏度使其成为研究这些成分的首选方法之一。在实际操作中，香菊提取物经过处理后被注入 HPLC 系统，根据不同化合物在色谱柱中的保留时间不同，实现分离。然后，利用 UV 或荧光检测器检测这些化合物，测定其含量和纯度。UV 检测器常用于检测具有紫外吸收特性的化合物，如黄酮类和酚酸类，而荧光检测器则用于检测具有荧光特性的物质。通过 HPLC 技术与这些检测器的结合，不仅可以准确定量目标化合物，还能提供其纯度信息，为进一步的生物活性研究和药理作用研究提供可靠的数据支持。利用 HPLC 技术可以分离香菊中的黄酮类化合物，如槲皮素和山奈素，并通过定量分析了解其在不同提取物中的含量。这些数据对于研究香菊的抗氧化和抗炎作用至关重要。同样，通过 HPLC 技术可以分离出绿原酸、咖啡酸等酚酸类化合物，进一步研究其抗氧化、抗菌和抗炎作用。HPLC 技术的应用，不仅可以帮助科学家全面了解香菊的化学成分，还可以为开发高效、纯净的香菊药物和保健品提供技术支持。HPLC 技术在香菊研究中的应用不仅限于定量分析，还可以通过制备型 HPLC 分离和纯化单一化合物，供后续的结构鉴定和生物活性试验使用。这种精细的分离和纯化过程，对于揭示香菊中活性成分的结构和功能关系具有重要意义。总之，HPLC 技术在香菊化学成分研究中的应用，为全面理解和利用香菊的药用价值提供了重要工具。通过 HPLC 技术，可以更精准地分析和利用香菊中的各种生物活性成分，从而推动其在医药和保健领域的应用和发展。

GC-MS 技术结合了气相色谱和质谱的优势，能够高效分离复杂样品中的各类化合物，并通过质谱分析提供结构和身份信息。这种技术特别适用于挥发性化合物和萜类化合物的分析。在香菊的研究中，GC-MS 技术常用于分析其挥发油成分。香菊挥发油中含有多种具有生物活性的化合物，如芳樟醇、桉叶素和柠檬烯等。通过 GC-MS 技术，这些化合物可以被有效分离，并与质谱数据库进行比对，从而确定其结构和身份。GC-MS 技术还能够提供这些化合物的相对含量和相对分子质量等信息，帮助研究人员全面了解香菊挥发油的成分构成及其变化规律。例如，研究人员可以通过 GC-MS 技术分析不同生长阶段或不同处理条件下香菊挥发油的成分变化，从而揭示这些条件对香菊化学成分的影响。GC-MS 技术在香菊研究中的应用不仅限于挥发油成分的分析，还广泛用于其他萜类化合物的研究。萜类化合物是植物次生代谢产物，具有多种生物活性，如抗菌、抗炎和抗氧化等。使用 GC-MS 技术，可以精确分析香菊中的萜类化合物，了解其种类、含量及其在植物不同部位的分布情况。这些信息对于开发香菊的药用和保健品应用具有重要参考价值。例如，通过 GC-MS 分析发现，香菊中的主要萜类化合物在花朵和叶片中的含量存在显著差异，这些差异可能与其不同的生物功能和环境适应机制有关。研究人员可以利用 GC-MS 技术，对香菊中微量成分进行精确分析，从而揭示其潜在的药理作用和机制。例如，一些微量的挥发性化合物可能在香菊的抗菌和抗炎作用中起到关键作用，通过 GC-MS 分析可以识别并进一步研究这些成分的具体功能和应用前景。

在香菊研究中，NMR 技术能够帮助科学家解析复杂的黄酮类、酚酸类、多糖类和挥发油等化合物的分子结构。NMR 不仅能够揭示化合物中各个原子的连接方式，还能提供关于化合物在溶液中的构型和动态行为的信息。NMR 技术还具有独特的优势，能够提供化合物的溶液结构信息，这对于理解化合物的生物活性非常重要。在溶液状态下，化合物的结构和行为可能与固态时有所不同，通过 NMR 可以研究这些差异。香菊中的某些活性成分在不同溶剂中的结构变化，可以通过 NMR 技术观察到，从而帮助理解这些成分在生物系统中的作用机制和效应。NMR 技术还可以提供化合物的动力学性质信息，如分子间的相互作用、分子内部的旋转和翻转等。这些动力学性质对于深入理解香菊化合物的生物活性和功能机制具有重要意义。例如，通过 NMR 研究香菊中的多糖类化合物，可以观察到它们在溶液中的构象变化和聚集行为，这对于理解其免疫调节和抗肿瘤作用具有重要参考价值。

MS 技术是一种用于确定化合物分子量和结构的重要方法，在化学和生物研究中应用广泛。在香菊化学成分的研究中，MS 技术常用于分析化合物的分子量、分子离子峰和裂解模式等。MS 技术通过电离样品分子并测量其质量电荷比（m/z），能够快速准确地确定化合物的分子式和分子量，从而为其结构鉴定提供重要支持。在香菊的研究中，MS 技术可以帮助分析其复杂的化学成分。香菊中含有多种生物活性化合物，如黄酮类、酚酸类和挥发油等。通过 MS 技术分析，这些化合物在电离后产生的分子离子峰能够直接提供其分子量信息。此外，MS 技术还能分析这些分子在碰撞诱导解离（CID）条件下的裂解模式，从而获得其结构信息。例如，通过分析黄酮类化合物的质谱图，可以确定其主要裂解产物和相应的结构特征，为进一步的结构鉴定提供依据。MS 技术在香菊研究中的另一个重要应用是确定化合物的分子式。通过高分辨质谱（HRMS），可以精确测量化合物的分子量，并结合同位素分布信息，推断其分子式。这对于研究香菊中未知成分的结构具有重要意义。例如，当研究人员分离出一种新的酚酸类化合物时，可以通过 HRMS 确定其分子式，并结合其他谱学数据，如 NMR 和红外光谱，进一步解析其结构。此外，MS 技术还能提供化合物的相对含量信息。在香菊的成分分析中，利用液相色谱 - 质谱联用（LC-MS）技术，可以同时分离和检测多个化合物，并通过比较其质谱响应强度，定量分析各成分的相对含量。这对于研究香菊在不同生长条件下化学成分的变化，以及不同提取方法对成分含量的影响具有重要作用。例如，通过 LC-MS 分析，可以发现香菊在不同收获期的挥发油成分变化，从而优化收获和加工工艺。

（3）化学成分与生物活性的关联

化学成分与其生物活性之间的关联是一个关键的研究方向。香菊中包含多种具有重要生物活性的化合物，这些化合物通过各种机制发挥其药理作用。

香菊中的黄酮类化合物，如槲皮素和山奈素，因其强大的抗氧化和抗炎特性而备受关注。这些化合物能够有效清除体内的自由基，保护细胞免受氧化损伤，从而减缓衰老和相关疾病的进程。黄酮类化合物还显示出显著的抗菌和抗病毒活性，可以抑制多种病原微生物的生长，这对于预防和治疗感染性疾病具有重要意义。酚酸类化合物，如绿原酸和咖啡酸，在香菊中同样具有显著的生物活性。绿原酸通过抑制前列腺素的合成，减轻炎症反应，表现出强大的抗炎和镇痛作用。咖啡酸则能够抑制肿瘤细胞的增殖，显示出潜在的抗癌特性。通过这些机制，酚酸类化合物在抗炎、抗癌等多种应用中展现出广阔的前景。香菊中的多糖类化合物也发挥着重要的生物活性作用。这些多糖类化合物能够调节免疫系统，增强机体的免疫功能，提高白细胞的吞噬能力，促进抗体的生成。多糖类化合物还能通过诱导肿瘤细胞凋亡，发挥抗肿瘤作用。研究表明，香菊中的多糖类化合物在免疫调节和抗癌治疗中具有显著效果，是研究和开发免疫增强剂和抗癌药物的重要对象。挥发油也是香菊中的一种重要成分，这些油类化合物主要由萜类化合物组成，如芳樟醇、桉叶素和柠檬烯等。挥发油不仅具有抗菌和抗炎作用，还显示出镇静效果，可以缓解神经紧张和焦虑。这些挥发油成分可以抑制病原菌生长和减少炎症反应，其镇静作用也使得香菊在传统医药和现代保健品中得到广泛应用。

（4）主要化学成分的应用领域

香菊的化学成分以其多样的生物活性在多个领域中展现出广泛的应用潜力，这为香菊的全方位养护和现代药理研究提供了丰富的发展空间。在医药领域，这些化合物被广泛应用于开发治疗炎症、感染、心血管疾病和癌症等疾病的药物。在食品工业领域，香菊提取物则可以作为天然防腐剂和抗氧化剂使用。此外，香菊化学成分还被广泛应用于化妆品行业，用于制备抗衰老和护肤产品。

在医药领域，香菊的化学成分被广泛应用于药物开发。黄酮类化合物作为香菊的主要活性成分之一，具有抗炎、抗氧化等多种生物活性，已被用于开发治疗炎症和氧化应激相关疾病的药物。例如，一些黄酮类化合物被发现具有抑制炎症介质释放和调节免疫反应的作用，可以用于治疗风湿性关节炎、肠炎等炎症性疾病。此外，香菊中的萜类化合物也具有抗菌、抗病毒等生物活性，可用于开发抗感染药物。酚酸类化合物则常被用于治疗心血管疾病，因为其抗氧化性能可以保护心血管系统免受氧化应激的损伤。

在食品工业领域，香菊提取物作为天然防腐剂和抗氧化剂得到了广泛应用。香菊中的黄酮类和酚酸类化合物具有很强的抗氧化活性，可以有效延长食品的保鲜期，并防止食品腐败。此外，香菊提取物还可以用作食品添加剂，提高食品的营养价值和改善食品的口感，得到了食品工业的广泛关注和应用。

在化妆品行业，香菊化学成分被广泛应用于护肤和美容产品的制备。由于其抗氧化和抗炎作用，香菊提取物常被添加到抗衰老和护肤产品中，可以有效减轻皮肤氧化损伤和炎症反应，保持皮肤的健康和年轻。此外，香菊提取物还被用于制备洁肤产品和防晒霜，为消费者提供全面的护肤解决方案。

5.1.2　生理活性物质

香菊中的生理活性物质具有多种对人体健康有益的影响，以下详细探讨了这些物质的评估方法、作用机制、对健康的影响及其安全性与效果的权衡。

（1）生理活性的评估方法

生理活性物质的评估是药物研发和天然产物研究中至关重要的一环。这一评估过程涉及多种试验方法，旨在全面了解化合物的生物活性及其在体内的作用机制。通常，生理活性的评估方法包括体外试验和体内试验，这些方法可以在不同层面上对化合物生物活性进行综合评估。

体外试验是生理活性评估的重要组成部分。其中，细胞培养技术是一种常用的体外试验方法，用于快速筛选和评估化合物的生物活性。通过细胞培养技术，可以模拟化合物与生物体内细胞相互作用的情况，从而评估其对细胞的影响。例如，细胞毒性试验可以评估化合物对细胞的毒性作用，从而确定其安全性；抗氧化试验可以评估化合物的抗氧化能力，帮助预测其对氧化应激相关疾病的治疗潜力；酶抑制试验则可以评估化合物对特定酶的抑制活性，为药物设计提供重要参考。

体内试验是评估化合物生理活性的另一重要手段。体内试验通常涉及使用动物模型，如小鼠、大鼠、兔子等，来评估化合物的药理作用和代谢过程。动物模型可以更加真实地模拟化合物在生物体内的药效和代谢情况，从而更好地了解其在体内的作用机制和生物活性。例如，可以使用小鼠模型评估化合物对特定疾病，如肿瘤、心血管疾病等的治疗效果，从而确定其在临床上的应用前景。

高通量筛选技术也被广泛应用于生理活性物质的评估中。高通量筛选技术利用自动化设备和大规模样本处理系统，能够快速对大量化合物进行活性筛选，从而快速识别具有潜在治疗价值的化合物。高通量筛选技术不仅提高了活性评估的效率，还为药物研发和天然产物研究提供了更多的可能性和选择。

（2）活性物质的作用机制

香菊中的生理活性物质通过多种机制发挥作用，这些机制涉及抗氧化、抗炎、调节细胞信号传导等多个方面。了解这些作用机制对于开发新的治疗策略和优化现有治疗方法至关重要。下面将就香菊中主要生理活性物质的作用机制展开讨论。

抗氧化物质的作用机制主要包括捕获自由基和增强细胞内抗氧化防御系统。自由基是一类高活性的分子，能够与细胞内的生物大分子发生氧化反应，导致细胞产生损伤和炎症反应。香菊中的抗氧化物质可以捕获这些自由基，从而减少其对细胞的损害。此外，抗氧化物质还可以增强细胞内的抗氧化防御系统，包括谷胱甘肽还原酶系统、SOD等，进一步保护细胞免受氧化应激的损伤。

香菊中的抗炎化合物通过抑制关键炎症介质的产生来减轻炎症反应。炎症是许多疾病的共同特征，包括关节炎、肠炎、心血管疾病等，因此抑制炎症反应对于治疗这些疾病具有重要意义。香菊中的抗炎化合物可以通过调节炎症介质的产生和释放来抑制炎症反应的发生。例如，一些化合物可以抑制白细胞介素和肿瘤坏死因子等关键炎症介质的表达和分泌，从而减轻炎症反应。

香菊中的部分生理活性物质可以通过调节细胞信号传导途径来影响细胞生长和凋亡。NF-κB 和 MAPK 途径是两个重要的细胞信号传导途径，它们在调节细胞的炎症反应、凋亡和增殖等生理过程中发挥着重要作用。香菊中的一些化合物可以通过调节这些信号传导途径的活性，影响细胞的功能和命运。例如，某些化合物可以抑制 NF-κB 途径的激活，从而减轻炎症反应和细胞凋亡；而另一些化合物则可以激活 MAPK 途径，促进细胞增殖和修复。

（3）健康影响的评价方法

评估生理活性物质对健康的影响是一个复杂而多层次的过程，需要综合应用临床前和临床研究的结果。在香菊全方位养护及现代药理研究中，需要结合多种研究设计和技术手段进行评估，以全面了解其对人体健康的潜在影响。

临床前研究是评估香菊生理活性物质对健康影响的第一步。这些研究通常包括体外试验和动物试验，用于评估化合物的毒性、药理学特性和生物活性。在体外试验中，可以通过细胞培养技术评估香菊提取物或化合物对细胞的毒性、抗氧化能力和抗炎作用等生物活性。在动物试验中，可以利用小鼠、大鼠等动物模型评估香菊提取物或化合物的安全性、药效学和毒性学特性。通过临床前研究，可以初步了解香菊对健康的潜在影响，并为后续的临床研究提供基础数据。

临床试验是评估香菊生理活性物质对健康影响的关键环节。在临床试验中，随机对照试验（RCT）被认为是金标准，常用于评估化合物的健康效益，如改善特定症状或疾病状况。通过将患者随机分配到接受香菊提取物的治疗组或接受安慰剂的对照组，并进行长期的监测和观察，可以客观地评估香菊提取物对健康的影响。临床试验的结果可以为香菊在预防和治疗特定疾病方面的临床应用提供重要的证据。

流行病学研究也是评估香菊生理活性物质对健康影响的重要手段。流行病学研究可以通过调查人群的摄入情况和健康状况，揭示长期摄入特定化合物对健康的影响。例如，可以通过队列研究和病例对照研究等方法，探讨香菊摄入与特定疾病风险之间的关系。流行病学研究的结果可以为制定健康政策和指南提供科学依据，促进人们选择健康的生活方式。

（4）安全性与效果的权衡

在开发生理活性物质的药物或补充剂时，必须认真权衡其安全性和效果，这是确保患者安全和公众健康的关键。安全性评估涉及确定潜在的毒性、副作用和与其他药物的相互作用，而效果评估则侧重于化合物所提供的健康益处是否超过其潜在风险。在香菊全方位养护及现代药理研究中，权衡其安全性和效果至关重要，这需要严格遵循法规和标准，涉及广泛的实验室研究和多阶段的临床试验。

在香菊全方位养护及现代药理研究中，需要对其化学成分和生物活性进行全面的研究和评估，以确定潜在的毒性和副作用。这包括对化合物在体内的代谢途径、生物分布和排泄情况的研究，以及对其对重要器官和组织的毒性影响的评估。此外，还需要评估香菊与其他药物的相互作用，以避免药物相互作用产生的不良反应。通过这些安全性评估，可以及早识别和解决潜在的安全问题，保障患者的安全。

在香菊全方位养护及现代药理研究中，需要评估其在预防和治疗特定疾病方面的效果，并确定其对健康的益处。这包括通过体外和体内试验评估其生物活性和药理作用，以及通过临床试验评估其临床疗效和安全性。在临床试验中，需要使用随机对照试验等严格的研究设计，确保评估结果的科学性和可靠性。通过这些效果评估，可以确定香菊的实际治疗效果，为其临床应用提供科学依据。

在开发新药或补充剂时，安全性和效果之间的权衡至关重要。为了确保患者安全和公众健康，必须严格遵循法规和标准，进行全面的安全性评估和效果评估。只有在充分了解其安全性和效果的基础上，才能将新药或补充剂引入临床实践，并为患者提供更好的治疗方案。在香菊全方位养护及现代药理研究中，持续关注对安全性和效果的权衡，将为香菊的开发和应用提供科学支持,促进人类健康。

5.1.3 分子与物理特性的关系

在药物设计和功能性产品开发中,理解化学成分的分子和物理特性及其相互关系至关重要。以下详细探讨了香菊中化学成分的分子特性,物理特性与化学结构的关系,以及物理特性如何影响生物活性和分子特性在产品设计中的应用。

(1)化学成分的分子特性

香菊的化学成分是其生物活性的基础,了解这些化学成分的分子特性对于全面理解香菊的药理作用和养护效果至关重要。香菊中的化学成分包括多种复杂的有机分子,它们在分子大小、形状、极性和功能基团等方面具有丰富的特性。

黄酮类化合物通常具有苯环结构,且含有多个羟基,这赋予它们优秀的抗氧化特性。黄酮类化合物的结构多样性很高,包括槲皮素、芦丁、槲黄素等,它们在苯环上的取代基和侧链结构不同,导致了它们的生物活性和药理效果的差异。这些化合物通过捕获自由基、抑制氧化反应等机制,发挥着抗氧化、抗炎和抗癌等重要作用。

萜类化合物具有多样的异构形式和官能团,这些特性影响了它们的挥发性和生物利用度。萜类化合物通常具有脂溶性,使它们更容易穿过细胞膜,进入生物体内发挥作用。香菊中的萜类化合物主要包括挥发油中的成分,如香叶烯、β-石竹烯等,它们赋予了香菊特有的香气和药用价值,具有镇静、抗菌、抗炎等作用。除此之外,香菊中还含有酚酸类、多酚类化合物等多种化学成分。酚酸类化合物具有羟基和羧基等官能团,具有良好的抗氧化性和抗炎性。多酚类化合物具有多种生物活性,包括抗氧化、抗炎和抗癌等。这些化学成分共同作用,形成了香菊的综合药理效应,为其在保健和治疗上提供了广泛的应用价值。

(2)物理特性与化学结构的关系

化学成分的物理特性与其化学结构之间存在密切的关系,这种关系在香菊全方位养护及现代药理研究中具有重要意义。化学成分的物理特性,如溶解度、熔点和挥发性等,往往由其分子结构中的官能团种类和位置、分子的立体构型及分子间作用力的强弱等因素决定。

溶解度是一种重要的物理特性,直接影响着化合物在溶液中的分布和生物利用度。化合物的溶解度与其分子结构中的官能团种类和位置密切相关。一般来说,含有极性官能团(如羟基、羧基等)的化合物通常具有较好的水溶性,因为它们能够形成氢键和水分子相互作用。例如,香菊中的多酚类化合物含有多个羟基,因此具有较好的水溶性,这有助于提高它们在水相中的分布和生物利用度。相反,含有非极性官能团(如长烷基链)的化合物则更易溶于非极性溶剂中,如萜类化合物在非极性溶剂中的溶解度较高。

分子中的官能团种类和位置、分子的立体构型等因素都会影响化合物的熔点。通常情况下,分子量较高和分子间作用力较强的化合物具有较高的熔点。例如,香菊中的一些多酚类化合物由于分子中含有较多的芳香环和氢键结合,因此具有较高的熔点,这使得它们在固态下更加稳定。

挥发性通常与分子中的非极性官能团和分子量有关。一般来说,含有长烷基链等非极性官能团的化合物通常具有较低的挥发性,而分子量较小的化合物通常具有较高的挥发性。在香菊中,一些萜类化合物具有较高的挥发性,这使得它们能够在提取和蒸馏过程中更容易地被分离和提取出来,从而保留其药用价值。

(3)物理特性对生物活性的影响

化学成分的物理特性对其生物活性具有重要影响,在香菊全方位养护及现代药理研究中,充分了解这些影响因素对于理解香菊的药理作用和养护效果至关重要。

溶解度是影响化合物在体内的可利用性和生物利用度的重要因素。溶解度影响了化合物在生物体内的吸收和分布情况,进而影响其生物活性。溶解度越高，化合物在体内的溶解速率越快，从而能更快地到达作用部位发挥效果。在香菊中，一些具有较高水溶性的化合物，如多酚类化合物，能够迅速溶解在体液中，因此能够更有效地发挥其抗氧化、抗炎和抗菌等生物活性。

挥发性也会对化合物的生物活性产生影响。挥发性决定了化合物如何通过呼吸系统被吸收，对于设计香菊基的芳香疗法产品尤为重要。一些挥发性较高的化合物可以通过呼吸系统迅速被吸收，直接进入血液循环，并在体内发挥作用。在香菊中，一些萜类化合物具有较高的挥发性，这使得它们能够更快地被吸收，从而发挥镇静、抗菌和抗炎等作用。

化合物的稳定性也是影响其生物活性的重要因素。不稳定的化合物可能会在到达作用部位前就已分解，从而导致其生物活性降低。因此，化合物的稳定性对于保证其在体内的作用持久性和效果稳定性至关重要。在香菊全方位养护及现代药理研究中，对化合物的稳定性进行充分评估和研究，有助于确保其在体内的持续作用和养护效果。

（4）分子特性在产品设计中的应用

了解化学成分的分子特性对产品设计的影响，对于香菊全方位养护及现代药理研究至关重要。分子特性，包括化学结构、溶解度、挥发性和稳定性等，直接影响着产品的性能和效果。在药物设计、功能性食品和化妆品领域，充分利用分子特性可以优化产品的性能、稳定性和用户体验，获得更好的养护效果和市场竞争力。

在药物设计中，了解分子特性可以帮助优化药物的溶解度和稳定性，从而改善其生物利用度和疗效。通过结构修饰和合成化学方法，可以调整药物分子的化学结构，改变其物理特性，使其更适合口服或注射等给药途径。例如，针对香菊中具有抗氧化和抗炎活性的化合物，可以通过合成衍生物或纳米化技术来改善其溶解度和稳定性，从而提高其在体内的生物利用度和治疗效果。

在功能性食品和化妆品领域，了解分子特性可以指导产品配方的选择和优化，确保产品的稳定性和用户体验。例如，在香菊基的功能性食品中，选择具有较高溶解度和挥发性的化合物作为活性成分，可以增强产品的口感和香味，提升用户的食用体验。在香菊基的化妆品中，通过选用稳定性较高的化合物，并优化配方中的添加剂和保湿剂，可以提高产品的稳定性和质感，延长产品的保质期，从而增强产品的市场竞争力。

在香菊全方位养护及现代药理研究中，还可以利用分子特性来开发新型产品剂型和给药途径，提高产品的生物利用度和疗效。例如，通过调整香菊提取物的溶解性和稳定性，可以开发出更适合口服或局部涂抹的剂型，增强产品的吸收和作用效果。同时，利用纳米技术和载体系统等新型技术，可以改善香菊活性成分的生物利用度和靶向性，实现更精准的治疗效果和更低的使用剂量。

5.1.4 环境因素对化学成分的影响

环境因素对植物化学成分的影响是植物生化研究的一个重要领域。对于香菊这样的药用植物，环境条件不仅影响其生长发育，还深刻影响其化学成分的表达和稳定性。以下详细探讨了环境条件与化学成分稳定性的关系、土壤和气候条件对化学成分的影响、季节变化对化学成分的影响，以及如何通过环境适应性优化化学成分。

（1）环境条件与化学成分的稳定性

环境条件对香菊中化学成分的稳定性具有重要影响，这在香菊全方位养护及现代药理研究中是一个不可忽视的因素。温度、湿度和光照强度等环境因素直接影响着香菊中活性成分的合成、保持和降解，从而影响其药用价值和养护效果。

温度是影响香菊化学成分稳定性的重要因素之一。高温环境可能导致香菊中某些活性成分的降解，特别是对于一些热敏感的化合物而言。在高温条件下，化合物分子的热运动加剧，可能导致化学键的断裂和分子结构的改变，从而降低其药用效果。因此，在采收、储存和加工过程中，需要注意避免高温环境，尤其是在晒干和干燥过程中需要控制温度，以保持香菊中活性成分的稳定性。

湿度也会对香菊中化学成分的稳定性产生影响。高湿度环境可能导致香菊中某些活性成分的降解或促进一些有害微生物的生长，从而降低其药用价值。特别是对于易潮解的化合物而言，高湿度环境可能导致其分解或失活。因此，在香菊的采收、储存和加工过程中，需要注意避免高湿度环境，采取适当的干燥和通风措施，以保持香菊中活性成分的稳定性。

强烈的紫外线照射也可能导致香菊中某些化学成分的降解，特别是对于一些光敏感的化合物。采收后的干燥和储存过程，需要避免暴露在强光下，可以选择阴凉通风处进行干燥和储存，以保护香菊中的活性成分。

（2）土壤与气候条件对化学成分的影响

土壤和气候条件对香菊中化学成分的形成和含量有着显著的影响，这是香菊全方位养护及现代药理研究中的重要考虑因素。土壤类型、pH值、养分含量，以及气候条件，如温度和降水量等因素，都会直接影响香菊植株的生长环境和生理状态，进而影响其次级代谢产物的合成和积累。

土壤条件对香菊化学成分的影响非常显著。不同类型的土壤含有不同的营养物质和微量元素，这些物质直接影响着香菊植株的生长和代谢活动。例如，富含有机质和矿物质的肥沃土壤可以促进香菊植株的生长，并有利于次级代谢产物的积累，从而提高香菊中活性成分的含量；贫瘠的土壤会限制香菊植株的生长和代谢活动，导致香菊中活性成分的含量较低。此外，土壤的pH值也会影响香菊中特定化学成分的含量和比例。不同的pH值条件可能改变土壤中某些元素的可溶性，从而影响植物根系对这些元素的吸收和利用，进而影响香菊中次级代谢产物的合成。

气候条件也会对香菊中化学成分的形成和含量产生重要影响。温度和降水量都是气候因素中的重要因素。温度的变化可以影响香菊植株的生理代谢过程，从而影响次级代谢产物的合成速率和含量。在温暖的气候条件下，香菊植株生长得更加旺盛，从而促进次级代谢产物的合成。而降水量的变化则会影响土壤湿度和植物的水分利用效率，进而影响香菊植株的生长和次级代谢产物的积累。

(3)季节变化对化学成分的影响

季节变化是香菊化学成分的重要影响因素之一,其在香菊全方位养护及现代药理研究中具有重要意义。季节变化导致了日照时长、温度和降水量等环境因素的变化,从而直接影响了香菊植株的生长、代谢和生理活性物质的合成。

季节变化对日照时长的影响会直接影响香菊植株的生长和光合作用。随着季节的变化,日照时长会发生显著变化,从而影响香菊植株的生理状态和代谢活动。在充足的日照条件下,香菊植株可能会加强光合作用,促进养分的合成和积累,从而增加活性成分的含量。相反,在日照不足的情况下,香菊植株的生长和代谢活动可能受到抑制,导致活性成分的合成速率降低。

季节变化对温度的影响也会直接影响香菊中化学成分的含量和品质。温度的变化会影响植物的生理代谢过程,从而影响活性成分的合成速率和积累量。一般来说,在较高的温度条件下,香菊植株的生长和代谢活动可能更加旺盛,有利于活性成分的合成。而在较低的温度条件下,植株的生长和代谢活动可能受到限制,导致活性成分的合成速率降低。季节变化还会影响降水量和土壤湿度,从而间接影响植株的生长环境和生理状态。充足的降水量和适宜的土壤湿度有利于植株根系的吸收和利用养分,促进了活性成分的合成和积累。相反,干旱和缺水的条件可能限制了植株的生长和代谢活动,导致活性成分的含量降低。

(4)环境适应性与化学成分优化

为了充分利用香菊的药用潜力,必须深入了解其环境适应性,并通过农业实践优化其化学成分。这涉及选择适合特定土壤和气候条件的香菊品种,调整种植管理措施,以及利用遗传和生物技术手段提高香菊的环境适应能力,从而最大限度地提高目标化学成分的产量和质量。

选择适合特定土壤和气候条件的香菊品种至关重要。不同品种的香菊对土壤和气候条件的适应性有所不同。一些品种可能更适合生长在肥沃的土壤中,而另一些品种则更适合生长在贫瘠的土壤中。在选择品种时,需要考虑土壤的类型、pH值、养分含量，以及气候条件，如温度、降水量和日照时长等因素，以确保香菊能够充分利用所提供的生长条件，并产生出高质量的化学成分。

调整种植管理措施也是优化化学成分的重要策略之一。种植管理措施包括灌溉、施肥、病虫害防治及收割时间等方面。适当的灌溉和施肥可以提供香菊所需的养分，促进其生长和代谢活动，从而增加目标化学成分的产量。同时，有效的病虫害防治措施可以保护植物免受外界环境的不利影响，确保植物的健康生长。此外，选择适当的收割时间也可以影响香菊化学成分的含量和质量，因此需要在最适合的生长阶段进行收割。

利用遗传和生物技术手段提高香菊的环境适应能力也是优化化学成分的有效策略之一。选育抗逆性强、适应性强的新品种，或者利用基因编辑技术等手段改良现有品种，可以增强香菊对于恶劣环境条件的适应能力，提高其在不利环境下的生长和化学成分表达能力。

5.2 生理活性物质的特性

本节首先介绍了各类生理活性物质及其在生物体内的作用机制，如它们如何与目标细胞或器官相互作用，并探讨了这些物质之间的相互作用与协同效应。其次，详细讨论了如何通过实验室测试和临床试验来验证这些活性物质的功能，以及如何进行安全性评估，确保其在医疗、食品和化妆品等领域能够得到安全应用。最后，概述了这些物质在不同应用领域的实际用途，展示了它们如何被整合进各种产品中，以利用其健康益处。

5.2.1 活性物质的分类与机制

香菊中的活性物质根据其化学性质和生物活性可以被分为多个类别，这些物质会通过复杂的机制作用于特定的细胞和器官，产生协同或相互作用的效果。以下详细探讨了香菊中活性物质的分类、作用机制、目标细胞或器官，以及这些物质间的相互作用和协同效应。

(1) 不同类别的活性物质

香菊中含有多种活性物质，主要包括黄酮类化合物、萜类化合物、多酚类化合物和挥发油。这些活性物质在人体内展现出多种生物活性，对健康具有积极影响，并在现代药理研究中备受关注。

黄酮类化合物是香菊中的重要成分之一，包括槲皮素和黄酮等。这些化合物被广泛认为具有强大的抗氧化作用，能够清除体内的自由基，减轻氧化应激对细胞的损害。此外，黄酮类化合物还表现出抗炎和抗癌的潜力。它们能够抑制炎症反应，减少炎症介质的释放，从而缓解炎症相关疾病的症状。同时，黄酮类化合物也对癌细胞具有抑制作用，能够干扰肿瘤细胞的生长和增殖，有助于预防和治疗癌症。

萜类化合物是香菊精油的主要成分之一，具有独特的芳香特性和多种药理活性。这些化合物具有抗菌、抗病毒、抗炎和促进消化等作用。在抗菌和抗病毒方面，萜类化合物表现出广谱的活性，可以抑制多种病原微生物的生长和繁殖，对预防和治疗感染性疾病具有一定的帮助。此外，一些萜类化合物还表现出促进消化的作用，能够增加胃液分泌和促进食欲，有助于改善消化不良等消化系统病症。

多酚类化合物是香菊中另一个重要的活性成分类别，包括咖啡酸等。多酚类化合物具有强大的抗氧化活性，能够中和体内的自由基，减少氧化损伤。它们对心血管健康、免疫功能和抗衰老具有保护作用，有助于预防多种慢性疾病的发生和发展。此外，多酚类化合物还具有抗炎和抗癌的作用，能够调节炎症反应，抑制肿瘤细胞的增殖和转移。

挥发油是香菊中的另一类重要成分，常见于香菊精油中。这些挥发油含有多种挥发性有机化合物，对人体具有一定的药理活性。例如，它们具有镇静、抗焦虑和改善睡眠的作用，对缓解压力和焦虑症状有一定帮助。此外，挥发油还具有抗菌和抗炎作用，能够预防和治疗一些皮肤感染和炎症性疾病。

(2)各类物质的作用机制

香菊中的活性物质具有多种作用机制，包括抗氧化、抗炎、神经调节和细胞凋亡等。这些作用机制在人体内发挥着重要的生理功能，对健康具有积极影响，并在现代药理研究中备受关注。

抗氧化是香菊活性物质的重要作用之一。自由基是人体内产生的一类高活性分子，如果不及时中和，会对细胞和组织造成损伤，导致多种疾病的发生和发展。香菊中的黄酮类化合物、多酚类化合物等具有强大的抗氧化能力，能够中和自由基，减少氧化损伤，保护细胞和组织免受损害。

抗炎是另一个重要的作用机制。炎症是人体对损伤和感染的一种自然反应，但过度或长期的炎症反应会导致组织损伤和疾病的发生。香菊中的活性物质能够抑制炎症介质的产生，如抑制前列腺素和白细胞介素的产生，从而减轻炎症反应，缓解炎症相关疾病的症状。

神经调节是香菊活性物质的另一个重要作用机制。香菊中的挥发油具有特殊的芳香特性，能够通过嗅觉系统影响大脑功能，产生镇静或抗焦虑效果。这些化合物能够调节神经递质的释放，改善情绪状态，有助于缓解压力和焦虑症状，提高心理健康水平。

细胞凋亡是香菊活性物质的另一个重要作用机制，尤其是在抗癌作用方面。细胞凋亡是一种受控的细胞死亡过程，能够清除老化、受损或异常的细胞，防止癌症的发生和发展。香菊中的一些化合物能够诱导癌细胞凋亡，防止癌细胞的生长和扩散，具有潜在的抗癌作用。

(3)活性物质的目标细胞或器官

香菊中的活性物质对人体的作用不仅局限于特定的细胞或器官，还可以通过多种途径影响整体健康。这些活性成分可以作用于免疫系统细胞、肝脏、皮肤和神经系统等，发挥着广泛而重要的生理功能。

香菊中的活性物质对免疫系统细胞具有调节作用。免疫系统是人体的防御系统，对抗外来病原体和异常细胞。香菊中的化学成分能够影响免疫细胞的活性，调节免疫反应的程度。一些化合物具有免疫增强作用，可以增强免疫细胞的活性，加强其对病原体的清除能力；而另一些化合物则具有免疫抑制作用，有助于调节过度免疫反应，减少炎症反应。

香菊中的活性成分对肝脏具有保护作用。肝脏是人体的解毒中心，负责清除体内的毒素和代谢废物。香菊中的一些化合物能够增强肝脏中解毒酶系统的活性，加快毒素的代谢和排出，从而保护肝脏免受损害，维持其正常功能。

香菊中的活性成分对皮肤健康也有积极影响。用于外用产品中的香菊活性成分可以直接作用于皮肤表面，起到抗炎、抗菌和抗氧化等作用，有助于缓解皮肤炎症、减少细菌感染，并促进皮肤的修复和再生。因此，香菊常用于制备护肤品和治疗皮肤疾病的药物。

香菊中的活性成分对神经系统也具有调节作用。部分挥发性化合物能够影响神经递质的释放和神经信号的传导，从而调节大脑的神经活动。这些化合物可以改善情绪状态，减轻焦虑和压力，提高睡眠质量，有助于维持心理健康。

(4) 活性物质的相互作用与协同效应

香菊中的活性物质之间存在着复杂的相互作用和协同效应，这些相互作用不仅可以增强各自的生物活性，还可以产生新的药理效应，为香菊在全方位养护和现代药理研究中的应用提供了广阔的前景。

黄酮类化合物和多酚类化合物之间的相互作用是相当显著的。黄酮类化合物具有较强的抗氧化能力，可以中和自由基，减少氧化应激引起的细胞损伤。多酚类化合物也具有类似的抗氧化作用。研究表明，当这两类化合物同时存在时，它们的抗氧化效果可以相互增强，从而更有效地保护细胞免受氧化损伤。香菊中的萜类化合物和挥发油也可能发生相互作用。萜类化合物常见于香菊中，具有抗菌、抗病毒和抗炎作用。挥发油中的一些成分则具有镇静和抗焦虑效果。研究表明，当这两类化合物同时存在时，它们可以产生协同效应，使得香菊的抗炎和镇静作用更加显著。

香菊中的活性物质之间的相互作用还可以促进新的药理效应的产生。例如，一些研究表明，黄酮类化合物和多酚类化合物的组合对肿瘤细胞具有更强的抑制作用，这可能是它们在细胞信号通路中的协同作用导致的。这种相互作用可以为开发新型抗癌药物提供重要的参考。

5.2.2 生理活性的测试与验证

在香菊研究中，对其生理活性的测试与验证是确保其安全和有效的关键步骤。以下详细探讨了从实验室测试到动物试验及人体试验的过程，以及如何量化生理活性并对测试结果进行统计分析与解释。

（1）实验室测试方法

实验室测试在评估香菊的生理活性和药理作用方面扮演着至关重要的角色。这些测试通常分为体外试验和体内试验两大类，通过使用各种细胞和动物模型来验证香菊提取物对人体健康的潜在影响。

体外试验是评估香菊提取物在细胞水平上的影响的常用方法之一。这些试验利用细胞培养技术，将香菊提取物直接添加到细胞培养基中，观察其对细胞生长、代谢和功能的影响。在这方面，细胞毒性测试是常见的试验之一，通过将细胞培养物暴露于不同浓度的香菊提取物，观察细胞的形态变化、增殖率和细胞死亡率，从而评估其对细胞毒性的影响。另外，抗氧化能力测定也是体外试验的重要内容之一，通过测定细胞中的活性氧类水平（ROS）或评估其对氧化应激的缓解能力，来验证香菊提取物的抗氧化活性。此外，抗炎活性测试也是体外试验的重要内容，通过检测香菊提取物对炎症介质的影响，如 IL-6、TNF-α 等，来评估其抗炎效果。

体内试验则通过使用动物模型来评估香菊提取物在整个生物系统中的生理活性和药理作用。常见的试验动物包括小鼠、大鼠和兔子等，通过给予动物不同剂量的香菊提取物，然后观察其对动物的生理指标、器官功能和疾病模型的影响，来评估其在体内的药效。例如，可以通过给予小鼠不同浓度的香菊提取物来观察其对小鼠免疫系统的影响，或者使用动物模型来评估香菊提取物对特定疾病，如炎症、肿瘤等的治疗效果。

（2）动物试验与人体试验

动物试验在药理研究中扮演着至关重要的角色，尤其是在评估植物提取物的药理作用和毒性方面。通过动物试验，研究人员可以更全面地了解香菊提取物在生物体内的影响，并为后续的临床研究提供重要参考。

在动物试验中，啮齿类动物，如小鼠和大鼠是最常用的试验动物。它们的生理结构和生物代谢途径与人类相似，因此可以作为良好的模型来评估香菊提取物的生理效应和毒性反应。试验中常见的方法包括口服给药、注射给药和皮下植入等，可以模拟香菊提取物在人体内的吸收、分布、代谢和排泄过程。

在动物试验中，观察动物的行为变化是一种常见的评估方法。例如，观察动物的活动性、进食量、睡眠模式等行为指标，以评估香菊提取物对动物神经系统的影响。生理和生化指标也是评估香菊提取物药理作用的重要指标。例如，测量动物体内的血液生化指标，如血糖、血脂、血压等，以评估香菊提取物对心血管系统的影响；或者通过检测动物组织中的生化标志物，如炎症因子等，来评估香菊提取物的抗炎和抗氧化活性等。

成功的动物试验结果为进一步的人体试验奠定了基础。人体试验通常是将实验室测试和动物试验结果转化为更接近临床实践的研究。在人体试验中，研究人员需要获得伦理委员会的批准，并遵循严格的伦理和法律标准。通常，人体试验包括随机对照试验和临床观察等方法，通过这些试验，可以评估香菊提取物在人体内的安全性、药效性和药代动力学等的关键参数。

（3）生理活性的量化指标

近年来，随着现代科学技术的进步，对香菊的全方位养护及其药理研究也逐渐深入。在这个过程中，生理活性的量化指标起着至关重要的作用，它们不仅能够客观评估香菊提取物的效果，还能为其在临床应用中提供科学依据。生物化学参数在评估香菊提取物的生理活性中发挥着关键作用。其中，抗氧化酶活性是一个重要的指标。抗氧化酶能够帮助身体清除自由基，减少氧化应激对细胞的损伤。研究表明，香菊提取物中的活性成分具有显著的抗氧化作用，能够提高人体内抗氧化酶的活性，从而保护细胞免受氧化损伤。生理指标在评估香菊提取物的效果中也扮演着重要角色。例如，血糖和血脂水平是反映人体代谢状况的重要指标。研究表明，香菊提取物中的活性成分能够调节胰岛素的分泌，促进葡萄糖的利用，从而降低血糖水平。同时，它还能够调节血脂代谢，减少血液中的甘油三酯和胆固醇含量，降低心血管疾病的风险。临床症状的变化也是评估香菊提取物效果的重要指标之一。例如，在临床研究中观察到，长期服用香菊提取物的人群往往具有更好的睡眠质量和心理状态。这可能与香菊中的一些活性成分具有镇静和抗焦虑的作用有关。此外，香菊提取物还被发现对于缓解消化不良、改善皮肤状况等方面也具有一定的疗效。

（4）测试结果的统计分析与解释

在香菊全方位养护及其现代药理研究中，测试结果的统计分析与解释是确保科学结论准确性和适用性的关键。通过有效的统计方法，研究人员能够从数据中获取客观的信息，评估结果的显著性、可靠性和临床意义，为香菊在医药领域的应用提供科学支持。

常用的统计方法之一是 t 检验。该方法适用于比较两组之间的差异性，如对照组与试验组在某项指标上的差异。在对香菊提取物的研究中，可以利用 t 检验来比较不同剂量或不同处理条件下生理指标的变化情况，从而评估香菊提取物的效果是否显著。

方差分析（analysis of variance，ANOVA）是一种用于比较多组之间差异的统计方法。在香菊研究中，可以利用 ANOVA 来评估不同剂量、不同处理时间或不同生理状态下香菊提取物对生理活性的影响。通过分析不同组之间的方差，可以确定是否存在显著差异，并进一步探讨其生物学意义。

相关性和回归分析也是常用的统计方法之一。相关性分析可以帮助研究人员确定不同指标之间的关联程度，如香菊提取物对血糖和血脂的影响之间是否存在相关性。而回归分析则可以进一步探讨这种关联是否具有因果关系，并预测不同因素对生理指标的影响程度。

在解释测试结果时，需要考虑试验设计、数据的生物学意义及临床相关性。首先，试验设计的合理性对于结果的解释至关重要。良好的试验设计能够减少偏倚，并提高结果的可靠性。其次，需要将数据的生物学意义与统计结果相结合，深入分析不同指标之间的关联及其对人体健康的影响。最后，将结果与临床联系起来，评估香菊提取物在实际临床应用中的潜在效果和安全性，为其进一步开发和推广提供科学依据。

5.2.3 生理活性物质的安全性评估

在开发和利用香菊中的生理活性物质时，进行彻底的安全性评估是至关重要的。这包括制定标准测试方法、执行急性和慢性毒性测试、研究长期健康影响，以及遵守相关法规和安全标准。以下详细探讨了这些方面的内容。

（1）安全性测试的标准

在香菊全方位养护及其现代药理研究中，安全性测试的标准是确保香菊及其提取物在应用过程中对人类或动物模型的安全性和无害性。这一过程的第一步是确立标准化的测试方法，这些方法通常由国际组织，如WHO或FDA等提供。这些标准化的测试方法考虑了多个因素，包括剂量、暴露频率、暴露途径（口服、皮肤接触等）及测试对象的特点，为评估风险提供了坚实的基础。

标准化的测试方法需要考虑剂量。这意味着需要确定安全范围内的香菊提取物使用剂量，以确保在正常使用的情况下不会出现不良反应或毒性效应。通常，安全性测试会在动物模型中进行，通过逐步增加剂量来观察其对生理指标和组织器官的影响。这样的测试能够确定安全剂量范围，并为人类使用提供参考。

测试方法需要考虑暴露频率。这意味着需要评估香菊提取物在长期或短期使用情况下的安全性。通过在动物模型或临床试验中对不同暴露频率的情况进行测试，可以确定香菊提取物的长期使用安全性，以及短期内的急性毒性反应。

暴露途径也是安全性测试需要考虑的重要因素之一。香菊提取物可以通过口服、皮肤接触等不同途径进入暴露个体。因此，安全性测试需要针对不同途径进行评估，确保在各种使用情况下都不会对人体造成危害。

安全性测试还需要考虑测试对象的特点。这包括考虑不同人群的生理状况、年龄、性别等因素，以及不同动物模型的物种特性。通过在不同测试对象上进行安全性测试，可以更全面地评估香菊提取物的安全性，并为特定人群的使用提供指导。

（2）急性与慢性毒性测试

在香菊全方位养护及其现代药理研究中，急性与慢性毒性测试是评估香菊提取物安全性的关键。这些测试有助于确定香菊提取物在单次或短期内高剂量暴露下及长期或重复暴露下的潜在健康风险，为其在医药和保健领域的安全应用提供重要依据。

急性毒性测试旨在评估香菊提取物在单次或短期内高剂量暴露后的健康风险。这种测试通常涉及将高剂量的香菊提取物或其活性成分暴露于动物模型或细胞培养中，以观察其引起的毒性反应。测试结果有助于确定香菊提取物的致死剂量和潜在毒性反应，为其在临床应用中的安全剂量范围提供重要参考。例如，通过急性毒性测试可以确定香菊提取物的半数致死剂量（LD_{50}），从而确定其在人体中的安全剂量范围。

慢性毒性测试则评估香菊提取物长期或重复暴露下的健康效应。这种测试通常需要在动物模型中进行长期的、低剂量的暴露，以模拟人体长期使用香菊提取物的情况。通过对动物进行长期观察和生理指标监测，可以评估香菊提取物对肝脏、肾脏等重要器官的影响，以及其对机体免疫系统、生殖系统和神经系统的潜在影响。这种测试尤其重要，因为它可以揭示长期暴露对健康的潜在影响，如慢性器官损伤或癌症的风险。

通过综合分析急性和慢性毒性测试结果，可以全面评估香菊提取物在不同剂量和暴露情况下的安全性，并为其在医药和保健领域的安全应用提供科学依据。此外，定期监测和更新安全性测试结果也是必要的，以确保对香菊提取物的安全性有最新的了解，并根据需要调整其在医药和保健产品中的使用剂量和频率。

（3）长期健康影响研究

在香菊全方位养护及其现代药理研究中，除了标准的毒性测试，评估香菊活性物质的长期健康影响也是至关重要的。这些研究需要长时间跟踪和观察使用香菊提取物的个体，以识别任何可能的长期健康问题，并为其在医药和保健领域的安全应用提供更深入的了解。

长期健康影响研究通常涉及大规模的流行病学研究，旨在收集和分析使用香菊提取物的个体的健康数据。这些研究通过跟踪参与者的生活方式、饮食习惯、疾病发生情况及长期使用香菊提取物的情况，可以提供有关慢性病风险、生殖健康和潜在神经行为效应等方面的数据。

长期健康影响研究可以评估香菊提取物与慢性病风险之间的关系。通过对参与者进行长期跟踪和观察，研究人员可以分析长期使用香菊提取物与慢性疾病，如心血管疾病、糖尿病、肿瘤等之间的关联。这种研究能够揭示香菊提取物对健康的长期影响，为其在预防慢性病方面的作用提供科学依据。

长期健康影响研究还可以评估香菊提取物对生殖健康的影响。通过观察长期使用香菊提取物的个体，研究人员可以分析其生殖系统功能、生育能力及生殖健康状况是否受到影响。这种研究有助于评估香菊提取物对生殖健康的影响，并为特定人群的安全使用提供指导。

长期健康影响研究还可以探究香菊提取物对神经行为的潜在影响。通过观察长期使用香菊提取物的个体，研究人员可以分析其神经行为表现、认知功能及情绪状态是否受到影响。这种研究有助于评估香菊提取物对神经系统的影响，并为其在心理健康管理中的应用提供科学依据。

（4）法规与安全标准的遵守

在香菊全方位养护及其现代药理研究中，遵守法规和安全标准是确保产品质量和消费者健康的基本要求。香菊及其生理活性物质的开发和应用必须严格遵守国家和国际上的法规和安全标准，这涵盖了食品安全标准、GMP、环境保护法规等多个方面。

食品安全标准是确保香菊产品安全性的重要基础。在香菊提取物被用作食品添加剂或保健品时，必须符合相关的食品安全标准。这包括食品添加剂的使用量、食品加工过程中的卫生要求、产品标签的规范等。通过遵守食品安全标准，可以保证消费者在食用香菊产品时不受到任何安全风险的影响。

GMP 是确保医药产品质量和安全性的重要规范。如果香菊提取物用于医药领域，那么相应的制造过程必须符合 GMP 的要求。这包括原材料的采购、生产过程的控制、质量检验和记录等。通过遵守 GMP，可以确保香菊药品的质量稳定性和生物活性的一致性，从而保证患者的用药安全。

环境保护法规也是香菊生产和应用过程中需要遵守的重要标准之一。这包括对生产过程中产生的废物和污染物的处理、对环境影响的评估和管控等。通过遵守环境保护法规，可以最大限度地减少香菊生产和应用过程对环境的负面影响，保护自然资源和生态环境的可持续性。

除了以上法规和标准，还需要关注产品的标签、市场推广和广告活动等方面的合规性。产品标签应当准确反映产品成分、用途和使用方法，以确保消费者能够获得真实可靠的信息。市场推广和广告活动也应当遵守法律法规，不得进行虚假宣传或误导消费者。严格遵守这些规定，可以保护消费者的权益，确保他们能够做出明智的消费决策。

5.2.4　生理活性物质的应用领域

香菊的生理活性物质因其多样的健康益处，在多个行业中得到了应用。以下详细探讨了这些活性物质在医疗健康产品、功能性食品、天然化妆品及其他商业领域中的应用情况。

（1）医疗健康产品

香菊所含活性物质的多种特性，尤其是其抗炎、抗氧化和抗菌特性，使其成为多种医疗健康产品的理想成分。这些产品包括疼痛缓解药膏、抗炎药物、伤口愈合贴剂和免疫增强补充剂等。香菊提取物的应用既可以是局部外用，也可以是口服补充，其多重功效为人体提供了全方位的健康保障。

香菊提取物在疼痛缓解药膏中的应用是其受欢迎的用途之一。其抗炎特性使其能够有效减轻疼痛和不适感,特别是在关节炎、肌肉疼痛和运动损伤等疾病的治疗中,局部应用香菊提取物制成的药膏,可以迅速缓解疼痛、减轻肿胀,并促进受损组织的修复。

香菊提取物被广泛应用于抗炎药物的配方中。其抗炎特性有助于减轻炎症反应,从而缓解疼痛和不适感,并促进受损组织的修复。这使得香菊提取物成为治疗关节炎、炎症性皮肤病等疾病的有效药物之一。

香菊提取物在伤口愈合贴剂中的应用也备受关注。其促进组织愈合和修复的特性,使其成为制作伤口愈合贴剂的理想成分。局部应用香菊提取物可以加速伤口愈合,减少感染风险,并减少瘢痕形成的可能性,为伤口的康复提供有效的支持。

香菊提取物作为口服补充剂时,可以提升机体的抗氧化防御系统,增强免疫力。其抗氧化特性有助于清除自由基,减缓细胞氧化损伤,从而延缓衰老过程并提高机体的抵抗力。这使得香菊提取物成为预防和辅助治疗慢性疾病的理想选择,如心血管疾病、糖尿病等。

香菊提取物的抗菌特性也被用于开发针对皮肤感染的治疗产品。其抗菌作用有助于抑制细菌、真菌和病毒的生长,从而预防和治疗皮肤感染,如湿疹、疱疹等。

(2)功能性食品

香菊提取物因含有多种有益健康的化学成分,已经被广泛应用于功能性食品中。这类食品旨在提供额外的健康益处,如促进心脏健康、支持消化系统或发挥抗炎作用。香菊粉或提取物可以被添加到酸奶、健康饮料、茶饮及营养棒等产品中,以提供抗氧化和抗炎的益处。这些功能性食品因其潜在的健康提升效果而在消费者中越来越受欢迎。

香菊提取物在功能性饮料中的应用是其受欢迎的一种形式。香菊提取物富含抗氧化剂,如黄酮类化合物和多酚类化合物,这些物质有助于清除自由基,减缓细胞氧化损伤,从而有助于保护心血管健康、延缓衰老过程。因此,将香菊提取物添加到健康饮料中,如果汁、茶饮或功能性水中,可以为消费者提供额外的抗氧化保护，促进整体健康。

香菊提取物在酸奶和酸奶制品中的应用也备受关注。酸奶本身就是一种营养丰富的食品，富含蛋白质、钙等营养成分，而添加香菊提取物可以赋予其额外的健康益处。香菊提取物的抗炎特性有助于平衡肠道微生物群，促进消化系统健康，从而提升免疫力和整体健康水平。

香菊提取物也常被添加到营养棒和能量棒中，以增强其功能性。这些营养棒通常富含蛋白质、纤维和各种维生素，而添加香菊提取物则可以赋予其抗氧化和抗炎的功效，进一步增强其对健康的促进作用。这种方便携带的零食不仅提供了能量和营养，还能够帮助消费者维持健康的生活方式。

除了以上提及的产品，香菊提取物还可以用于制作各种其他功能性食品，如谷物食品、蛋白质棒、饼干等。这些产品不仅丰富了消费者的选择，还为他们提供了更多的健康选项。随着人们健康意识的提升，功能性食品市场的增长势头也在不断加强，香菊提取物作为一种有益健康的成分，将在这个领域中发挥越来越重要的作用。

（3）天然化妆品

在美容和个人护理领域，香菊的天然提取物因其抗氧化、抗炎和皮肤舒缓特性而得到了广泛使用。这些特性使香菊成为天然化妆品中的理想成分，应用于面霜、洁面产品、护肤油和面膜等产品中，以帮助减少皮肤炎症、促进皮肤再生，并抵抗环境压力，如紫外线和污染。香菊的天然和温和特性还使其适用于婴儿和敏感皮肤的产品，为用户提供了更加安全和舒适的护肤体验。

香菊提取物在面霜中的应用是其受欢迎的一种形式。面霜是日常护肤中不可或缺的一环，而添加香菊提取物可以赋予面霜额外的抗氧化和抗炎功效。抗氧化特性有助于清除自由基，减缓皮肤氧化损伤，减少皱纹和细纹的产生；而抗炎特性则有助于减轻皮肤炎症，舒缓敏感皮肤，使肌肤更加平滑和柔软。

香菊提取物在洁面产品中的应用也备受关注。洁面是日常护肤的基础步骤之一，而添加香菊提取物的洁面产品不仅可以彻底清洁皮肤，还可以同时提供抗炎和舒缓的效果。这对于油性、敏感或有炎症问题的皮肤尤其有益，可以减少洗脸后的不适感，保持皮肤的健康和平衡。

香菊提取物还被广泛应用于护肤油和面膜中。护肤油在护理干燥肌肤和滋润皮肤方面具有显著效果，而添加香菊提取物可以增强其抗氧化和抗炎功效，使其适用于更多肤质。面膜则是一种集中护理皮肤的产品，添加香菊提取物可以为皮肤提供深层清洁、舒缓和修复，使皮肤恢复光滑、柔软和有光泽。

香菊提取物因其温和的特性，也被广泛用于婴儿和敏感皮肤的产品中。这些产品通常更注重温和性和安全性，而香菊提取物的天然性质使其成为这类产品的理想选择。它可以帮助缓解婴儿的皮肤炎症和敏感问题，同时为婴儿肌肤提供滋润和保护，使其保持柔软和健康。

（4）其他商业领域

除了在医疗健康产品、功能性食品和天然化妆品中的广泛应用，香菊的活性物质还被用于其他几个商业领域。这些领域包括农业、动物健康产品及芳香疗法，香菊提取物在这些领域中发挥着重要的作用，为人们提供了更多的选择和可能性。

在农业领域，关于香菊提取物用作天然杀菌剂和杀虫剂的研究正在增多。香菊提取物含有丰富的抗菌和抗虫活性成分，因此被认为是一种具有潜力的生物农药。与化学农药相比，香菊提取物具有天然成分、对环境友好且对人类和动物相对安全的优点。因此，在有机农业和生态农业中，香菊提取物的应用逐渐受到重视，为农作物的健康生长提供了一种绿色、可持续的解决方案。

在动物健康产品中，香菊提取物也被用来提高家畜的整体健康水平和抗病力。香菊提取物所具有的抗炎、抗氧化和抗菌特性，可以帮助预防和治疗动物的疾病，提高其免疫力和生长性能。例如，在家禽养殖中添加香菊提取物可以改善鸡只的消化系统健康，减少胃肠道感染的风险；在牲畜养殖中使用香菊提取物可以减少疾病的发生率，提高养殖效益。因此，香菊提取物在动物健康产品中的应用具有广阔的市场前景和发展潜力。

在芳香疗法领域，香菊的精油因其放松和减压的效果而得到了广泛使用。香菊精油具有柔和的香气和舒缓的效果，可以帮助人们缓解压力、焦虑和紧张，促进身心放松和平衡。人们常常将香菊精油用于按摩、芳香疗法和香薰疗法中，以帮助改善睡眠质量、减轻头痛和缓解肌肉疼痛。香菊精油的天然性质和温和的特性使其成为芳香疗法中的理想选择，为人们提供了一种安心舒适的治疗方式。

5.3 香菊精油与提取物的性质

本节首先介绍了从香菊中提取有效成分的多种技术及其效率，随后分析了这些提取物的化学组成、物理特性及它们的生物活性。进一步探讨了香菊提取物在医药、食品、化妆品和环保等行业的具体应用，最后评估了这些产品在全球市场中的发展趋势和消费者需求，指出了市场的潜在机会和挑战。这一全面的分析有助于了解香菊提取物的商业潜力及其在各行各业中的实际应用。

5.3.1 提取技术与方法

在利用香菊的药用和商业价值时，提取技术是关键，这些技术决定了提取物的质量、纯度及生物活性的保留。

（1）常用的提取技术

提取香菊中有效成分的常用技术是研究中不可或缺的一部分。这些技术包括蒸馏法、溶剂萃取和超临界流体萃取，每种方法都有其独特的优势和适用范围，可以根据目标化合物和实验条件选择合适的提取技术。

蒸馏法是提取香菊精油的传统方法之一，尤其是水蒸气蒸馏。这种方法是使水蒸气穿过植物材料，带走挥发性化合物，然后通过冷凝回收。蒸馏法适用于提取香菊中的挥发性成分,如精油中的挥发性芳香物质。这种方法操作简单,不需要使用有机溶剂,对成分的损失相对较小,因此在提取精油时被广泛采用。

溶剂萃取是另一种常用的提取技术,它使用有机溶剂(如乙醇、甲醇或丙酮)提取水不溶性或热敏感成分。这种方法适用于提取脂溶性成分,包括某些黄酮类和萜类化合物。溶剂萃取的优点是可以同时提取多种成分,包括一些在水蒸气蒸馏中无法提取的成分,因此在提取香菊中的多种活性成分时被广泛采用。

超临界流体萃取是一种现代化提取技术,它使用超临界二氧化碳作为溶剂进行萃取。这种技术能够提供高纯度和高选择性的提取,同时避免使用有害化学溶剂。超临界流体萃取的优点包括提取过程温和、对成分的热敏感性要求低、操作简便、产品质量高等。因此,在需要高纯度和高品质提取物的情况下,超临界流体萃取是一种非常有效的选择。

(2)提取效率与选择

在提取香菊中有效成分时,选择合适的提取方法至关重要,这取决于目标化合物的性质及最终产品的用途。提取效率受多种因素的影响,包括溶剂的选择、提取温度、提取时间及植物材料的处理方法。优化这些参数和方法可以显著提高提取率并降低成本,从而为香菊全方位养护及现代药理研究提供更可靠的数据和成果。

选择合适的溶剂是提高提取效率的关键。不同的化合物对不同类型的溶剂具有不同的亲和性。例如,水溶性化合物通常使用水或乙醇等极性溶剂进行提取,而脂溶性化合物则通常使用乙酸乙酯或氯仿等非极性溶剂进行提取。因此,在选择提取溶剂时,需要考虑目标化合物的性质及溶剂的毒性、成本和环境友好性等因素。

提取温度是影响提取效率的重要因素之一。温度可以影响植物细胞壁的通透性和溶剂的溶解能力,从而影响提取速率和提取率。通常情况下,提取温度越高,提取速率越快,但也会增加能耗和导致热敏感化合物分解。因此,在选择提取温度时,需要权衡提取速率和目标化合物的稳定性。

提取时间也是影响提取效率的重要因素之一。提取时间过长可能会导致目标化合物过度溶解或分解，而提取时间过短则可能导致提取率不足。因此，需要根据实验条件和目标化合物的特性确定合适的提取时间，以确保提取效率最大化。

植物材料的处理方法也会影响提取效率。例如，粉碎或切碎植物材料可以增加其表面积，有利于提取溶剂与目标化合物的接触，从而提高提取效率。此外，预处理方法，如热处理、酶解或超声波处理等也可以提高提取效率，因其有助于破坏细胞壁，释放目标化合物。

（3）精油与提取物的纯化

在提取香菊中有效成分后，通常需要进行纯化步骤以去除不需要的杂质，并提高目标化合物的浓度。纯化技术包括分馏、色谱技术，以及晶体化和沉淀等方法，这些技术能够有效地提高提取物的纯度和质量，使其更适合用于医药、化妆品等领域。

分馏是一种常用的纯化技术，其原理是基于不同化合物的沸点或挥发性进行分离。在分馏过程中，首先要将提取物加热至其沸点，然后通过蒸馏，不同沸点的化合物会以不同的速度挥发出来，从而实现分离。这种方法适用于提取物中含有挥发性成分的情况，如香菊精油。因此，通过分馏，可以有效地去除杂质，提高目标化合物的纯度和浓度。

色谱技术是另一种常用的纯化方法，包括薄层色谱（TLC）和HPLC等。这些方法通过不同化合物在固定相和流动相之间的相互作用，实现化合物的分离和纯化。在TLC中，提取物在薄层硅胶或硅胶基底上分离，通过不同化合物与固定相的相互作用，实现分离和纯化。而在HPLC中，提取物在固定相中与流动相相互作用，通过不同化合物在固定相和流动相之间的差异，实现分离和纯化。这些色谱技术具有分离效果好、选择性强、操作简便等优点，适用于各种类型的提取物纯化。

晶体化和沉淀是一种适用于需要极高纯度提取物情况的纯化方法。在晶体化过程中，调整溶液的温度和浓度等条件，使目标化合物在溶液中结晶形成固体晶体，然后通过过滤或离心等方法将晶体分离出来，从而实现纯化。

而沉淀则是加入适当的沉淀剂使目标化合物沉淀出来，然后通过离心或过滤等方法将沉淀物与溶液中的杂质分离。这些方法具有操作简便、效果稳定等优点，适用于提取物中含有大量杂质或需要高纯度的情况。

（4）创新提取技术的应用

随着科学技术的不断进步，创新的提取方法开始应用于香菊提取物的生产中，这些方法包括微波辅助提取、酶辅助提取和脉冲电场提取等。这些创新技术在提高提取效率、减少能源消耗、保护活性成分等方面发挥着重要作用，为香菊全方位养护及现代药理研究提供了新的思路和途径。

微波辅助提取是一种利用微波快速加热植物材料的技术。通过微波辐射，可以迅速将植物细胞内部加热至高温，促进目标化合物的溶解和释放。相比传统的加热方法，微波辅助提取具有加热速度快、能耗低、提取效率高等优点。这种方法不仅可以减少溶剂的使用量，还可以提高提取速度和效率，从而节约生产成本并提高生产效率。

酶辅助提取技术利用特定酶破坏植物细胞壁，使其释放出更多的活性成分。植物细胞壁是阻碍提取物释放的主要障碍之一，通过加入适当的酶，可以有效地降解细胞壁，释放出更多的目标化合物。这种方法不仅提高了提取效率，还可以保护活性成分的完整性和稳定性，避免其受到高温或化学溶剂的破坏。

脉冲电场提取是一种利用短暂的高电压脉冲来破坏细胞结构，从而提高提取效率的技术。通过施加脉冲电场，可以在细胞内部形成孔道或裂缝，促进目标化合物的溶解和释放。与传统的机械破碎方法相比，脉冲电场提取具有操作简便、提取效率高、不破坏化合物结构等优点，适用于对提取物质量要求较高的情况。

5.3.2 提取物的化学与物理性质

以下详细讨论了香菊提取物的化学成分分析、物理性质（如溶解度和挥发性）、稳定性与保存条件，以及如何评估其生物活性与功能性。

（1）化学成分分析

对香菊提取物中的化学成分进行详细分析是实现其全方位养护及现代药理研究的重要一环。香菊提取物通常含有多种化学成分，其中主要包括挥发油、黄酮类化合物、多酚类化合物和其他次生代谢物。为了深入了解其组成和特性，研究人员通常采用 HPLC、GC、MS 及 NMR 等技术进行分析。

HPLC 是一种常用的分析技术，用于分离和检测香菊提取物中的化学成分。在色谱柱中通过植物提取物，然后利用不同的流动相进行梯度洗脱，各种化合物将在不同时间点被分离并检测。HPLC 分析可以提供对挥发油、黄酮类化合物、多酚类化合物等成分的定量和定性信息，为进一步研究提供了基础数据。

GC 通常用于分析香菊提取物中的挥发性成分。通过 GC 分析，可以将挥发油中的各种成分分离并定量。这种方法能够识别和定量香菊提取物中的挥发性化合物，如挥发性酯类、醛类、醇类等，从而帮助了解其在香菊中的含量和分布情况。

MS 是一种用于确定化合物分子结构的重要技术。将香菊提取物中的化合物离子化并进行 MS 分析，可以得到其分子量和分子结构信息。结合 MS 和色谱技术，可以确定提取物中的特定成分并分析其分子结构，从而更全面地了解香菊提取物的组成和特性。

NMR 是一种用于确定化合物结构的强大技术。通过 NMR 分析，可以直接观察到分子中不同原子的相对位置和化学环境，从而确定化合物的结构。这种方法对于香菊提取物中的复杂成分的结构分析非常有用，可以帮助研究人员准确地确定其中的化学成分。

通过以上的分析技术，研究人员可以确定香菊提取物的化学成分和含量，进而建立其化学指纹图谱。这些数据对于产品的标准化和质量控制至关重要，同时也为进一步的药理研究和临床应用提供了基础。因此，化学成分分析在香菊全方位养护及现代药理研究中具有重要意义，为深入理解其药理作用和开发新产品提供了重要依据。

（2）物理性质

香菊提取物的物理性质，如溶解度和挥发性，对其在各种产品中的应用具有重要影响。了解和控制这些物理性质有助于优化香菊提取物的应用效果，并确保产品的质量和稳定性。溶解度和挥发性是两个关键参数，通过实验室测试和分析，可以对香菊提取物的性质进行评估和调控。

溶解度是指在一定温度和压力下，在 100 g 溶剂中所能溶解溶质的最大质量。对于香菊提取物而言，其溶解度直接影响其在水或油基配方中的溶解情况，从而影响其在产品中的均匀性和生物利用率。不同溶剂对香菊提取物的溶解度可能存在差异，因此需要进行针对性的溶解度测试以确定最适合的溶剂和溶解条件。例如，在制备口服液或外用药膏时，需要考虑香菊提取物在水、酒精或植物油中的溶解度，以确保其有效成分能够充分溶解并发挥作用。

挥发性是指物质在一定温度下从液态向气态的转化速率。对于香菊提取物，其挥发性主要指香菊精油中挥发性成分的释放速度和持久性。香菊精油中含有多种挥发性成分，如挥发性酯类、醛类等，这些成分对于产品的香气和疗效具有重要作用。挥发性成分的释放速度和持久性直接影响产品的香气浓度和持久时间，因此需要通过挥发性分析来评估和控制香菊提取物在产品中的挥发性。

针对这些物理性质的评估通常依赖标准化的实验室测试方法。对于溶解度测试，常用的方法包括摇瓶法、旋转瓶法和等温溶解度测试等。通过这些方法，可以确定香菊提取物在不同溶剂中的溶解度，并优化配方以提高其溶解度和稳定性。而对于挥发性分析，则常采用 GC 等技术，通过监测挥发性成分的释放曲线和峰面积来评估其挥发性和持久性。

（3）稳定性与保存条件

提取物的稳定性是确保其在储存和使用过程中保持活性和安全性的关键。在香菊全方位养护及现代药理研究中，对提取物的稳定性进行全面的考察和研究是非常必要的。随着时间的推移，提取物可能会受到各种因素的影响而失去活性，包括温度、光照、氧气和湿度等。因此，开发有效的保存条件对于保证提取物的质量和稳定性至关重要。

温度是影响提取物稳定性的重要因素之一。在高温环境下，提取物可能会分解或失活，因此需要选择合适的储存温度来保护其活性成分。通常情况下，低温储存是有效的保护措施之一，可以延长提取物的保质期并减缓其分解速度。

光照也是影响提取物稳定性的重要因素之一。许多提取物对光敏感，暴露在光照下可能会导致其降解或失去活性。因此，在储存和运输过程中需要采取适当的措施来减少光照对提取物的影响。常见的做法包括使用不透光的包装材料和存储容器，以及将提取物存放在避光的环境中，如暗室或密封容器内。

氧气和湿度也会对提取物的稳定性产生影响。氧气可能会促使氧化反应的发生，导致提取物中活性成分的降解。因此，通常采用密封包装和惰性气氛来减少提取物与氧气的接触，从而保护提取物的稳定性。另外，湿度的增加可能导致提取物中的微生物污染和水解反应的发生，因此需要保持提取物处于干燥状态，避免湿度过高。

为了确定最佳的保存条件和保质期，通常需要进行加速老化测试和长期稳定性研究。通过将提取物样品暴露于各种条件下，包括不同温度、湿度和光照条件等，可以模拟长期储存的情况，并评估提取物的稳定性和变化情况。这些研究可以为制定合适的保存条件提供科学依据，从而保证提取物在储存和使用过程中的质量和稳定性。

除了上述因素，抗氧化剂的添加和包装材料的选择也可以显著提高提取物的稳定性。通过综合考虑以上因素，并结合实验室测试和研究，可以有效地保护和维护提取物的活性成分，从而确保其在产品中的稳定性和效果。这些工作对于实现香菊全方位养护及现代药理研究具有重要意义，为推动相关产品的发展和应用提供了重要保障。

（4）生物活性与功能性评估

评估香菊提取物的生物活性和功能性是确保其在医疗保健领域和其他应用中发挥作用的关键步骤。这种评估往往需要结合体外和体内试验，以全面了解其潜在健康益处和功能性应用。体外试验可以在较短的时间内进行初步筛选，而体内试验则更贴近实际应用环境，可以提供更可靠的数据支持。

体外试验通常用于评估香菊提取物的基本生物活性，如抗氧化、抗炎和抗菌活性。抗氧化试验可以通过体外模拟氧化环境，评估提取物对自由基的清除能力和对细胞氧化损伤的保护作用。抗炎试验则通过模拟炎症反应，评估提取物对炎症介质的调节作用，以及对炎症相关信号通路的影响。抗菌试验则可以评估提取物对细菌和真菌的抑制效果，从而确定其在抗菌产品中的潜在应用。

体内试验则更加贴近真实应用场景，可以提供更可靠的数据支持。动物模型试验可以评估香菊提取物在整体生物系统中的作用机制和生物效应。通过动物模型，可以评估提取物的安全性、毒性和药效学特性，从而为临床应用提供重要参考。临床试验则是评估香菊提取物在人体中的效果和安全性的关键手段。通过随机对照试验等设计，可以评估提取物在人体中的生物利用度、药代动力学特性及对目标健康指标的影响。

综合体外和体内试验的结果，可以全面评估香菊提取物的生物活性和功能性，并确定其在健康补充剂或功能性食品中的潜在应用。这种评估为香菊提取物的全方位养护及现代药理研究提供了重要支持，有助于揭示其在预防和治疗疾病方面的潜力。同时，这种评估也为相关产品的开发和推广提供了科学依据，促进了香菊提取物在医疗保健领域和其他领域中的广泛应用。

5.3.3 精油与提取物的应用

香菊精油和提取物因其多方面的生理活性被广泛应用于多个领域，从医疗保健到食品工业，再到化妆品和环保领域。以下详细探讨了这些应用，突出其多样性和对各行各业的贡献。

香菊精油和提取物在医药和保健产品领域的应用主要得益于它们的抗炎、抗菌、抗氧化和镇痛特性。这些化合物常被用于制造药膏、消炎药、疼痛缓解剂和免疫增强剂。香菊提取物的抗炎效果使其成为关节炎和皮肤炎症治疗药物的理想选择。其天然抗菌特性也被用于开发治疗呼吸系统感染和皮肤感染的药品。在保健品方面，香菊提取物因其抗氧化属性常被添加到抗衰老和增强身体抵抗力的保健食品中。

在食品工业中，香菊提取物用作天然添加剂以提升食品的营养价值和延长保质期。由于其抗氧化和抗微生物特性，这些提取物可作为天然防腐剂用于肉类和乳制品中，延长食品的保存时间，同时减少对合成添加剂的依赖。香菊提取物还可用作风味增强剂，为各类饮料和烘焙产品增添独特的香气和风味。

香菊提取物在化妆品和个人护理产品中的应用主要源于其抗炎、抗氧化和舒缓特性，这些特性对于抗老化、皮肤保湿和敏感皮肤护理尤为重要。例如，香菊精油常用于面部精华液、护肤霜和面膜中，帮助减少皮肤红肿和刺激，提升肌肤的整体健康。其天然成分和温和性也使其成为婴儿和儿童护肤产品的理想选择。

香菊提取物的环保应用正在逐渐展开，尤其是在生态友好的杀虫剂和杀菌剂研发中。这些提取物因其天然成分和低毒性，被用于开发安全的农业害虫管理解决方案，帮助减少对化学农药的依赖，从而减轻对环境的影响。香菊精油在芳香疗法和自然保健领域也广受欢迎，也可以用于改善空气质量和提升居住或工作环境的舒适度。

5.3.4　市场趋势与消费者需求

随着消费者对自然和健康产品需求的增加，香菊精油与提取物市场正在经历快速的变化与增长。以下深入探讨了这一市场的规模、消费者偏好变化、新兴市场的开发机会，以及当前的竞争环境和市场策略。

香菊精油与提取物的市场规模近年来显著增长，预计未来几年将持续增长。这一增长主要由健康意识的提升、天然产品需求的增加及全球化妆品、保健品和食品添加剂市场的扩展驱动。根据行业分析报告，香菊提取物在护肤品和药品行业中的应用是推动市场增长的主要因素之一。此外，对环保农业解决方案的需求也促进了香菊天然提取物作为生物杀虫剂和杀菌剂的开发与应用。

消费者对健康和天然成分的偏好正在不断增强，这直接影响了香菊提取物的市场动态。现代消费者越来越倾向于选择标榜为"无添加""有机""全天然"的产品。这种趋势推动了香菊提取物在无化学添加和天然保健品中的广泛应用。此外，随着消费者对产品来源和生产过程的透明度要求增加，可持续生产和道德采购成为品牌需要重视的方面。

随着全球化和市场接入能力的提升，新兴市场为香菊提取物的生产商提供了新的增长机会。特别是在亚洲和非洲等地区，由于传统草药的流行及对天然健康产品的高需求，香菊提取物市场正在迅速扩展。在这些地区，企业需要通过市场调研来定制产品和营销策略，以满足当地消费者的特定需求和文化偏好。

香菊提取物市场虽然提供了广阔的商业机会，但竞争也相当激烈。成功的市场策略需要强调产品的独特性、健康益处及生产过程的可持续性。此外，合作与合资企业是进入新市场的常用策略，尤其是在法规复杂或市场进入门槛较高的地区。品牌还需要通过积极的市场营销和教育活动来提升消费者对香菊提取物益处的认识，同时利用数字营销工具来扩大市场影响力和促进消费者参与。

5.4 现代分析技术在香菊研究中的应用

本节展示了如何有效利用这些先进工具来研究香菊的化学成分和生物活性。同时，探讨了技术创新，如自动化和高通量分析，以及这些技术在环境科学、食品工业、法医学和材料科学等领域的应用。这些分析技术不仅增强了对香菊的科学理解，也推动了相关领域的技术进步和应用扩展。

5.4.1 分析技术的选择与应用

在香菊研究中，选择正确的分析技术对于精确识别和量化其化学成分至关重要。以下详细讨论了色谱技术、质谱技术的应用，这些技术是现代植物化学分析中的基石。

（1）色谱技术

色谱技术是分离复杂混合物中各个组分的最有效方法之一。在香菊研究中，主要使用的色谱技术包括以下几种。

1）高效液相色谱（HPLC）：适用于分离和定量香菊中的水溶性和非挥发性化合物，如黄酮类和多酚类化合物。

HPLC 是指一种用液体为流动相的色谱分离分析方法。采用高压泵、化学键合固定相高效分离柱、高灵敏专用检测器等技术建立的一种液相色谱分析法，具有高压、高效、高灵敏度等特点。HPLC 是在气相色谱和经典色谱的基础上发展而来的，其在原理上与经典色谱法没有本质上的区别，主要由高压输液系统、进样系统、分离系统、检测器系统和数据处理系统五大系统组成。其原理是以液体为流动相，采用高压输液系统，样品溶液经进样器进入流动相，被流动相载入固定相内，由于样品溶液中的各组分在两相中具有不同的分配系数，在两相中做相对运动时，经过反复多次的吸附—解吸的分配过程，各组分在移动速度上产生较大的差别，被分离成单个组分依次从柱内流出，通过检测器进行检测。HPLC 分析又可分为以下几种。

①固液吸附色谱。固定相是固体吸附剂，根据被分离组分的分子与流动相分子争夺吸附剂表面活性中心的吸附能力的差别而分离。

②液-液分配色谱。固定相是在惰性载体表面涂敷或键合的一层固定液薄膜，根据被分离的组分在流动相和固定相中溶解度不同而分离。

③键合相色谱。正键合相色谱分离使用的是极性键合固定相，主要靠范德瓦耳斯作用力的定向作用力、诱导作用力或氢键作用力；反键合相色谱分离使用的是极性较小的键合固定相，其分离机制可用疏溶剂作用理论来解释。

④凝胶色谱。凝胶色谱又称分子排阻色谱，它是根据分子尺寸不同而分离的。

HPLC 采用高压输液泵输送流动相，所采用的填料为小粒径的填料。因此，现代高效液相色谱仪具有压力高、分析速度快、分析效率高和灵敏度高等特点。迄今为止，HPLC 得到了迅速发展，已经发展到超高效液相色谱 UPLC 阶段。UPLC 相比 HPLC 主要的特点是使用更小颗粒粒径的固定相，并使用超高压输液泵和高速采样速度的灵敏检测器。因此，UPLC 技术具有更高的分离度与分析灵敏度，分析速度也得到较大提升。目前，HPLC 已经广泛应用于有机合成、食品分析、药物分析、环境分析、质量监控等与人类日常生产生活密切相关的各个方面。在整个 HPLC 系统中，色谱柱被誉为 HPLC 的心脏，它是各个组分在 HPLC 系统中实现分离的基础，并且在很大程度上决定了 HPLC 的应用范围。高效液相色谱仪分析流程如图 5-1 所示。

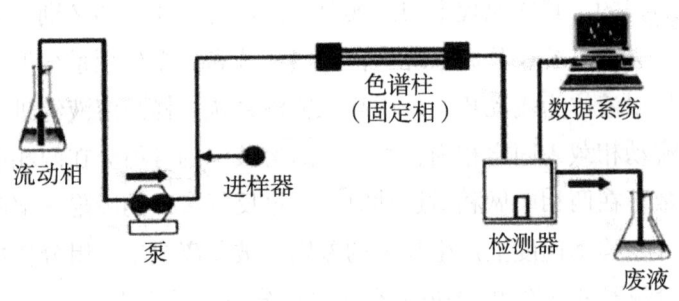

图 5-1　高效液相色谱仪分析流程

2）气相色谱（GC）：常用于分析香菊精油中的挥发性有机化合物，如萜烯和芳香族化合物。

按照国际纯粹与应用化学联合会的定义，色谱法是将待分离组分在固定相和流动相间进行分配的物理分离方法。色谱法中有两个相，一个相是流动相，另一个相是固定相。如果用液体作为流动相，就称为液相色谱；用气体作为流动相，就称为气相色谱。GC 就是以气体为流动相的色谱方法，主要用于分离易挥发物质。1906年,俄国植物学家茨维特(M. S. Tswett)首次使用了"chroma-tography"(色谱)一词,标志着现代色谱法的诞生。1941年,英国人马丁(A. J. P. Martin)和辛格(R. L. M. Syg)在研究分配色谱理论的过程中,预言气体可替代液体作为流动相。随后马丁和詹姆斯(A. T. James)在1952年合作采用气-液分配色谱分离挥发性脂肪酸,进一步推进了GC技术的发展。此后,GC进入了高速发展的阶段,1955年第一台商业化气相色谱仪问世,1956年,色谱过程的速率理论被提出,1957年毛细管气相色谱诞生,1979年弹性石英毛细管色谱柱出现。从理论的研究到各种检测技术的应用,GC已经发展到非常成熟的水平,成为实验室分析的常规手段,并在环境分析等各领域广泛应用(图5-2)。

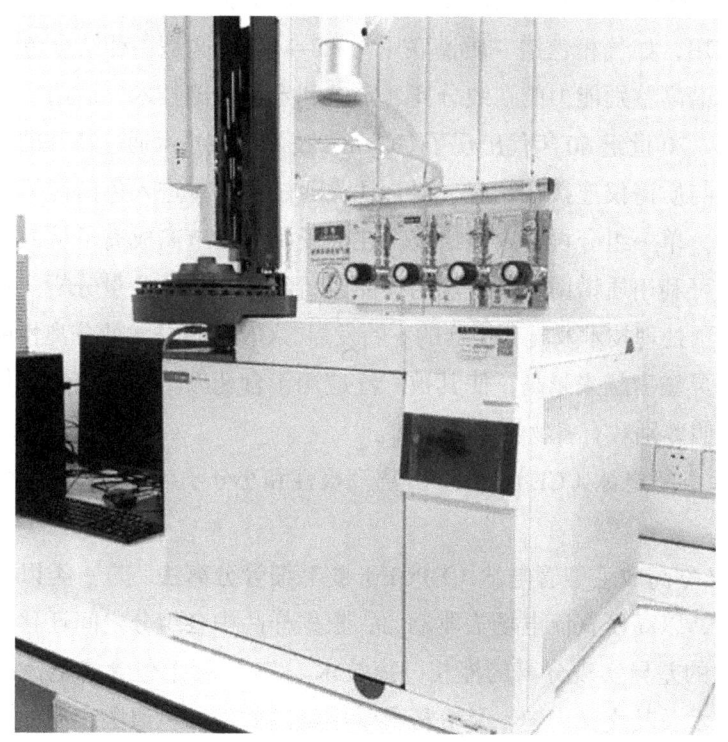

图5-2 气相色谱仪

GC 根据所用的固定相不同，可以分为两种，用固体吸附剂作为固定相的称为气固色谱，用涂有固定液的单体作为固定相的称为气液色谱。按色谱分离原理来分，气相色谱法可分为吸附色谱和分配色谱两类，在气固色谱中，固定相为吸附剂，气固色谱属于吸附色谱，气液色谱属于分配色谱。按色谱操作形式来分，气相色谱属于柱色谱，根据所使用的色谱柱粗细不同，可分为一般填充柱和毛细管柱两类。一般填充柱是将固定相装在一根玻璃或金属的管中，管内径为 2～6 mm。毛细管柱又可分为空心毛细管柱和填充毛细管柱两种。空心毛细管柱是将固定液直接涂在内径只有 0.1～0.5 mm 的玻璃或金属毛细管的内壁上，填充毛细管柱是近几年才发展起来的，它是将某些多孔性固体颗粒装入厚壁玻管中，然后加热拉制成毛细管，一般内径为 0.25～0.5 mm。在实际工作中，GC 以气液色谱为主。目前 GC 技术常与其他技术联用，如气相色谱 – 质谱联用（GC-MS），这是一种结合色谱高分离能力和质谱高鉴别能力的在线分离、定性和定量检测技术，适用于挥发性成分的分析。20 世纪 60 年代出现了 GC-MS 技术，该技术通过特殊的接口将气相色谱仪与质谱仪连接在一起，混合样品通过进样口进入色谱柱后被分离成单一组分，单一组分再进入质谱仪，在离子源中被电离成离子从而获得质谱信号，即可利用质谱图对所检测的样品进行组分结构及定量分析。近年来，随着样品预处理技术及配套仪器的不断发展，GC-MS 技术的分离性能越来越好、检测灵敏度越来越高，使其被广泛应用于食药领域中的成分分析、品质分析、掺假鉴别和有害物检测等方面。

3）毛细管电泳（CE）：用于分离高极性和小分子化合物，适用性广泛，成本较低。

CE 又称高效毛细管电泳（HPCE）或毛细管分离法，是一类以毛细管为分离通道，以高压直流电场为驱动力，根据样品中各组分之间迁移速度和分配行为上的差异实现分离的液相分离技术。CE 实际上包含了电泳技术和色谱分析技术及其交叉内容，是分析科学中继高效液相色谱法之后的又一重大进展，它使分析科学得以从微升水平进入纳升水平，并使细胞分析乃至单分子分析成为可能。CE 技术不但能分析中、小相对分子质量样品，而且适合分析扩散系数小的生物大分子样品，这是高效液相色谱仪无法做到的。CE 在检验医学中的应用十分广泛，检测样品的来源有尿液、血浆、血清、脑脊液、红细胞及其他体液或组织，以及试验动物活体等。分离对象包括蛋白质、多肽、氨基酸、糖、酶、DNA、寡核苷酸、病毒、小分子和生物活性分子、离子、药物及其代谢产物等。用途有临床疾病辅助诊断、临床蛋白质分析、临床药物分析、代谢研究、病理研究、同工酶分析、PCR 产物分析、DNA 片段及序列分析等。它由于具有无法比拟的高效和快速性，受到生命科学、医学、药物分析及化工、环保等领域极大的关注。

溶液中的带电粒子以高压电场为驱动力，沿毛细管通道，以不同速度向与其所带电荷相反的电极方向迁移，并依据样品中各组分之间分配行为上的差异而实现分离。在电场作用下，依据离子迁移的速度不同而对组分进行分离和分析，以两个电解槽和与之相连的内径为 20 ~ 100 mm 的毛细管为工具，毛细管电泳所用的石英毛细管柱，在 pH 值大于 3 的情况下，其内表面带负电荷，和缓冲液接触时形成双电层，在高压电场的作用下，双电层一侧的缓冲液由于带正电荷而向负极方向移动形成电渗流。同时，在缓冲液中，带电粒子在电场的作用下，以不同的速度向其所带电荷极性相反的方向移动，形成电泳，电泳速度即电泳淌度。在高压电场的作用下，根据在缓冲液中各组分之间迁移速度和分配行为上的差异，带正电荷的分子、中性分子和带负电荷的分子依次流出，带电粒子在毛细管缓冲液中的迁移速度等于电泳淌度和电渗流的矢量和，各种粒子由于所带电荷量、质量、体积及形状等因素不同，所以迁移速度有所不同，进而实现分离。在毛细管靠负极的一端开一个视窗，用于连接各种检测器。由于毛细管的管径细小、散热快，即使是在高压电场和高温的条件下，也不会像常规凝胶电泳那样使胶变性，影响分辨率。

这些技术能够提供关于香菊提取物成分的详细信息，包括纯度、浓度和可能的降解产物。

（2）质谱技术

质谱技术是一种强大的分析工具，用于确定分子的质量和结构。在香菊研究中，质谱常与色谱技术结合使用，如气相色谱－质谱联用（GC-MS）和液相色谱－质谱联用（LC-MS），以增强分析的准确性和灵敏度。

1）GC-MS：适合分析香菊精油中的挥发性化合物，能够准确鉴定分子结构。

GC 分析条件与普通的气相色谱的条件设置相同，要根据样品情况进行设置。在分析样品之前应尽量了解样品的情况，如样品组分的多少、沸点范围、相对分子质量范围、化合物类型等。一般情况下，如果样品组成简单，可以使用填充柱，样品组成复杂则一定要使用毛细管柱。根据样品类型，如极性、非极性和弱极性等选择色谱柱的固定相，极性组分选用极性固定相，非极性组分选用非极性固定相。柱长加长能增加塔板数，使分离度提高。但柱长过长，峰变宽，柱阻也增加，并不利于分离。气化室温度取决于样品的挥发性、沸点及进样量，其可等于样品的沸点或稍高于沸点，以保证迅速全气化。但一般不超过沸点 50 ℃，以防样品分解。对于稳定性差的样品，可用高灵敏度检测器，降低进样量，这时样品可在远低于沸点温度下汽化。在最难分离的组分有符合要求的分离度的前提下，尽可能采用较低柱温。低柱温可增大分配系数，增加选择性，减少固定液流失，延长柱寿命及降低检测本底。柱温降低，液相传质阻抗增加，而使峰扩张，柱温太低则会出现拖尾，故以不拖尾为度。因此，可根据样品沸点来选择柱温。分离高沸点样品（300～400 ℃），柱温可比沸点低 100～150 ℃。分离沸点＜300 ℃的样品，柱温可选择比平均沸点低 50 ℃至平均沸点的温度。对于宽沸程样品（混合物中高沸点组分与低沸点组分的沸点之差称为沸程），需采取程序升温的方法。程序升温改善了复杂成分样品的分离效果，使各成分都能在较佳的温度下分离。程序升温还能缩短分析周期，改善峰形，提高环境监测中检测灵敏度。载气流量会直接影响色谱柱的塔板高度或分离效能。载气采用低线速时，宜用氮气为载气，高线速时宜用氢气（黏度小）。载气流量一般有最佳值，通过调整载气流量可以改善色谱分离度。填充柱流量一般为 10～30 mL/min，毛细管柱流量一般为 1 mL/min 左右。MS 分析条件的选择包括扫描范围、扫描速度、灯丝电流、电子能量、倍增器电压等。其中，灯丝电流、电子能量等已在仪器自动调整时设定好。扫描范围就是通过分析器的离子的质荷比范围，该值的设定取决于目标化合物的相对分子质量，应该使化合物所有的离子都在设定的扫描范围之内。倍增器电压与仪器灵敏度有直接关系。在仪器灵敏度能够满足要求的情况下应使用较低的倍增器电压,以保护倍增器,延长其使用寿命。在进行 GC-MS 分析时,一般不希望大的溶剂峰出现在色谱图中,同时,溶剂在电离、质量分离和检测时会污染离子源、分析器和电子倍增器。因此,GC-MS 有一个去溶剂时间的设定,该时间设定之后,从进样到设定的时间之内,灯丝电流和倍增器电压一直为 0,此时,离子不会产生。过了设定时间之后,目标化合物的离子才开始产生并得到检测。这样,在总离子色谱图上不会出现溶剂峰,同时也保护了灯丝、质量分析器和倍增器。

在一般 GC-MS 分析中,样品连续进入离子源并被连续电离,产生的离子进入质量分析器。质量分析器每扫描一次(如 1 s),检测器就得到一个完整的质谱并送入计算机存储。样品浓度大,质谱峰就强。样品浓度随时间变化。因此,得到的质谱峰强度也随时间变化。如果一个组分从色谱柱开始流出到完全流出大约需要 10 s。计算机就会得到这个组分不同浓度下的 10 张质谱图。同时,计算机就把每张质谱的所有离子强度相加得到总离子强度。这些随时间变化的总离子强度所描绘的曲线就是样品总离子色谱图,其横坐标是保留时间或质谱扫描次数,纵坐标为离子强度。总离子色谱图中每个峰表示一个组分。它的外形和由一般色谱仪得到的色谱图是一样的。只要所用色谱柱相同,样品出峰顺序就相同。其差别在于,总离子色谱图所用的检测器是质谱仪,而一般色谱仪所用的检测器是氢焰、热导等。两种色谱图中各成分的校正因子不同。由总离子色谱图可以得到任一组分的质谱图,并且可以根据峰面积进行定量分析。

2)LC-MS:对于复杂的植物提取物,尤其是含有宽范围极性化合物的样品,LC-MS 提供了无与伦比的灵敏度和选择性。

LC-MS 技术是以 HPLC 为分离手段,MS 为检测器的一门综合性分析技术。它集液相色谱(LC)的高分离能力与 MS 的高灵敏度、极强的定性专属特性于一体,成为有机合成和药物研发中不可或缺的工具。LC-MS 仪主要由高效液相色谱仪、接口装置(同时也是电离源)、质谱仪组成。高效液相色谱仪与一般的液相色谱仪相同,其作用是将混合物样品分离后使其进入质谱仪。一般的液相色谱仪是试样中的各成分在色谱柱上分离后进入检测器,这些检测器对物质的定性主要根据保留时间，定量根据峰强度和面积。色谱仪在分离能力上优越，但是对多成分同时分析及有些成分几乎同时出峰的情况，色谱仪难以做到准确的定性、定量分析。另一方面，MS 是测定各离子强度的高灵敏度检测方法。所得的质谱由于可表示某质荷比的离子存在的程度，非常有助于定性分析。质量数在分子中是特有的信息，而 MS 可以直接获得这些信息。但是，这是在单一成分测定时的情况，而在多数成分同时进样时极难进行质谱的解析。在化学合成过程中，LC-MS 主要应用在高通量化合物库的分析、合成过程反应监测、化合物分子量及结构确认、未知化合物的辨识、杂质分析等方面。

在化学合成中应用 LC-MS 谱图解析时，一般首先根据目标化合物的分子量在质谱图上找到相应的位置，然后通过色谱检测器的积分确定各个化合物的相对含量。质谱解析时首先需要确认准分子离子峰，得到化合物的分子量信息，这对有机分子的定性分析十分重要。然后根据同位素离子峰，碎片峰等推测化合物包含的原子和可能的结构片段。

5.4.2 分析技术的优势与局限

在香菊研究中，采用现代分析技术进行化学成分的识别和定量具有不可忽视的优势，但这些技术也存在一定的局限性。了解这些优势和局限是确保研究质量和应用有效性的关键。以下探讨了分析技术的准确性、成本效益。

（1）技术的准确性

现代分析技术，如 HPLC、GC-MS、核磁共振（NMR）和光谱技术，提供了高准确性的数据，这是它们广泛应用于香菊研究的主要原因之一。

HPLC 和 GC-MS 能够提供极为精确的化合物定性和定量分析，精度通常达到纳克级（10^{-9} g）。NMR 提供了分子结构的详细信息，准确性非常高，特别适合解析复杂结构。光谱技术，如紫外-可见光谱和红外光谱，虽然提供的结构信息不如 NMR 详细，但在快速筛查和初步分析中非常有效。

（2）成本效益分析

尽管现代分析技术能提供高准确性的数据，但这些技术的成本相对较高。设备投资成本高，如 GC-MS、HPLC 和 NMR 设备需要较大的初始投资。运行和维护成本高，这些设备的运行需要专业的技术支持和定期维护，另外耗材和试剂也很昂贵。虽然初始投入和维护成本较高，但长远来看，这些技术能够提供更可靠和精确的数据，有助于提高研究和产品开发的成功率，从而可能实现成本效益。现代分析技术通常操作复杂，需要专业知识和技能。操作人员需要接受专业培训，具备一定的化学和仪器操作知识。某些技术，如 NMR 和 GC-MS 的数据解析复杂，需要高级的数据处理软件和专业的解析技能。

现代分析技术虽然功能强大，但其应用范围和适用性受到一定限制。HPLC 和 GC-MS 主要适用于小分子和挥发性有机化合物，对大分子或非挥发性物质的分析可能不适用。NMR 虽然能提供详尽的结构信息，但对样品量有较高要求，且对于极度复杂的生物样品，解谱可能非常有挑战性。光谱技术通常适用于快速筛查和初步分析，但可能无法提供完整的化合物鉴定。

5.4.3 技术创新与未来趋势

在香菊研究和其他植物研究领域，技术创新正不断推动分析方法的进步。这些创新不仅提高了分析的效率和精度，还拓宽了研究的可能性。以下将探讨几个主要的技术创新方向和未来趋势，包括新技术的开发、自动化与高通量分析、多维度分析技术。

（1）新技术的开发

分析技术的不断进步为香菊及其他植物的研究提供了新工具。

1）微流控芯片技术（microfluidie chip technology）：这种技术通过微型化试验平台使得试验更加高效和经济，特别适合于细胞水平的生物活性筛选。

微流控芯片技术是在微米或亚微米尺度上对流体进行控制，并实现检测、分离等功能的集成芯片技术，也被称为芯片实验室（lab-on-a-chip）技术。通常说来，微流控芯片尺寸大约为几个到几十个平方厘米，其上可分布数条或数百条微米或亚微米管道。微流控芯片技术在医药、生化、环境与安全等领域具有广泛的应用前景。

微流控芯片技术的发展与半导体芯片技术密切相关。众所周知，半导体芯片技术是信息技术时代的重大发明，信息技术从电子管到半导体芯片（集成电路）的发展，实现了计算性能质的飞跃。过去数十年内，半导体芯片技术正如摩尔定律预言的呈指数级飞速发展，半导体芯片也从最初可集成几十个晶体管，发展到可集成数百万甚至上亿个晶体管。同时，半导体芯片技术的发展极大地推动了微纳米技术的进步。在信息技术迅猛发展的同时，生物医药技术成为创新发展热点。微流控芯片技术可上溯到20世纪80年代出现的集成化微管道系统（integrated microconduit systems，IMCS），但受限于跨学科技术发展的思维局限，该技术在当时没有得到科研人员的重视。进入90年代，Maz等提出了微全分析系统（micro total analysis systems，μTAS）的概念，Harrison等实现了微流控芯片毛细管电泳分离试验，微流控芯片的发展开始融入多学科交叉的思想。同时，实现了基于毛细管电泳的微流控芯片技术的商业化，也极大地促进了人们对该技术的关注。在这之后，多通道微流控芯片技术的发展，以及软刻蚀等微流控芯片制作工艺的发展，为微流控芯片技术的进一步产业化及拓宽该技术的科研、应用领域铺平了道路。进入21世纪，微流控芯片技术开始朝着大规模集成的方向发展。类比于半导体芯片大规模集成电路，微流控芯片大规模集成技术的出现被视为微流控芯片发展的一次飞跃，进一步体现了微流控芯片在科学研究和商业应用方面的巨大潜力。

2）纳米技术：纳米粒子被用作标记或载体，以提高特定分子的检测灵敏度和选择性。

在单个原子、分子层次上能够精确观测、识别和控制物质的种类、数量和结构形态的技术为纳米技术。在纳米尺度范围内，纳米技术能够研究物质的特性和相互作用，从而根据物质独特的性能去制造能够满足特定要求的功能性产品，是一种涉及多领域交叉的新型技术。纳米技术包括纳米尺寸工程粒子、纤维、涂层等纳米材料的开发和生产。纳米技术大致可以划分为3个主要的发展进程：第一阶段是基于对纳米粉体的制备方法及其性能表征的探索。研究对象一般局限于纳米晶体或纳米相材料。第二阶段是研究如何根据目的或需求来设计纳米复合材料。通常情况下，根据纳米材料复合的不同形态和形式，可以将其分为纳米微粒与纳米微粒复合（0-0复合），纳米微粒与二维薄膜复合（0-2复合），以及纳米颗粒与三维块体材料复合（0-3复合）。第三阶段是对纳米组装体系的研究。主要包括对以纳米颗粒及纳米丝、管等为基本单元的纳米结构的体系研究。纳米材料根据化学成分分为纳米陶瓷、纳米金属及纳米复合材料等。根据物理特性又可以分为纳米半导体、纳米铁电体、纳米热电材料等。

3）生物传感器：基于特定生物识别元件的传感器能够实时、快速地监测环境或生物体内的化学变化，适用于活体内分析和快速诊断。

生物传感技术是生物医学、信息、物理、仿生、材料化学等多学科融合的高科技领域，技术的不断进步促使生物传感器推陈出新。生物传感器由于具有灵敏度高、体积小、选择性强、分析时间短、制备工艺简单等特点，已被广泛应用于智慧医疗、毒性检测、可穿戴设备、污染物监测、饮食健康等重要领域。由于人们物质生活和精神生活需求的持续提高，目前，生物传感器正向无创、精确、便携式检测方向发展，并逐渐取代传统的生物测试技术。同时随着生物技术、微机电系统（micro-electro-mechanical system，MEMS）技术和纳米技术的兴起，微纳生物传感技术也应运而生。生物传感器开始向智能化分析、集成化制备、便捷式操作方向发展，各种新型材料、制备技术和测试系统也随之涌现。近年来，以基于聚合物基纳米复合材料的表面应力生物传感器为代表的新型生物传感器已然成为生物传感领域的研究热点。表面应力生物传感器具有无标识、低噪声、高精度、易集成、易制备等优点，在医学研究、生物标志物检测等多领域中具有重要的应用前景。

这些新技术能够提供更快、更灵敏、更具成本效益的分析方法，对科学研究和实际应用都具有重要意义。

（2）自动化与高通量分析

自动化技术和高通量分析方法正在变革传统的试验流程，特别是在药物开发和复杂样品分析中。

1）自动化样品处理：自动化液体处理系统可以减少人为误差，提高试验的重复性和可靠性。

市场上出现越来越多的分子生物学试验自动化样品处理装置，自动装置使样品的制备变得更高效和节约。核酸可以用有机溶剂提取：在裂解剂的作用下，核酸被吸附到二氧化硅上，然后在低浓度盐溶液作用下被洗脱下来。核酸捕获技术包括基于二氧化硅膜的自动化核酸捕获技术及自动化磁珠捕获核酸技术。能否与高能量扩增系统连接是新一代自动化样品处理系统的主要问题。自动化样品处理系统得到的结果更可靠，然而，和一些手工样品处理方法一样，扩增抑制物可能随着样品核酸同时由自动化方法提取出来，从而降低分子生物学试验在临床意义上和分析意义上的灵敏度。和信号扩增技术相关的自动化是与检测要素相关联的。自动化过程包括对需要加热、混合的试剂和寡聚核苷酸探针的吸取、分发，在指定温度下对孵育时间的监控，以及对结果的分析。根据所做试验和程序，有时可能需要实验室技术人员的参与和监控。

2）高通量筛选：使用机器人技术和自动化分析仪器，能够同时处理和分析成千上万的样品，极大地加快了新药发现和功能性测试的速度。

高通量筛选是将中药化学中快速、高效及自动分离技术与细胞生物学、分子药理学、分子生物学、生物化学、病理学等学科相结合，并将不断出现的分子、细胞水平的药物筛选模型应用到药物研究和筛选过程中，产生的一种中药药效物质基础的研究模式。其研究思路与方法为：①利用现代提取分离技术，快速高效地分离提取中药中的化学成分，制备适用于高通量筛选并符合"一药多筛"要求的中药提取物或组分样品库；②建立适合中药研究的高通量筛选模型和技术，并对快速分离获得的大量样品进行生物活性筛选；③根据生物活性筛选结果，结合活性样品的理化性质，直接指示中药中的有效成分，再应用合适的分离技术，提取分离有效成分。

这种研究模式是现代化分离分析技术与药物筛选技术的有机结合，具有以下特点：①高通量筛选采用的是细胞、分子水平的筛选模型，将用现代分离技术得到的大量样品，通过大规模的生物活性筛选，能够反映出中药化学成分生物活性的多样性;②能够在分子、细胞水平上认识中药的作用和机理;③具有单次筛选的样品用量少,但筛选的样品数量多的特点,充分挖掘和利用宝贵的中药资源,减少大量浪费;④高通量筛选属于一种广泛的生物活性筛选方法,尚未考虑中药的传统功效及临床应用,需要进一步临床验证。

(3)多维度分析技术

多维度分析技术结合了多种分析手段来提供更全面的数据,包括以下内容。

1)联用技术:如GC-MS/MS(气相色谱-串联质谱)或LC-NMR-MS(液相色谱-核磁共振-质谱联用),能够提供样品的综合化学和结构信息。

联用技术是指将两种或两种以上的分析技术在线结合起来,重新组合成一种以实现更快速、更有效分离和分析的技术。最常用的联用技术是将分离能力最强的色谱技术与MS或光谱检测技术相结合。色谱法虽然具有分离能力高、灵敏度高和分析速度快等优点,但只凭色谱保留值难以对复杂物质中各未知物做出可靠的定性鉴定。而一些谱学技术,如MS、红外光谱、核磁共振波谱等对未知化合物的结构有很强的鉴别能力。因此可以将两者的优越性结合起来,使各种联用技术成为分析复杂混合物的有效方法。联用技术在当今仪器分析领域已成为一个很重要的发展方向。除了色谱与谱学技术联用,还有其他一些联用技术,如CE与荧光检测、紫外检测或质谱联用,GC与光发射检测联用,LC与光发射或原子吸收光谱联用等。这里只介绍应用最为广泛的色谱与各种检测技术的联用。在这种联用系统中,色谱仪相当于将纯物质输入各种谱学仪器的进样装置,而谱学仪器相当于色谱分离产物的定性检测器。要将两者有效地联用起来,关键是要设计一个性能优良的接口。接口的任务是将被分离组分送入检测系统,而排除大量流动相对检测系统的干扰。

MS的灵敏度高,扫描速度快,因此极适合与GC联用,为柱后流出组分的结构鉴定提供确证的信息,而且即使对含量处于g级且在数秒钟内流出的物质也可以鉴别。采用GC填充柱时,载气流量达每分钟数十毫升,因此与高真空离子源极不匹配。为了解决此问题,必须采用接口,即分子分离器。

它的结构如图5-3所示。其基本原理是依据样品分子与载气（H_2）分离的大小与性质不同，当柱后流出物进入分子分离器时，质量小的载气分子扩散迅速，被大量抽除殆尽，而质量大的组分分子绝大部分仍向前移动进入质谱仪，同时达到浓集组分的目的。采用开管柱后，流量降至 $1 \sim 2$ mL/min，因此可将开管柱出口直接插入质谱仪的离子源。从原理上讲，几乎任何质谱仪都可与气相色谱仪联用。四极质谱仪的扫描速度快，但分辨率及灵敏度要差一些，最理想的是傅里叶变换离子回旋共振质谱仪。

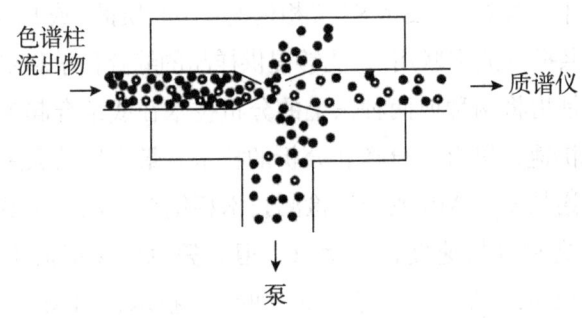

图5-3　喷嘴分子分离器

2）全谱段分析：利用全谱段运行模式，可以捕捉样品的全部可用数据，增强数据的维度和解析度。

5.4.4　分析技术在其他领域的应用

现代分析技术不仅在香菊研究中发挥关键作用，还广泛应用于环境科学、食品工业、法医学与毒理学，以及材料科学等多个领域。这些技术的高灵敏度和精确性使其成为跨学科研究中不可或缺的工具。

在环境科学领域，分析技术主要用于监测环境污染物、评估其对生态和人类健康的潜在影响。使用 GC 和 LC 联合 MS 技术可以检测水体和大气中的有机污染物，如农药和工业化学品。这些技术为环境监测提供了精确的数据，可以帮助制定有效的污染控制策略。

在食品工业中，分析技术被广泛用于食品安全检测、成分分析和质量控制。HPLC 和 GC 技术能够检测食品中的残留农药和食品添加剂，确保食品的安全性。同时，NMR 和红外光谱技术可用于分析食品中的营养成分，提供消费者所需的营养信息。

法医学与毒理学领域利用 MS 和色谱技术进行毒物和药物的检测，这对于解决犯罪案件和进行法庭证据分析至关重要。例如，MS 技术可以用于鉴定血液样本中的药物成分，帮助法医专家确定死因或是否存在毒品滥用的情况。

在材料科学中，分析技术用于研究材料的化学和物理性质。例如，通过扫描电子显微镜和透射电子显微镜可以观察材料的微观结构，而 X 射线衍射分析可以帮助科学家理解材料的晶体结构。这些技术对开发新材料和改进现有材料具有重要意义。

第6章 香菊药性成分的提取与利用

本章详细介绍了如何选择合适的提取技术、优化提取条件、使用先进设备及实现高效质量控制的策略。同时，章节还涵盖了从原料到成品的全过程，包括产品设计、市场需求分析、功能性测试、临床试验及最终的市场推广。此外，讨论了提取物的工业生产技术、持续的质量标准化及可持续发展策略，强调了在现代植物提取与应用领域中，科学创新与环境责任的重要性。这一章不仅为科研人员和工业实践者提供了深度指南，也为市场参与者揭示了香菊提取物的潜在商业价值和应用前景。

6.1 香菊活性成分的提取方法

本节首先比较了常见的提取技术，并探讨了如何针对特定活性成分选择最合适的方法。其次，详细讨论了如何优化提取条件以提高效率和产量，包括温度、pH 值、溶剂选择和提取时间等因素的影响。同时，涉及了提取设备的选择和维护，以及提取过程的可持续性和环保影响。这一节为读者提供了从理论到实践的全面指南，确保读者能够有效地从香菊中提取所需的药用成分。

6.1.1 提取技术的选择

在香菊活性成分的提取过程中，选择合适的提取技术是至关重要的。这不仅关乎提取效率和成本，还涉及环境影响和可持续性。以下内容将详细讨论几种常见的提取技术，并分析它们的成本效益和环保特性。

（1）常见提取技术的比较

提取技术多种多样，每种技术都有其特定的优势和局限性。主要的提取技术包括以下几种。

溶剂萃取（也称液-液萃取）：这是最传统也是最常用的提取方法，通常使用有机溶剂（如乙醇、甲醇或乙酸乙酯）来溶解植物中的活性化合物。该方法简单且成本较低，但使用有机溶剂可能对环境造成负担。溶剂萃取法是体内药物分析中最常用的分离、净化方法。样品在去除蛋白质后（或不经去蛋白），在适当的pH值条件下，用有机溶剂提取溶液中的药物或代谢物。其目的就是从复杂的介质（含有大量的干扰物）中分离出所需的微量成分，并通过溶剂的蒸发使样品得到浓集，以供测定。采用溶剂萃取时，样品的分离、净化效率及药物的回收受诸多因素的影响，为获取最佳的提取效果，主要应就溶液的pH值调节、提取溶剂的选择、提取技术等问题加以考虑。现分述如下。

在用有机溶剂提取时，水相的pH值应尽可能使药物主要以非电离形式的分子存在，其选择的主要依据是被提取组分的pKa值。从理论上，对于碱性药物的最佳pH值要高于pKa值1~2个pH值单位；对于酸性药物的最佳pH值要低于pKa值1~2个pH值单位。这样，就可使90%以上的药物以非电离形式存在，易为有机溶剂提取。作为一般规则，碱性药物在碱性pH值、酸性药物在酸性pH值介质中提取，而对于中性药物则可在近中性pH值条件下提取。但实际上，往往是在pH值偏高的环境下提取较好。这是因为，多数药物为亲脂性的碱性物质，而体液中的内源性物质（干扰物）多为酸性。所以，在碱性条件下内源性物质不易被同时提取，而有利于碱性药物的提取。另外，对于高度电离的极性化合物，很难用有机溶剂从水相中定量提取，可采用"离子对"技术提取。最后，应强调的是，在溶剂萃取中，溶液的pH值多以缓冲液调节，以保持溶液pH值的稳定，获取最佳的提取效率。

在溶剂萃取中，选择好第一个提取溶剂可以减少以后的净化操作。一般选择原则是在满足提取需要（即所选溶剂对待测药物有较大的溶解能力）的前提下，尽可能选用极性小的溶剂。这样，既可得到合适的提取回收率，又可减小干扰物的提取量。烷烃类溶剂是较常用的提取溶剂，但该类溶剂极性较小，存在提取能力弱和药物易在容器表面吸附的不足，可加入少量的醇类改善。例如，庚烷加1%乙醇后在pH=10.2时有较高的提取能力，也有用环己烷加2%异戊醇（或丁醇）的。在许多情况下，因为采用单一溶剂不能有效地提取待测成分，所以大多采用不同极性的混合溶剂。混合溶剂的组成及配比应根据试验结果加以确定。提取次数与内标与常量或微量药物分析不同，在体内药物分析中，由于生物样品量少、药物含量低，所以不能采用反复提取的方法来"提净"药物。大多只进行一次（至多两次）提取，在改变pH值后，从有机相回提至水相也只进行一次。因此，要想准确定量，则提取溶剂必须精确加入；提取液亦必须定量分离；以及在以后的各步操作（蒸发、溶解、衍生化、进样）中，均应与建立标准（校准）曲线时的操作完全一致，以确保获得完全相同的提取率。这在实际操作中往往难以达到，故目前大多采用在提取之前，于各样品及标准中加入等量的内标，以待测组分的响应值与内标响应值（如HPLC中的峰高或峰面积）的比值作为定量信息，可减免由于各样品间的提取率不同所引起的误差。

超临界流体萃取：使用超临界二氧化碳作为溶剂的提取方法。该技术以其高效率和环保性著称，尤其适用于挥发性和热敏感成分的提取。

水蒸气蒸馏：主要用于提取香菊中的精油成分。该方法仅使用水作为溶剂，因而非常环保，但提取范围有限。水蒸气蒸馏法是将含有挥发性成分的中药饮片与水共蒸馏，使挥发性成分随水蒸气一并馏出，经冷凝分取挥发性成分的浸提方法。常被分为3种：共水蒸馏法、通水蒸气蒸馏法、水上蒸馏法。此法在中药饮片提取方面应用较为广泛，其基本原理是道尔顿定律，即互不相溶也不发生化学反应的液体混合物的总蒸汽压，等于该温度下各组分饱和蒸汽压（即分压）之和。尽管各组分的沸点高于混合液的沸点，但当分压总和等于大气压时，液体混合物即开始沸腾并被蒸馏出来。操作方法如下。进行蒸馏时，将含挥发性成分中药饮片的粗粉或碎片浸泡湿润后，加热至适宜温度，同时加热水蒸气发生器，直至水沸腾，通入水蒸气，水蒸气易被蒸馏物料充分接触并充分搅拌物料，挥发性成分随水蒸气进入冷凝管，在冷凝管中水蒸气被冷凝为水，与挥发性成分一同被收集。当馏出液澄清、不含油滴时为蒸馏终点。此法可采取直火加热蒸馏或通入水蒸气蒸馏，也可在多功能式中药提取罐中对中药饮片边煎煮边蒸馏，中药饮片中的挥发性成分随水蒸气蒸馏而带出，经冷凝后收集馏出液，分层后收集挥发产品。蒸馏装置如图6-1所示。

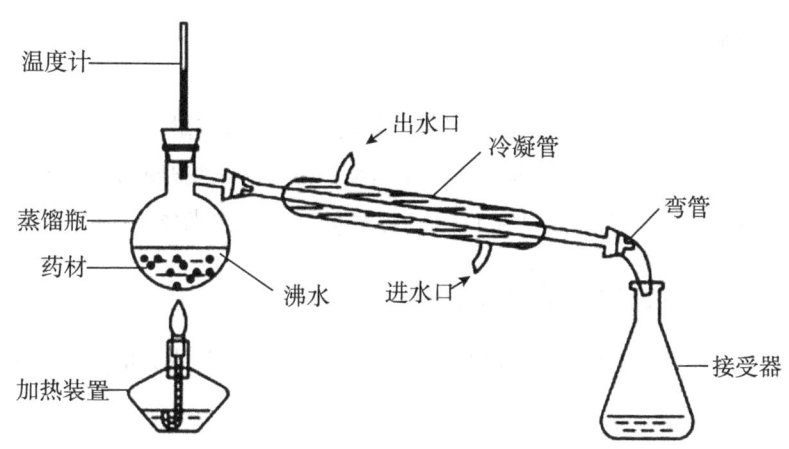

图6-1 实验室共水蒸馏装置

酶辅助提取：利用特定酶来破坏植物细胞壁，从而释放出活性成分。这种方法可以在较温和的条件下进行，保留更多的活性化合物。

（2）特定活性成分的适用提取方法

针对香菊中的特定活性成分，如黄酮类化合物、多糖和挥发油，选择最适合的提取技术至关重要。黄酮类化合物：鉴于其良好的极性，通常推荐使用乙醇或水作为溶剂的溶剂萃取法。多糖：水提取是最佳选择，因为多糖通常在水中溶解性好。挥发油：水蒸气蒸馏是提取香菊精油中挥发性成分的首选方法。提取技术的选择不仅要考虑提取效率，还应考虑成本问题。例如，虽然超临界流体萃取提供了优越的提取效率和环保优势，但其高设备成本和运行成本可能使其在某些规模较小的应用中不具成本效益。相比之下，传统的溶剂萃取虽然环保性较低，但其低廉的设备和运行成本使其在许多情况下仍然是一个经济可行的选择。在现代植物提取行业中，环保和可持续性是重要的考量因素。超临界流体萃取虽然设备昂贵，但使用的二氧化碳可循环使用，对环境的影响较小。传统的有机溶剂提取虽然成本低，但其溶剂的挥发可能对环境造成长期负担。

6.1.2 提取条件的优化

优化提取条件对于确保香菊活性成分提取效率和质量至关重要。以下详细探讨了影响提取过程的关键变量，如温度、pH 值、溶剂选择，以及提取时间，并讨论了大规模提取的工程问题和提取后处理的技术要求。

（1）温度、pH值和溶剂的影响

提取条件中的温度、pH 值和溶剂类型对提取效率和成分的稳定性有着显著影响。

温度：温度是影响提取速率和选择性的关键因素。过高的温度虽然可以加速提取过程，但也可能导致热敏感成分的降解。因此，必须根据目标成分的热稳定性来优化温度设置。

pH 值：pH 值影响香菊中某些化合物的溶解度和稳定性。例如，某些黄酮类化合物在酸性或碱性条件下更易溶解或稳定。因此，调整提取溶液的 pH 值可以优化这些成分的提取效率。

溶剂：选择合适的溶剂是优化提取过程的另一个关键因素。不同的溶剂因其极性差异对不同的化合物具有不同的提取能力。常用的溶剂包括水、乙醇、甲醇、丙酮等，选择时需考虑溶剂的安全性、成本、环保性和目标化合物的溶解性。

（2）提取时间与效率的关系

提取时间是决定提取效率的另一个重要参数。理想的提取时间应在确保最大化提取效率的同时，避免不必要的能源消耗或成分的过度提取，后者可能导致后续难以处理或成分降解。

短时间提取可能未能充分释放所有活性成分，而过长的提取时间则可能导致一些易挥发或不稳定成分的损失。通过试验确定最佳提取时间是提高总体提取效率的关键。

（3）大规模提取的工程问题

将实验室规模的提取过程扩展到工业规模时，会遇到多种工程问题。

随着香菊在药理研究和实际应用中的需求不断增加，传统的小规模提取方法已无法满足大规模生产的需要。需采用大容量设备并调整工艺参数，以适应更大批量的处理需求，实现高效稳定的提取过程。首先，规模化提取需要配置大容量的设备。提取槽的设计是其中的关键。传统的小容量提取槽在大规模生产中效率低下，难以满足生产需求。现代工业中采用大型不锈钢提取槽，这些提取槽具有优良的耐腐蚀性和机械强度，能够承受高温高压操作条件。提取槽的设计需考虑均匀混合和高效溶剂接触，以确保香菊有效成分的充分提取。通过优化提取槽的形状和搅拌装置，可以提高溶剂的穿透性和提取效率。在小规模提取中，溶剂的用量较少且循环频率低，而大规模提取需要高效的溶剂循环系统，以减少溶剂用量和提取时间。通过设计高效的溶剂循环泵和管路系统，可以实现溶剂的快速循环和均匀分布，确保每一批香菊的提取效果一致。乙醇、水和其他有机溶剂是常用的提取溶剂，根据香菊有效成分的极性和溶解特性，选择合适的溶剂配比，以达到最佳提取效果。在规模化提取过程中，工艺参数的优化是实现高效生产的关键。除了设备配置，还需根据生产需求调整提取时间、溶剂比例、固液比和提取次数等工艺参数。通过实验室规模的研究和中试放大的验证，确定最佳的工艺参数组合，以在大规模生产中实现高效、稳定的提取效果。大规模生产中，提取物中的杂质和溶剂残留可能影响产品质量和安全性。需配置高效的纯化设备，如色谱分离装置和膜分离设备，通过多步纯化过程，去除杂质和溶剂残留，得到高纯度的香菊提取物。浓缩设备，如旋转蒸发仪和真空浓缩器可以在低温条件下浓缩提取液，保留其活性成分，确保产品质量。

要实现高效、可持续的香菊提取过程，必须有效管理原料成本、能源消耗、设备折旧和人工成本等各方面的费用。为了降低原料成本，必须从源头上确保香菊的高产量和高质量。在种植阶段，通过科学的种植方法和优化种植技术，可以提高香菊的单产量和有效成分含量，从而降低单位原料成本。此外，与当地农民或合作社建立长期合作关系，可以保证稳定的原料供应和合理的价格。利用现代化农业管理系统，精确控制农药和肥料的使用量，降低生产成本，提高香菊的经济效益。香菊的提取过程通常需要大量的热能和电能，以进行溶剂的加热、循环和提取液的浓缩。为了降低能源成本，可以采用能效高的设备和技术。例如，使用热泵技术进行热能回收，减少热能损失；采用太阳能或其他可再生能源作为辅助能源来源，降低对传统能源的依赖。通过优化提取工艺参数，如降低提取温度和缩短提取时间，也可以有效减少能源消耗，提高整体能效。在规模化生产中，提取设备、溶剂循环系统和温度控制系统等都需要大量的初期投资，并在使用过程中产生折旧费用。为了降低设备折旧成本，首先要选择耐用性高、维护成本低的设备。定期进行设备维护和保养，延长设备的使用寿命，减少因设备故障造成的停工和维修成本。同时，可以通过租赁或分期付款的方式，分摊设备采购成本，缓解初期投资压力。在劳动密集型的生产过程中，人工成本占据了相当大的比例。为了降低人工成本，可以采用自动化和智能化生产设备，减少对人工操作的依赖。通过培训和提高员工技能，可以提高员工工作效率和产品质量，从而降低单位产品的人工成本。

（4）提取后处理的技术要求

提取完成后，通常需要对提取物进行一系列后处理步骤以达到所需的纯度和质量标准。

1）浓缩：通过蒸发或使用膜技术去除过量的溶剂，增加提取物中有效成分的浓度。浓缩是从溶液中除去部分溶剂的单元操作，是溶质和溶剂达到分离的过程。从原理上可分为平衡浓缩和非平衡浓缩，前者是利用两相在分配上的某种差异而获得溶质和溶剂分离的方法，如蒸发、结晶和冷冻浓缩。食品进行浓缩的目的在于，除去食品中的水分，以减少包装、运输和储藏的费用；提高制品的浓度，延长货架期；并作为干燥或结晶操作的前处理过程。

蒸发是食品工业中应用最为广泛的浓缩方法之一。蒸发是液体表面汽化的过程，可在任何温度下发生。在工业生产中，一般需要加热，可以在低于沸点时蒸发，也可以在沸点时进行沸腾蒸发。然而，有的液体在沸点或低于沸点时会氧化或分解，需要进行减压蒸发（即真空蒸发）。真空蒸发有利于热敏性物质的保存，但是要求蒸发系统配置减压装置，使系统的投资和操作费用增加。

结晶过程是溶质从溶液中析出的过程，可分为晶核生成和晶体生长两个阶段。①晶核生成：晶核的生成有3种形式，即初级均相成核、初级非均相成核及二次成核。在过饱和溶液中，溶液自发产生晶核的过程，称为初级均相成核；溶液在外来物（如大气中的微尘）的诱导下生成晶核的过程，称为初级非均相成核；在已有晶体存在的条件下产生晶核的过程，称为二次成核。二次成核也属于非均相成核过程，它是在晶体之间或晶体与其他固体（器壁、搅拌器等）碰撞时所产生的微小晶粒的诱导下发生的。②晶体成长：在过饱和溶液中已有晶体形成或加入晶体后，以过饱和度为推动力，溶质质点会继续一层层地在晶体表面有序排列，晶体将长大，此过程称为晶体成长。一般分为3个步骤：首先，带结晶溶质借扩散作用穿过靠近晶体表面的静止液层，从溶液中转移至晶体表面；然后，到达晶体表面的溶质嵌入晶面，使晶体长大，同时放出结晶热；最后，放出来的结晶热传导至溶液中。

结晶的方法一般有两种：①蒸发溶剂法：是以蒸发方式造成溶液过饱和的结晶方法，适用于温度对溶解度影响不大的物质，所用的设备称为蒸发式结晶器。例如，沿海地区的"晒盐"就是利用这种方法。②冷却热饱和溶液法：可分为直接冷却法和真空冷却结晶法两种。直接冷却法是指用单纯的冷却方式造成溶液过饱和的结晶方法，此法没有明显的蒸发，适用于溶解度随温度的升高而显著增大的物质，采用设备为冷却式结晶器。例如，北方地区的盐湖，夏季温度高，湖面上无晶体出现；而到冬季，气温降低，石碱、芒硝等物质就从盐湖里结晶出来。真空冷却结晶法是使溶剂在真空下闪蒸而使溶液绝热冷却的方法，此法适用于具有正溶解度特性而溶解度随温度变化中等的物质，采用设备为真空式结晶器。

2）精制：精制系采用适当的方法和设备除去中药提取液中杂质的操作。可能包括脱色、脱臭或去除杂质等步骤，使用吸附剂或其他化学方法改善提取物的感官和化学属性。常用的精制方法有：水提醇沉淀法、醇提水沉淀法、大孔树脂吸附法、超滤法、盐析法、酸碱法、澄清剂法、透析法、萃取法等，其中水提醇沉淀法应用尤为广泛。超滤法、澄清剂法、大孔树脂吸附法愈来愈受到重视，已在中药提取液的精制方面得到较多的研究和应用。

3）稳定化：添加抗氧化剂或其他保护剂以提高提取物的存储稳定性，防止活性成分在储存和运输过程中的降解。

6.1.3 提取设备与技术

提取设备的选择和管理对于实现高效和经济的香菊活性成分提取至关重要。以下详细讨论了提取设备的类型和选择标准、设备的维护与操作，以及自动化与半自动化提取系统的应用，并探索了新兴提取技术的研究动态。

提取设备的选择应基于多种因素，包括提取方法的适用性、设备的效率、成本、操作的复杂性及维护需求。常见的提取设备类型包括常压和减压溶剂萃取器、超临界流体萃取器、微波辅助提取系统和超声波萃取装置。

设备应能高效提取目标活性成分，最大化产出与质量。例如，超声波萃取仪是一种常用的实验室设备，它以其高效、环保、节能的特点，在植物药物研究与生产领域得到广泛应用，并成为现代科技下的重要利器。传统的提取方法通常需要较长时间和高温条件才能从植物中提取出活性成分，且提取率有限。而该仪器利用超声波振动作用于植物材料和溶剂之间，产生强大的物理效应，使植物细胞壁破裂，有利于活性成分的释放和溶解。这种非热力学的超声波萃取方法，不仅缩短了提取时间，还能够提高活性成分的提取率，使得研究人员能够更快地获取所需的活性物质。另外，它具备环保和节能的特点。相比传统提取方法中的溶剂煮沸、浸泡等方式，该仪器在提取过程中无须高温加热，只需利用超声波振动即可实现目标物质的快速释放和溶解。这不仅避免了大量能源的浪费，还减少了对环境的污染。同时，超声波萃取由于工作过程中溶剂的使用量相对较少，进一步降低了工作成本，具备更好的经济效益。它还具备调节性能和操作便捷性。通过调节超声波的频率、强度和时间等参数，可以精确控制提取过程，实现对目标物质的选择性提取。这使得科研人员能够根据具体需要进行优化和调整，以获取更纯净、高效的活性成分。此外，设备操作简单方便，只需设置好参数并启动设备，即可实现自动化提取，大大减轻了研究人员的工作负担。

设备应适应不同规模的生产需求，从实验室到工业化均能有效运行。考虑设备在操作过程中的安全风险，应选择具有良好安全记录和保护措施的设备。优选能效高且环保的设备，减少能源消耗和环境影响。设备的购置和运营成本应符合预算并保证长期的经济效益。

提取设备的维护对于保持设备性能和延长使用寿命至关重要。规律的维护计划应包括定期检查、清洁、更换耗材（如密封件和过滤器）及软件更新（对于计算机控制的系统）。操作人员需接受适当的培训，了解操作规程、故障排除方法和安全措施，以确保设备的正常运行和操作安全。

随着技术的进步，自动化和半自动化提取系统越来越受到重视。这些系统通过减少人工操作，提高了提取过程的重复性和精确性。自动化系统可以实时监控提取条件，如温度、压力和时间，自动调整参数以优化提取效率和质量。半自动化系统则在保留一定的操作灵活性的同时，减少了一些重复和劳动密集型的任务。

提取技术的发展持续带来新的可能性。例如，非热提取技术，如电场辅助提取和高压辅助提取已显示出提高提取效率和保护热敏性化合物的潜力。此外，绿色提取技术，如使用环境友好的溶剂（如水或植物油）和废弃物回收技术正在被开发，以减少环境影响和提升提取过程的可持续性。这些技术的研究不仅着眼于提高提取效率和降低成本，也关注环保和符合可持续发展的需求。

6.1.4　提取效率与质量控制

在香菊活性成分的提取过程中，确保高效率和优质的提取结果是至关重要的。以下详细探讨了提取效率的评估方法、质量控制的标准与流程、提取产物的稳定性测试,以及质量改进的策略。

提取效率的评估是提取工艺优化的基础。评估提取效率通常涉及测量特定成分的提取量相对于原料中总含量的比例。这可以通过定量分析方法,如HPLC、GC或MS来实现。这些技术能够准确测定提取液中活性成分的浓度,从而计算提取效率。此外,还可以采用光谱分析方法,如紫外-可见光谱来进行快速筛查和近似评估。提取效率的优化通常需要调整多个参数,包括溶剂种类、提取时间、温度和固液比,通过实验设计方法,如响应面法(RSM)来系统地评估这些参数的影响并找到最优条件。

质量控制是确保提取产物一致性和符合预期用途标准的关键环节。质量控制流程通常包括原料检验、过程监控和最终产品测试。原料检验确保使用的香菊原料质量符合规定的规范,包括检测植物材料的种类、采收时间和干燥程度。过程监控涉及对提取参数,如温度和pH值进行实时跟踪,以保证提取过程的稳定性和重复性。最终产品测试则包括活性成分含量、杂质检测和微生物限度测试,确保产品安全且有效。制定详细的操作程序和质量标准,对照国际认证标准,如美国药典(USP)或欧洲药典(Ph.Eur.)来执行,是实现高质量控制的基础。

提取物的稳定性是决定其质量、保质期和适用范围的重要因素。稳定性测试包括评估提取物在特定存储条件下的化学和物理稳定性。这通常通过将样品放置在不同的温度和湿度条件下进行加速老化试验。通过定期测定关键活性成分的含量和观察任何感官变化,可以评估提取物的降解速率和可能的失效机理。此外,还需考虑光照和氧气的影响,特别是对于易氧化的化合物。稳定性数据不仅有助于确定最佳储存条件和保质期,还可以指导包装材料的选择。

持续改进提取物的质量是一个动态的过程,需要基于稳定的质量控制体系来实施。改进策略包括采用更先进的提取和分析技术,改进提取工艺以提高效率和增强选择性,以及通过改进后处理步骤,如精制和稳定化处理来提高最终产品的纯度和稳定性。例如,引入新兴的超声波或微波辅助提取技术可以提高提取速率和降低能耗。此外,建立全面的质量管理系统,进行定期的质量审查和员工培训，确保每个环节都符合质量提升的要求，是质量持续改进的关键。通过这些综合措施，可以系统地提升提取物的质量，满足日益严格的市场和监管要求。

6.2 提取物的纯化与鉴定

本节首先介绍了各种常用的纯化技术，包括其优化过程、成本考量及工业应用的可行性。接着，详述了 HPLC、MS、NMR 和光谱分析等关键的分析与鉴定技术。强调了质量保证与验证的重要性，包括遵循国际标准、实施内部质量控制系统及第三方验证的实践。最后，探讨了提取物的稳定性与保存，强调了保存条件、防腐与保鲜技术、包装材料选择及贮藏技术对于保持提取物质量的关键作用。这一节为确保香菊提取物在商业生产中的高质量和稳定性提供了全面的指导。

6.2.1 纯化方法的选择与应用

在提取香菊活性成分后，纯化是一个关键步骤，用以分离和清除非目标成分，从而提高目标化合物的纯度。以下深入探讨了纯化方法的选择与应用，涵盖了常用的纯化技术、纯化过程的优化、纯化产物的收率与纯度，以及纯化成本和工业可行性。

纯化技术的选择依赖所需提取物的性质和最终用途。常见的纯化方法如下。

柱色谱技术：利用不同化合物在固定相和流动相中的不同行为来实现分离。包括硅胶柱色谱、离子交换色谱、亲水色谱和凝胶渗透色谱等。

HPLC：适用于复杂混合物的分离，特别是对于极性和非极性化合物的分离具有高分辨率。

蒸馏技术：主要用于挥发性化合物的分离，尤其适用于精油和挥发性有机化合物。

结晶：通过改变溶解度条件使目标化合物结晶，用于提高纯度。

超临界流体萃取：利用超临界流体的独特溶解性质，特别是二氧化碳，适用于温和条件下的有效萃取和纯化。

纯化过程的优化旨在提高效率和降低成本，同时保证目标成分的纯度和活性。优化参数包括溶剂的选择、温度、压力及流速等。通过实验设计技术，如响应面法，可以系统地评估这些参数对纯化效果的影响，从而找到最优条件。例如，在柱色谱中，通过改变洗脱溶剂的极性、pH值和离子强度，可以有效地分离和提纯特定化合物。

纯化产物的收率和纯度是评价纯化方法效果的关键指标。收率反映了从原始植物材料中提取并纯化出目标成分的效率，而纯度则指目标化合物的质量。高收率和高纯度是商业应用和科学研究所追求的目标。在实际操作中，通常需要在收率和纯度之间找到一个平衡点，特别是在规模化生产中。通过优化纯化条件和技术，可以最大限度地提高目标成分的收率和纯度。

纯化成本直接影响到整个生产过程的经济可行性。成本因素包括所需设备的投资、运行和维护费用，以及耗材和能源消耗。在工业应用中，成本效益分析是必不可少的，以确保生产过程的经济性和可持续性。此外，环保考虑也越来越成为评估纯化技术可行性的重要因素。例如，使用环境友好的溶剂和能源效率高的设备可以降低生产过程的环境足迹。

6.2.2 分析与鉴定技术

在香菊活性成分的提取与纯化过程中，准确的分析与鉴定技术是确保提取物质量和功能性的关键。以下详细讨论了4种主要的分析技术：HPLC、MS、NMR和光谱分析方法，每种技术都在现代植物化学分析中扮演着至关重要的角色。

HPLC是分析化学中使用最广泛的技术之一，特别适合于复杂植物提取物中活性成分的分离和定量。HPLC的工作原理基于化合物在流动相（溶剂）和固定相（色谱柱）之间的相互作用差异。通过精心选择色谱柱和流动相的组成，可以优化分离过程，以分离出目标化合物。HPLC 的优势在于其高分辨率、高灵敏度和快速的分析能力。它可以用于定性和定量分析，使其成为确认提取物纯度和浓度的理想选择。HPLC 与其他检测器（如紫外/可见光检测器、荧光检测器或质谱检测器）的结合使用可以提供关于化合物结构和分子量的额外信息。

MS 是一种强大的分析工具，用于确定化合物的分子质量和结构。通过测量不同分子离子的质量电荷比（m/z），MS 可以提供关于化合物分子结构的详细信息。在植物提取物分析中，MS 常与色谱技术，如 GC 或 HPLC 结合使用，形成 GC–MS 或 LC–MS 系统，以实现对更复杂样品的高效分离和精确鉴定。MS 的应用范围非常广泛，包括复杂混合物的组分分析、新化合物的鉴定，以及生物标志物的检测。MS 技术特别适合于检测那些需精确分子量信息的小分子，为提取物的化学指纹提供精确的分析数据。

NMR 是一种强大的分子结构鉴定工具，广泛用于植物提取物中活性成分的鉴定。NMR 通过测量在磁场中核自旋的共振频率变化，提供关于分子中原子间的相对位置和化学环境的详细信息。NMR 特别适用于复杂有机分子的结构解析，能够给出分子的三维结构。NMR 的主要优点是它提供的信息非常详尽，包括分子的动态、结构和相互作用。尽管 NMR 相对于其他分析方法设备成本高且对样品量要求较高，但其在确定未知化合物结构和验证化学合成产物方面的能力无可比拟。

光谱分析方法，包括紫外-可见光谱、红外光谱和拉曼光谱，是分析植物提取物中化合物的常用技术。这些技术基于化合物吸收或散射光的特定波长，可以提供关于化合物的功能团和分子结构的有用信息。紫外-可见光谱是评估化合物浓度的快速且简便的方法，特别适用于那些具有强烈光吸收特性的化合物。红外光谱提供关于分子中功能团的具体信息，适用于复杂混合物中各组分的鉴定。拉曼光谱由于其对水干扰小的特点，特别适合于液体样品的分析，可以用于直接分析植物提取液。这些光谱技术由于操作简便、分析速度快、成本相对较低，因此在快速筛查和初步分析中非常有用，特别是在资源有限的条件下。

6.2.3 质量保证与验证

在香菊提取物的生产过程中，确保产品质量符合国际标准并满足消费者期望是至关重要的。以下深入探讨了质量保证与验证的各个方面，包括遵守国际标准与认证、建立内部质量控制系统、进行第三方质量验证，以及确保产品规格满足消费者期望。

国际标准与认证为香菊提取物的质量保证提供了一个框架和基准。这些标准旨在确保产品安全、有效并且质量一致。常见的认证包括美国药典、欧洲药典和国际标准化组织（ISO）等。这些认证通过规定原料采购、生产过程、最终产品测试等方面的标准，帮助生产者建立起符合国际要求的质量管理体系。例如，美国药典认证不仅覆盖了化学成分的纯度和活性，还涉及产品的微生物限制标准和包装材料的安全性，确保产品从原料到成品的整个生产链的质量控制。

内部质量控制系统是确保提取物质量和一致性的关键。这包括在生产过程中实施严格的操作程序和质量监控措施。有效的质量控制系统应包括详细的生产记录、操作员培训、原料检验、过程监控和成品检测等方面。例如，通过 HPLC 和 GC 等分析技术持续监控关键成分的含量，确保每一批产品都符合预设的规格。同时，应对生产设备和工具进行定期维护和校准，以避免任何可能影响产品质量的技术问题。

第三方质量验证是一个独立的质量确认过程，通常由外部专业机构执行，以确保产品符合所有规定的质量和安全标准。这一步骤不仅增加了产品质量的可信度，还有助于增强消费者的信任。第三方实验室会进行独立的化学和微生物测试，验证产品是否满足标签声称的所有规格。例如，第三方测试可以验证提取物中活性成分的含量，检测重金属和残留溶剂的水平，以及评估产品的微生物安全性。

产品规格必须清晰定义并与消费者期望相符，这是市场成功的关键。产品开发阶段应充分考虑目标市场的需求和偏好，如效力、剂型、包装和标签设计等。消费者的期望可以通过市场调研和消费者反馈获得，这对于调整产品规格、提高用户满意度和优化产品市场定位至关重要。如果市场趋向于无添加剂或全天然成分的产品，企业应调整其产品配方和宣传策略，以满足这一趋势。

6.2.4 提取物的稳定性与保存

确保香菊提取物的稳定性和延长其有效期是通过适当的保存条件、使用防腐剂和保鲜技术、选择合适的包装材料及应用有效的贮藏技术来实现的。这些方面对于保持提取物的化学和生物活性至关重要，以下详细讨论了这些关键要素及其对提取物保存的影响。

提取物的保存条件是确保提取物稳定性和延长有效期的重要因素。温度、湿度、光照和氧气是影响提取物稳定性的主要环境变量。每种提取物都有其独特的化学性质和保存要求，因此需要根据具体情况调整保存条件。高温环境会加速化学反应的进行，导致提取物中的活性成分发生分解或转化。此外，高温还会促进微生物的繁殖和生长，增加提取物被污染的风险。因此，对于大多数提取物来说，保持低温是延缓其降解速度、延长保质期的有效方法。通常情况下，提取物应保存在冰箱中，温度控制在 4 ℃以下。对于某些对温度极为敏感的提取物，冷冻保存可能是更好的选择。湿度过高会导致提取物吸湿，从而改变其物理状态和化学性质，增加其降解风险。高湿环境还为微生物的繁殖提供了有利条件，进一步威胁提取物的稳定性。因此，提取物的保存环境应尽量保持干燥。为了控制湿度，可以使用干燥剂或防潮包装材料。许多提取物中的活性成分在光照条件下会发生氧化，导致其失去活性或生成有害副产物。因此，避光保存是保护提取物的重要措施。对于易受光照影响的提取物，应使用深色或不透光的容器进行包装，并存放在避光处。使用铝箔袋或遮光瓶也可以有效减少光氧化的发生。氧化反应不仅会导致提取物活性成分的降解，还可能生成一些对健康有害的物质。因此，减少提取物与空气接触的机会是保持其稳定性的重要措施。真空包装或充氮包装可以有效降低氧气对提取物的影响。使用密封性能良好的容器也可以防止空气进入，减少氧化反应的发生。

具体保存条件应根据香菊提取物的化学性质和预期用途进行调整。例如，香菊精油是一种含有多种挥发性成分的提取物，这些成分容易在光照和高温条件下发生氧化或挥发。因此，香菊精油应在完全遮光的容器中低温保存，以减少光氧化和挥发损失。对于含水分较高的提取物，如一些植物提取液，则需要更加严格的保存条件。高水分含量为微生物提供了理想的生长环境，容易导致提取物被污染。含水提取物通常需要冷藏甚至冷冻保存，以抑制微生物的活动，延长其保质期。除了以上提到的因素，提取物的保存还需要考虑其他可能影响其稳定性的因素。在实际操作中，应该根据提取物的具体性质进行全面的评估和测试，选择最合适的保存条件。

为了延长提取物的有效期并保持其生物活性，除了适当的保存条件，还经常需要添加防腐剂和使用保鲜技术。防腐剂是控制微生物生长、防止产品腐败的重要手段。苯甲酸钠和山梨酸钾是常用的防腐剂，它们通过抑制细菌、酵母和霉菌的生长来延长提取物的保质期。在选择防腐剂时，必须考虑其对人体的安全性和对提取物活性成分的影响。防腐剂的选择和使用浓度应严格遵循相关法规和标准，确保在有效抑菌的同时不对人体健康产生不良影响。真空包装是通过去除包装内的空气，特别是氧气，来减少提取物氧化和微生物生长的机会。真空包装不仅可以有效延长提取物的保质期，还可以保持其原有的风味和营养成分。氮气填充是一种常用于食品和药品包装的保鲜技术，它通过用惰性气体氮气替代包装内的空气，降低氧气浓度，从而减少氧化反应的发生。氮气填充技术在延长提取物的有效期、保持其生物活性和稳定性方面具有显著效果。在某些情况下，通过辐照或高压处理可以无添加地延长提取物的保质期，同时保留其营养和感官品质。辐照技术利用电离辐射，如 γ 射线、电子束或 X 射线，破坏微生物的 DNA，抑制其繁殖和生长。这种方法可以显著减少微生物的数量，从而延长提取物的保质期。辐照处理后，提取物的感官品质和营养成分基本不受影响，因此被认为是一种安全有效的保鲜方法。高压处理是一种通过施加超高压（通常在 100～800 MPa）来灭活微生物的保鲜技术。高压处理在不显著升高温度的情况下，能够有效灭活微生物，同时保留提取物中的热敏感成分和营养物质。这种技术在食品工业中已被广泛应用，并逐渐推广至提取物保存领域。防腐剂和保鲜技术的合理使用可以显著延长提取物的有效期和保持其生物活性。然而，需要注意的是，不同提取物的化学性质和使用要求不同，因此在选择防腐剂和保鲜技术时需要进行充分的研究和测试，以确定最适合的方案。某些植物提取物可能对酸性防腐剂敏感，如苯甲酸钠，需要选择其他类型的防腐剂或物理保鲜方法。提取物的包装材料也应考虑其与防腐剂和保鲜技术的相容性，确保在储存和运输过程中保持提取物的稳定性和活性。

在提取物的保存和运输过程中，包装材料的选择不仅关系到其物理和化学稳定性，还直接影响其有效期和生物活性。为了确保提取物在整个供应链中保持其特性和质量，包装材料需要具有良好的屏障性能，能够有效阻挡水分、氧气和其他可能导致提取物降解的因素。玻璃的化学性质稳定，不与大多数提取物发生反应，且具有良好的气体和水分屏障性能。玻璃包装不仅能够有效保护提取物免受外界环境的影响，还能避免化学成分的迁移。然而，玻璃的脆性使其在运输和储存过程中易碎，因此需要特别注意处理和包装设计。金属材料，如铝和不锈钢，也常用于提取物的包装。铝箔具有优异的阻隔性能，能够有效防止氧气、水分和光线的渗透，从而延长提取物的保质期。铝包装通常用于需要高度保护的提取物，如香精油和某些敏感的药用提取物。不锈钢容器则适用于需要长期储存且易受环境因素影响的提取物，提供强大的物理保护和良好的化学惰性。塑料材料因其轻便、成本低和易于成型而被广泛应用于提取物的包装。PET 和 HDPE 是两种常见的包装塑料。PET 具有良好的透明度和高强度，同时具有优良的气体阻隔性能，适用于需要可见包装且对氧气敏感的提取物。HDPE 则以其优异的防潮性能和化学稳定性而著称，适用于需要隔绝水分和防止化学反应的提取物包装。除了传统的包装材料，现代包装技术的发展为提取物的保护提供了更多选择。活性包装和智能包装是当前包装领域的前沿技术。活性包装通过在包装材料中添加活性成分，能够吸收或释放特定气体，从而控制包装内的环境。例如，可以在包装中添加氧气吸收剂来降低包装内的氧气含量，延缓提取物的氧化过程。智能包装则能够监测包装内外的环境变化，并通过颜色变化或其他指示器提示产品的状态。例如，时间-温度指示器（TTI）可以记录和显示产品暴露在特定温度条件下的累计时间，帮助消费者判断产品的鲜度和安全性。不同提取物对包装材料的要求可能有所不同，因此在实际应用中需要根据具体情况进行测试和评估,以确定最佳的包装方案。

确定提取物的有效期并制定适当的贮藏技术是确保产品在整个供应链中保持品质的关键步骤。有效期的评定通常基于加速稳定性测试的结果,这些测试模拟不同的存储条件对提取物稳定性的影响。通过这些数据,可以预测提取物在正常存储条件下的行为和有效期。贮藏技术应考虑到特定提取物的物理和化学特性,以及目标市场的存储设施和条件。

6.3 功能性产品的研发与创新

本节探讨了从市场需求分析、新产品的设计与开发,到功能性测试和临床试验的全过程。同时,强调了产品生命周期管理的重要性,包括市场引入策略、产品迭代和持续改进。此外,探讨了跨领域合作与技术转让在加速产品创新和提高市场竞争力中的作用。最后,提供了一个全面的框架,指导企业如何将香菊的药用和保健潜力转化为满足消费者健康需求的创新产品。

6.3.1 新产品的设计与开发

在香菊提取物的功能性产品研发中,新产品的设计与开发是一个多阶段的过程,涉及市场需求的细致分析、创新的产品概念与设计、原料的创新使用,以及确保产品开发的可持续性。以下深入探讨了这些关键方面,旨在为开发符合市场和消费者需求的成功产品提供指导。

市场需求分析是新产品开发过程中的首要步骤。这一阶段的目标是识别并理解目标市场的需求,包括消费者的偏好、市场趋势、竞争环境及潜在的市场机会。进行市场需求分析通常包括收集和分析大量数据,如市场报告、消费者调查、竞品分析和销售数据。这些信息帮助研发团队定位产品,确定产品的功能特性和价格范围,从而设计出能够满足特定消费者群体需求的产品。

产品概念的形成是基于市场需求分析的结果。这一阶段涉及创造性地将市场洞察转化为具体的产品概念,这些概念能够明确产品的主要特性、使用场景和消费者益处。设计阶段则是将这些概念进一步细化为可实施的产品设计,包括产品的形状、大小、包装设计及用户界面。这需要跨学科团队的紧密合作,包括市场专家、设计师、技术专家和供应链管理者。创新和吸引人的设计不仅可以提升产品的市场吸引力,还可以增强品牌的识别度。

在功能性产品开发中,选择和使用创新原料是提供独特卖点的关键。香菊提取物的独特药用属性为产品开发提供了丰富的可能性。研发团队需要探索如何最大化利用这些活性成分的健康益处,同时确保这些原料的来源可靠且质量一致。这可能涉及与原料供应商的密切合作,以确保供应链的稳定性和原料的持续可用性。此外,原料的创新使用也应考虑到成本效益,确保所开发的产品在市场上具有竞争力。

可持续性是现代产品开发中不可或缺的一个方面,特别是在消费者日益关注环境和社会影响的当下。可持续产品开发要求在整个产品生命周期中考虑环保、社会和经济因素。这包括使用可再生和可回收的材料,采用节能的生产过程,以及确保产品在使用和处置阶段的环境友好性。例如,使用生物降解的包装材料和优化产品设计以减少废物。此外,企业还应通过公平贸易和提供透明的供应链信息来增强其社会责任感。

6.3.2 功能性测试与临床试验

在开发以香菊提取物为基础的功能性产品时,进行彻底的功能性测试和临床试验是验证其健康益处、确保安全性及满足监管要求的关键步骤。香菊提取物的丰富生物活性成分通过多种机制发挥其药理作用。这些成分在药用和保健品中的应用,必须经过科学严谨的验证过程,包括功能性声明的科学依据、临床试验的设计与实施、数据分析与效果评估,以及获取监管批准和市场准入。功能性声明的科学依据是开展临床试验的前提。科学研究能够明确香菊提取物中活性成分的具体作用机制。通过细胞试验和动物模型研究,科学家能够初步验证这些成分的生物活性,为后续的临床试验奠定基础。临床试验的设计与实施是验证香菊提取物健康益处的核心步骤。试验需要严格按照科学标准设计，包括随机对照试验、双盲试验等，以确保数据的可靠性和有效性。在试验过程中，受试者会被随机分配到不同的试验组或对照组，接受香菊提取物或安慰剂的干预。研究人员将详细记录受试者的健康指标变化，如抗氧化能力、炎症标志物水平、免疫功能等，并通过统计学方法进行数据分析，评估香菊提取物的实际效果。数据分析与效果评估是临床试验的关键环节。研究人员通过收集和分析大量试验数据，评估香菊提取物的有效性和安全性。针对抗氧化效果，研究人员可能会测量受试者血液中的氧化应激标志物水平变化；对于抗炎效果，则可能会测量炎症介质的浓度变化。通过这些数据，研究人员能够得出科学结论，确定香菊提取物的具体健康益处和可能的副作用。获取监管批准和市场准入是将香菊提取物功能性产品推向市场的最后一步。各国对保健品和药品的监管要求不同，但通常都需要提交详尽的科学证据，包括临床试验数据、功能性声明的科学依据及产品的安全性评估报告等。监管机构会对提交的资料进行审查，确保产品的功效和安全性达到标准，方可批准上市销售。

6.3.3 产品生命周期管理

产品生命周期管理是确保产品从引入市场到退出市场的每个阶段都能够得到有效管理和优化的关键业务战略。对于以香菊提取物为基础的功能性产品而言，了解并管理其生命周期不仅有助于最大化市场影响，还能确保产品持续符合消费者需求和市场变化。以下深入探讨了产品引入市场的策略、生命周期的各阶段管理、产品更新与迭代，以及如何利用市场反馈进行持续改进。

将新产品成功引入市场需要一个综合的市场进入策略，这包括目标市场定位、定价策略、促销活动和分销渠道的选择。对于香菊提取物的功能性产品，有效的市场引入策略通常强调产品的独特健康益处，利用消费者对天然和健康产品日益增长的需求。策略应包括广泛的消费者教育活动，以提高目标市场对香菊提取物健康益处的认知。选择合适的销售渠道，如在线销售或专业健康食品店，也是策略的关键部分，这有助于快速建立市场存在感并达到初期销售目标。

  产品生命周期包括引入、增长、成熟和衰退 4 个阶段。每个阶段对策略的要求都不同，因此需要精心管理以应对不断变化的市场环境。在引入阶段，重点是提高产品知名度和市场接受度。增长阶段需要优化营销策略和扩大市场份额。成熟阶段的挑战在于维持市场位置，可能需要通过市场细分或增加产品线来实现。衰退阶段则需考虑使产品逐步退出市场，或者通过创新和再定位来延长其市场寿命。

  持续的产品更新和迭代是保持市场竞争力的关键。这涉及定期评估产品的性能和市场反馈，基于这些信息进行必要的产品调整。更新可以是小范围的改进，如改善配方、更新包装或添加新的产品特性，也可以是全面的产品重设计。对于功能性健康产品，根据最新的科研成果和消费者健康趋势更新产品，是保持品牌相关性和吸引力的重要方法。

  有效的市场反馈机制是持续改进产品的基础。这包括监测消费者满意度、收集用户反馈、评估销售数据和市场表现。这些信息应用于产品的持续改进过程中，可以帮助团队识别问题、优化产品和服务，并快速响应市场变化。例如，如果消费者反馈显示对产品口感的不满，团队可以探索新的配方或技术来改善产品。

6.4 香菊提取物的工业应用

  香菊的提取物包括多种生物活性成分，每种成分都有其独特的药理作用和应用潜力。香菊提取物中最主要的成分包括黄酮类化合物、酚酸类化合物、多糖类化合物和挥发油等，这些成分因其独特的生物活性而被广泛应用。香菊的提取物在工业应用中具有广泛的用途，主要体现在药用、保健品、食品和化妆品等多个领域。

  在药用领域，香菊提取物被广泛用于开发抗炎、抗菌、抗氧化和抗癌药物。其主要活性成分包括黄酮类化合物、酚酸类化合物、多糖类化合物和挥发油等，这些成分通过多种机制发挥其药理作用，展现出显著的医疗潜力。黄酮类化合物，如槲皮素和山柰素，是香菊中最具研究价值的一类成分。它们具有显著的抗氧化和抗炎作用，能够有效清除体内的自由基，保护细胞免受氧化损伤。槲皮素和山柰素还能通过抑制炎症介质的释放，减轻炎症反应，因此被广泛应用于抗炎药和抗氧化剂的开发中。酚酸类化合物，如绿原酸和咖啡酸，也在香菊提取物中占据重要地位。绿原酸通过抑制前列腺素的合成，表现出强大的抗炎和镇痛作用。此外，绿原酸和咖啡酸还具有显著的抗癌潜力，能够抑制肿瘤细胞的增殖和诱导细胞凋亡，展示出其在抗癌药物开发中的应用前景。这些酚酸类化合物也因其抗菌特性，被用于研发抗菌制剂，帮助对抗各种病原微生物。多糖类化合物因其免疫调节和抗肿瘤作用而备受关注。香菊中的多糖类成分能够增强机体的免疫功能，提高白细胞的吞噬能力，促进抗体的生成，进而增强人体的整体免疫力。多糖还通过诱导肿瘤细胞凋亡，发挥抗肿瘤作用。这些特性使得香菊多糖成为开发免疫增强剂和抗癌药物的重要目标。挥发油是香菊提取物中的另一类重要成分，主要由芳樟醇、桉叶素和柠檬烯等萜类化合物组成。这些挥发油成分具有广谱抗菌作用，能够有效抑制多种病原菌的生长，减少炎症反应。香菊挥发油还具有镇静作用，能够缓解神经紧张和焦虑，显示出其在调节情绪和改善睡眠质量方面的潜力。因此，香菊挥发油被广泛应用于各种抗菌药物和保健品中。香菊提取物在药用领域的广泛应用，不仅展示了其丰富的生物活性，还为多种疾病的预防和治疗提供了天然的解决方案。通过现代提取和分离技术，研究人员可以更高效地获取和利用香菊中的活性成分，开发出更多具有保健和治疗作用的产品。

香菊提取物在保健品领域有着广泛的应用，主要得益于其丰富的生物活性成分。这些成分包括黄酮类化合物、多糖类化合物、挥发油等，具有增强免疫力、抗氧化、抗衰老、镇静和缓解焦虑等多种保健功效。香菊中的黄酮类化合物，如槲皮素和山柰素，以其强大的抗氧化和抗炎作用而著称。例如，香菊提取物常被添加到各种抗氧化保健品中，帮助消费者保持年轻和健康。市场上的许多抗氧化补充剂和功能饮料，都利用香菊提取物的这一特性，来提高其产品的吸引力和功效。多糖类化合物在香菊中的含量也相当丰富，这些多糖具有显著的免疫调节作用。研究表明，香菊多糖可以增强机体的免疫功能，提高白细胞的吞噬能力，促进抗体的生成，从而提高机体对抗病原体的能力。因此，含有香菊多糖的保健品被广泛用于提高免疫力，特别是在流感季节或疫情期间，这类产品在市场上非常受欢迎。香菊的挥发油成分，如芳樟醇、桉叶素和柠檬烯，具有明显的镇静和缓解焦虑的作用。这些挥发油通过影响神经系统，能够有效缓解神经紧张和焦虑，改善睡眠质量。因此，香菊挥发油常被添加到保健饮品和膳食补充剂中，帮助消费者减轻压力、放松心情，促进良好的睡眠。例如，一些含有香菊提取物的茶饮和膳食补充剂，被许多消费者作为天然的安神助眠产品。在市场上，香菊提取物还被用于生产各种抗衰老保健品。由于其抗氧化和抗炎的特性，香菊提取物能够有效对抗由自由基引起的细胞损伤和炎症反应，延缓皮肤老化，减少皱纹和色斑的形成。许多护肤品和美白产品中，都添加了香菊提取物，以提升其抗衰老功效。消费者通过使用这些产品，可以在日常护理中享受到香菊提取物带来的保健效果。

在食品工业中，香菊提取物因其丰富的生物活性成分，被广泛用作天然防腐剂和抗氧化剂。香菊提取物中的黄酮类和酚酸类化合物以其强大的抗氧化作用，延长了食品的保质期并防止其氧化变质。这些天然抗氧化剂通过捕获自由基、抑制氧化反应来保持食品的新鲜度和风味，是健康食品生产中的理想选择。黄酮类化合物，如槲皮素和山奈素，具有显著的抗氧化特性，能够有效清除食品中的自由基，延缓氧化变质过程。例如，槲皮素可以通过抑制脂质过氧化，保持油脂类食品的品质和稳定性。酚酸类化合物，如绿原酸和咖啡酸也展示了强大的抗氧化能力，它们通过抑制氧化酶活性，防止水果和蔬菜在加工和储存过程中变色和变质。香菊提取物不仅被作为天然防腐剂，还被广泛应用于功能性食品的生产。由于其抗氧化和保健作用，香菊提取物常被添加到茶饮、饮料和营养补充品中，提供额外的健康益处。例如，香菊茶在亚洲国家广受欢迎，不仅是因其清香怡人的味道，更是因为其显著的抗氧化和保健效果。香菊茶中的黄酮类和酚酸类化合物能够帮助人体抵抗自由基的侵害，增强免疫力，从而提高整体健康水平。在饮料生产中，香菊提取物被用于各种功能饮料的开发。例如，含有香菊提取物的茶饮料和健康饮品，不仅具备清爽的口感，还具有显著的抗氧化和抗炎作用，有助于改善消费者的健康状况。膳食补充剂中添加香菊提取物，可以增强免疫功能、缓解炎症反应，并提供抗氧化保护，帮助消费者抵御日常生活中的氧化压力和环境污染。香菊提取物还被用作天然色素和风味增强剂，广泛应用于食品加工领域。其天然成分不仅安全无毒，还能改善食品的色泽和口感，提高产品的市场竞争力。通过现代提取和分离技术，可以高效地获取和利用香菊中的活性成分，进一步开发出更多具有保健功能的食品和饮料产品，满足消费者对健康和天然食品的需求。

在化妆品行业，香菊提取物因其卓越的抗氧化和美白效果，被广泛应用于各种护肤产品的开发中。其主要活性成分包括黄酮类化合物和酚酸类化合物，这些成分能够有效中和自由基，防止皮肤老化和损伤，从而提升皮肤的光泽和弹性。香菊提取物还具有美白作用，能够抑制黑色素的生成，改善肤色的均匀度。黄酮类化合物，如槲皮素和山奈素在抗氧化方面表现尤为突出。这些化合物能够有效清除皮肤中的自由基，减少由于紫外线、污染和压力等外部因素引起的氧化损伤。这种抗氧化效果不仅能够预防皮肤老化，还可以减少皱纹和细纹的形成。许多高端抗老护肤产品中都添加了香菊提取物，以增强其抗氧化能力和延缓衰老的效果。酚酸类化合物，如绿原酸和咖啡酸通过抑制酪氨酸酶的活性，减少黑色素的生成，从而达到美白和淡斑的效果。它们不仅可以改善皮肤的均匀度，还能提亮肤色，使皮肤看起来更加健康和有光泽。香菊提取物的另一个重要应用是其保湿和修复能力。其成分可以增强皮肤屏障功能，锁住水分，防止水分流失，从而保持皮肤的水润和弹性。这使得香菊提取物成为保湿霜、乳液和精华液中的理想成分，特别适用于干燥和敏感肌肤。香菊提取物还具有抗炎和舒缓作用，能够减轻皮肤炎症和红肿。这些特性使其成为修复受损皮肤和改善敏感皮肤状态的重要成分。很多针对敏感肌肤的护肤产品中，都会添加香菊提取物，以帮助舒缓皮肤，减轻刺激和过敏反应。

第7章 香菊药性的实践应用

本章深入探讨了香菊在传统医学和现代应用中的多方面用途。从其在传统医学中的历史应用、科学研究验证，到香菊提取物在现代医学、食品和化妆品行业的实际运用，本章全面展示了香菊的广泛潜力。进一步分析了香菊的市场趋势、国际贸易情况及技术进步如何推动产业发展，同时考虑了可持续发展和环境影响。这些内容旨在提供一个全面的视角，帮助读者理解香菊的现代化转型和市场影响力，以及它在全球健康和美容领域的未来发展潜力。

7.1 香菊在传统医学中的应用案例

本节从香菊在传统医学中的地位出发，比较其传统用法与现代研究结果，通过具体的案例研究分析其传统用法的实际效果，并探讨文化与历史价值的传承。还涵盖了传统用法的科学验证过程，强调了传统知识与现代医学的融合，展示了香菊在传统医学实践中的持续应用及其现代化转化的可能性。

7.1.1 历史与传统使用

以下详细探讨了香菊在传统医学中的应用，传统用法与现代研究的比较，并通过案例研究分析了传统用法的实际效果，还考察了其文化与历史价值的传承。

在亚洲、欧洲的许多国家，香菊长期被视为一种具有多种治疗效果的植物。在中国传统医学中，香菊主要用于清热解毒、平肝明目等；而在欧洲，它常用于治疗消化不良、焦虑和睡眠障碍。这种广泛的应用显示了香菊作为一种药用植物的多样性和在不同文化中的重要性。随着现代科学技术的发展，传统上用于治疗各种症状的香菊已经被科学研究所证实含有多种有益的生物活性成分，如抗炎、抗氧化和抗菌成分。现代研究通过临床试验和实验室研究验证了这些传统用法的有效性，使得香菊的应用基础更加坚实。例如，现代药理研究确认了香菊中的某些化合物对于减轻炎症和改善眼部健康具有明显的积极效果。通过对特定的病例进行分析，可以具体看到香菊传统用法的效果。在一个案例研究中，患有慢性眼疲劳的患者通过使用香菊煎剂治疗，不仅症状得到显著缓解，其视力也有所改善。这种案例证明了香菊传统使用的实际效能，并为其现代医学应用提供了有力的支持。香菊的使用不仅是医学的应用，它也承载着深厚的文化和历史价值。在许多国家和地区，香菊与当地的传统节日和习俗密切相关。例如，在中国的中秋节期间，人们饮用菊花茶以求健康长寿。这些传统用法的传承不仅保留了文化遗产，也促进了对这些老方法的现代科学研究，为全球的医药发展贡献了独特的视角和资源。

7.1.2 效果验证与科学研究

香菊作为传统药物的效果验证和科学研究，是现代医学与传统知识结合的一个典范。以下深入探讨了传统用法的科学验证过程、活性成分的科学研究、临床试验及其效果评估，以及如何将传统医学知识与现代医学研究相融合。

香菊的应用历史悠久，包括其作为抗炎和抗氧化剂的用途。现代科学方法使得这些传统用法得到了实验室的验证。通过分析香菊提取物对疾病模型的影响，研究人员能够确认其抗炎和抗氧化的效果。例如，通过细胞培养和动物试验，科学家验证了香菊提取物在减轻炎症反应中的作用，这些试验结果支持了香菊在传统应用中的抗炎用途。香菊的药理作用归功于其复杂的化学成分，包括黄酮类、萜类和苯甲酸衍生物等。现代分析技术，如 HPLC 和 MS 被广泛用于鉴定和定量这些活性分子。研究这些成分的具体机制，如它们如何影响细胞信号传递路径或调节基因表达，能够帮助科学家深入理解香菊提取物的具体作用方式。为了将香菊的传统用途转化为现代治疗手段，开展临床试验是必要的步骤。这些试验旨在评估香菊提取物在人体中的效果和安全性。通过随机对照试验，研究人员评估了香菊提取物对特定健康状况的改善效果，如其抗炎作用对关节炎患者的潜在益处。临床试验的结果为香菊提取物的医疗应用提供了必要的科学依据。香菊的研究展示了如何有效地将传统医学知识融入现代医学框架。通过科学方法验证和解释传统药物的作用，不仅增强了人们对这些药物的信任，也促进了新治疗方法的开发。这种融合促进了跨文化的医学交流，使得全球医学界能够从各种文化中汲取知识，共享治疗人类疾病的智慧。

7.1.3 持续应用与现代化

在当前医学和科技迅速发展的背景下，香菊的持续应用和现代化转化成为促进其广泛应用和市场扩展的关键途径。以下将深入探讨香菊传统用法的现代化转化、创新产品的开发、传统与现代医学的结合应用，以及这些应用所带来的社会与经济效益。

香菊的传统用法经历了从简单的茶饮和草药治疗到现代化产品形式的转变。原先作为泡茶使用的香菊现在被加工成标准化的提取物，用于制造健康补充品和药物。这种转化得益于科技在提取和保存活性成分方面的进步，产品不仅保持了香菊的传统药用价值，还提高了使用方便性和安全性。通过现代化的生产方法，香菊的传统疗效得以在更广泛的临床应用中得到验证和推广。随着消费者对自然和替代疗法的兴趣日益增长，市场上对以香菊为基础的创新产品需求不断扩大。企业和研究机构在开发新产品时结合了最新的科研成果和市场趋势，如开发结合香菊提取物与其他有益健康成分（如姜黄或绿茶提取物）的复合功能性产品。这些创新产品不仅针对一般的健康维护，也针对特定健康问题，如抗炎、抗压或抗衰老，从而满足消费者的个性化需求。

香菊的应用展示了传统医学知识与现代科研方法的有效结合。在临床实践中，传统上使用香菊治疗多种疾病，现在通过科学研究找到了香菊更精确的作用机制和更广泛的应用领域。例如，香菊在传统中缓解眼睛疲劳的用途，经过现代研究发现是其抗氧化成分对保护视网膜有显著作用，从而在现代眼科治疗中找到了应用。香菊的持续应用在社会和经济上带来了显著的益处。经济上，香菊的广泛应用创造了新的就业机会，从农业种植到产品开发、市场营销及销售均涉及广泛的工作岗位。社会上，香菊疗法作为一种有效的自然疗法，增强了公众的健康意识，减少对合成药物的依赖，促进了公众健康水平的提升。此外，香菊的持续应用还有助于保护和传承文化遗产，因其在多个文化中都有独特的历史和传统价值。

7.1.4　挑战与发展机遇

在全球范围内推广和应用香菊，尽管存在丰富的发展潜力和市场机会，但也面临诸多挑战。以下探讨了这些挑战，以及如何通过保护传统医药知识、把握发展机遇，并依靠政策支持与法律保护来克服这些挑战。

香菊的推广和应用首先面临来自科学验证和市场接受度的挑战。尽管传统上香菊被广泛用作药用植物，但现代医学界对其疗效和安全性的要求更高，需要大量的科学研究和临床试验来支持。不同地区对草药的接受度存在差异，特别是在西方市场，香菊需要与已经存在的药物和疗法竞争，这要求有力的市场推广和教育策略。香菊作为传统医药的一部分，其知识的保护对于文化遗产和生物多样性的保护都至关重要。传统知识的系统记录和合理利用不仅有助于保护这些知识免受未经授权的商业开发，还能确保知识传承和持续利用。此外，正当的知识保护还能确保地方社群能从其传统知识的应用中获得经济利益，防止生物盗窃和非道德的商业行为。随着全球对自然和替代疗法需求的增加，香菊在医疗和保健领域的应用展示了巨大的市场潜力。从功能性食品、健康补充品到化妆品和个人护理产品，香菊的应用正在扩展到多个市场领域。随着消费者对产品成分和制造过程的透明度要求日益增加，天然和可持续标签的香菊产品特别受到青睐。政策和法律的支持是香菊持续发展的另一个关键因素。政府可以通过制定鼓励天然和传统疗法研究的政策、提供税收优惠和资金支持，以及建立相应的法律框架来保护传统知识和激励创新。确保香菊产品的生产、销售和出口遵循国际贸易法和地方法律，可以帮助制造商顺利进入国际市场，同时保护消费者权益。

7.2 香菊提取物在现代医学中的使用

本节详细讨论了香菊提取物的医学研究、主要活性成分及其作用机理，并通过临床案例展示其医学应用的成果。还探讨了香菊提取物在疾病治疗与预防中的作用，评估其安全性和可能的副作用，并考察了医学界对其的接受程度及认证过程。本节还涉及了科研合作、资金支持、研究成果的商业化及技术转移和知识共享的重要性，突显了香菊提取物在现代医学领域内的广泛应用和发展前景。

7.2.1 现代医学中的应用

香菊提取物在现代医学中的应用日益增多，得益于其丰富的生物活性成分和多方面的健康益处。通过系统的医学研究、活性成分分析、临床试验和科学认证，香菊提取物已成为现代医学领域关注的焦点。

香菊提取物的医学研究主要集中在其抗炎、抗氧化和抗菌等多种药理活性上。科研人员通过实验室研究和动物模型测试，系统评估了香菊提取物对各种疾病状态的影响，如心血管疾病、炎症性疾病和某些类型的癌症。这些研究不仅揭示了香菊提取物潜在的治疗效果，还为进一步的临床试验提供了科学基础。香菊提取物中含有多种活性化学成分，包括黄酮类、萜类和其他抗炎化合物。这些成分通过不同的生物机制发挥作用。例如，黄酮类化合物能够通过抑制炎症介质的产生和调节氧化应激反应来提供保护作用。研究这些成分的具体作用机理，有助于开发针对性的治疗方法和改善现有的治疗策略。香菊提取物的临床应用案例展示了其在实际医疗中的效用。例如，某些临床试验显示，香菊提取物可以有效减轻关节炎患者的症状，改善他们的生活质量。它也被用作辅助治疗，帮助减轻化疗的副作用。这些实际应用的成功案例增加了医学界对香菊提取物的认可和信任。尽管香菊提取物展示出许多积极的健康效果，但其在医学界的广泛接受仍然需要通过严格的科学验证和认证过程。这包括获得必要的医药监管批准和遵守临床使用的指导原则。通过这些程序，香菊提取物能够作为安全有效的治疗选项被更广泛地应用于现代医疗实践中。

7.2.2 疾病治疗与预防

香菊提取物的疾病治疗与预防能力是其在现代医学领域受到重视的主要原因之一。以下详细探讨了香菊提取物在治疗各种疾病中的应用，开发预防性医疗产品的潜力，病理机制与治疗效果的科学基础，以及患者的反馈和市场反应。

香菊提取物因其抗炎、抗氧化和抗菌特性而被广泛研究和应用于多种疾病的治疗。例如，香菊中的黄酮类化合物对于治疗炎症性疾病，如关节炎和肠炎显示出极好的效果。香菊的抗氧化特性使其在预防和治疗由氧化应激引起的疾病，如心血管疾病和某些类型的癌症中显示潜力。这些应用不仅基于传统使用，也得到了现代科学研究的支持。随着人们健康意识的增强，对预防性医疗产品的需求不断增加。香菊提取物凭借其天然来源和已证实的多种生物活性，成为开发预防性健康产品的热门成分。从增强免疫力的保健品到预防心血管疾病的功能性食品，香菊提取物的应用范围广泛，吸引了众多制药和保健品公司的关注。对香菊提取物病理机制的研究揭示了其治疗效果的科学基础。研究表明，香菊提取物能够通过多种生物途径，如下调炎症介质的产生、抑制细胞过度增殖和修复氧化损伤，来对抗疾病。对这些机制的深入了解不仅有助于优化现有治疗方法，也为新治疗策略的开发提供了线索。

尽管香菊提取物在临床试验中显示出积极效果，但是患者的实际反馈和市场反应也对其广泛应用至关重要。正面的患者反馈，如症状的改善和较低的副作用，有助于提升香菊提取物的市场接受度。患者和消费者对天然和植物基产品的偏好也推动了香菊提取物的市场扩展。然而，市场上也存在对此类天然提取物疗效持怀疑态度的声音，要求更多的科学证据和透明的产品标签来支持其应用。

7.2.3　安全性与副作用

在推广香菊提取物的应用中，确保其安全性和管理可能的副作用是至关重要的。这不仅涉及严格的科学评价和风险管理策略，还包括与监管机构的合作和对患者进行充分教育。以下详细探讨了香菊提取物的安全性评价、潜在副作用、监管审批过程及患者教育和信息透明度的重要性。

香菊提取物的安全性评价是通过一系列预临床和临床研究来完成的，这些研究旨在识别任何可能的毒性和不良反应。安全性评价通常包括急性和慢性毒性测试、致敏性测试及生殖毒性测试。通过这些评价，研究人员可以确定香菊提取物的安全剂量范围和使用条件。这些数据不仅为后续的临床试验提供依据，也是监管审批过程中的关键部分。尽管香菊提取物被认为是安全的，但与所有药物和补充剂一样，它可能会在某些个体中产生副作用。常见的副作用可能包括消化不良、皮肤敏感或过敏反应等。为了管理这些潜在风险，开发者必须进行详细的风险评估，并在产品标签上明确说明可能的副作用。建立有效的患者监测和报告系统也是风险管理的一个重要方面，以便及时发现并处理任何不良事件。香菊提取物的监管审批是一个复杂的过程，涉及多个步骤，包括提交安全性和有效性的证据，以及生产和质量控制标准的验证。各国的监管机构，如 FDA 或欧洲药品管理局（EMA），对药品和补充剂的审批持有严格标准。这些监管审批确保了香菊提取物的市场应用符合公共健康保护的要求。市场监督也不可忽视，它确保所有市场上的产品持续遵守安全和效能标准。为了使香菊提取物的使用尽可能安全有效，对患者进行适当的教育及保证信息的透明度是至关重要的。患者应充分了解他们使用的产品的潜在益处和风险。产品包装和随附文档应提供详尽的使用说明、剂量信息及任何潜在的健康风险。通过教育和信息透明，患者可以做出知情的决定，并在使用过程中保持警惕，以防止不良反应和其他相关问题。

7.2.4　科研合作与资金支持

香菊提取物的研究和开发不仅是科学探索的成果，也是多方合作和资金支持的直接结果。有效的科研合作网络、充足的资金来源、成果的商业化及技术的转移和知识共享是推动香菊提取物研究进步的关键因素。

香菊提取物的研究涉及广泛的科研项目，这些项目通常需要不同学科和领域专家的合作，包括植物学家、化学家、药理学家和临床医学专家。大学、研究机构、医药公司和其他科研组织常常联合进行这些研究，以集成各方面的专业知识和资源。通过这种跨学科合作，研究人员能够更深入地探索香菊的药用潜力，从植物提取到药效机制的研究，再到产品开发和临床试验。资金支持是科研项目成功的基础。政府通过提供研究资助、税收优惠和其他激励措施，鼓励香菊提取物等天然产品的研究和开发。私人部门，包括药品公司、健康补充品制造商和投资者，也是资金的重要来源。他们通常出于对新兴市场的兴趣和潜在的商业收益，投资于有前景的研究。这些资金支持不仅帮助了基础研究的开展，也加速了新发现的应用和产品的商业化进程。香菊提取物的研究成果商业化是实现经济回报和社会效益的重要途径。这一过程涉及将实验室的发现转化为市场上的产品，包括药物、健康食品和其他健康护理产品。商业化成功的关键在于确保研究成果具有实际的市场需求、合适的生产技术、有效的市场策略和符合法规的产品。此外，持续的研发活动也是维持产品竞争力和适应市场变化的必要条件。技术转移是科研成果实现社会和经济价值的重要环节，涉及将知识和技术从研究机构转移到可以商业化应用的实体。知识共享则强调在全球范围内推广科学发现，具体通过公开发布研究数据、参与科学论坛和合作网络，以及与其他研究机构和公司的合作来实现。这些活动不仅促进了全球知识的积累和创新，也帮助了科研成果的广泛应用，加速了科学进步和技术发展。

7.3 香菊在食品、化妆品行业的应用

本节详细介绍了香菊在这些行业中的具体应用，包括作为食品添加剂、营养补充剂及化妆品和个人护理产品的关键成分，并探讨了这些应用对市场和消费者行为的影响。通过这些实例，可以看到香菊提取物如何从传统医药应用转化为现代工业应用的一部分，以及它在日常生活中的实际价值和应用前景。

7.3.1 食品添加剂与营养补充剂

香菊提取物在食品和营养补充剂行业中的应用是其多功能性的一个明显证明。以下详细探讨了香菊提取物作为食品添加剂和营养补充剂的使用，涉及产品开发、市场定位及安全性和效果的验证。

香菊提取物因其天然的抗炎和抗氧化特性被广泛应用于食品行业。作为食品添加剂，它不仅提高了食品的营养价值，还因其潜在的健康益处而受到消费者的青睐。例如，香菊提取物常被添加到健康饮料和功能性食品中，用于增强其抗炎和抗氧化的属性。香菊的自然香味和保鲜特性也使其成为天然防腐剂的一个优选替代品，用于延长食品的保质期。在营养补充剂市场，香菊提取物因其健康益处而被重视。它被认为能够支持免疫系统、改善心血管健康和发挥抗炎作用。香菊提取物常见于抗应激和抗老化产品中，以及那些旨在提高总体健康和福祉的补充剂。这些补充剂通常以胶囊、粉末或液体形式出现，以适应不同消费者的偏好。开发含有香菊提取物的食品和补充剂涉及精确的市场定位和广泛的消费者洞察。产品开发团队必须考虑目标市场的需求、消费者对天然和健康产品的期望及竞争环境。市场定位策略可能包括突出其天然成分、强调健康益处，以及通过认证标签，如有机或非转基因产品来吸引健康意识强的消费者。对于食品添加剂和营养补充剂中使用的香菊提取物，必须进行严格的安全性和效果验证。这包括通过实验室测试和临床研究来评估其安全性，确保它在推荐剂量下不会产生有害影响。效果验证则

涉及证明产品宣称的健康益处是基于科学证据的。这些验证工作不仅是为满足监管要求，也是建立消费者信任和产品信誉的关键。

7.3.2 化妆品与个人护理产品

香菊提取物在化妆品和个人护理行业中的应用彰显了其在美容领域的独特价值。以下详细讨论了香菊提取物在护肤品和美容产品开发中的角色、它的美容效果、产品创新及市场营销策略和品牌建设的重要性。

香菊提取物因其抗炎和抗氧化特性被广泛用于护肤品和美容产品的开发中。它的应用不仅限于面霜、精华液和面膜，还包括防晒霜和抗衰老产品。开发这些产品时，研究团队会详细考量香菊提取物的生物活性，确保它可以有效地改善皮肤健康，如增加皮肤弹性、减少细纹和对抗自由基损伤。这些产品通过增强皮肤的自然屏障功能，提供长效的保湿和修复效果，满足消费者对高效能天然护肤品的需求。香菊提取物的美容效果主要来源于其丰富的抗炎和抗氧化化学成分。这些成分能够帮助减轻皮肤炎症，如由紫外线暴露或环境污染引起的红肿和刺激。香菊提取物也有助于减少皮肤色素沉着和提亮肤色，使其成为治疗色斑和提升肤色均匀度的理想成分。香菊天然提取物的特性也使得产品对敏感肤质友好，增加了其在广泛皮肤类型中的适用性。在高度竞争的化妆品市场，产品创新是吸引和保持消费者关注的关键。香菊提取物的新颖应用，如在抗蓝光护肤品或多功能彩妆中的使用，提供了创新的市场机会。消费者对天然和有机美容产品的兴趣持续增长，使得含香菊提取物的产品尤为受欢迎。因此，理解目标市场的需求和偏好，并据此设计产品，是提高消费者接受度和市场成功率的重要策略。有效的市场营销策略和强有力的品牌建设是确保香菊提取物护肤品在市场上成功的重要因素。这包括教育消费者关于香菊提取物的好处，使用社交媒体和影响力营销来提高品牌知名度，以及通过持续的客户参与和优异的客户服务来建立品牌忠诚度。品牌应强调产品的独特卖点，如其天然来源和科学证实的效果，以在竞争中脱颖而出。

7.3.3 生产技术与质量控制

在香菊提取物的生产与应用领域，高标准的生产流程、严格的质量控制、环保生产实践及高效的供应链管理是确保产品质量和企业可持续发展的关键。

香菊提取物的生产过程需符合严格的工业标准，以确保每批产品的质量和一致性。这包括选择优质的原材料、使用先进的提取和纯化技术、严格监控生产各阶段的条件和参数。生产设施必须遵守 GMP 标准，这涉及设备的现代化、清洁和维护，以及员工的专业培训。通过这些高标准的操作程序，可以最大化地保护活性成分的稳定性和生物可用性，从而提高最终产品的效能。质量控制是香菊提取物生产中不可或缺的一环。这一过程包括原料的质量检验、生产过程中的样品测试及最终产品的质量确认。此外，产品必须通过一系列认证，如 ISO 认证、有机认证等，这些认证验证了产品符合国际质量和安全标准。通过实施严格的质量控制系统和获得认证，生产商能够增强市场竞争力，赢得消费者的信任。随着全球对环保和可持续性的日益关注，香菊提取物的生产也趋向于采用环保的技术和方法。这包括使用可再生能源、减少废物排放、采用环保包装材料等。可持续生产不仅减少了对环境的影响，还符合越来越多消费者的购买偏好，对企业的社会责任形象和品牌价值具有正面效应。有效的供应链管理是确保香菊提取物生产效率和成本控制的关键。这包括优化原材料的采购、改进生产计划、确保物流效率及管理库存。通过与可靠的供应商建立稳定的合作关系，以及采用先进的库存和物流管理系统，可以显著降低生产成本，提高响应市场变化的能力，确保消费者能够及时获得高质量的产品。

7.3.4 市场趋势与消费者行为

在全球健康意识不断增强的背景下，香菊在食品、化妆品行业的应用面临着快速变化的市场趋势和消费者行为。近年来，消费者对天然和有机产品的需求显著增长，这直接影响了香菊提取物及其相关产品的市场表现。消费者越来越倾向于选择成分简单、不含合成添加剂和可持续生产的产品。这种偏好的变化促使制造商重新考虑产品配方和营销策略，以更好地满足健康、环保的消费趋势。通过对市场趋势的细致分析，企业可以把握行业发展的脉络和未来方向。例如，抗衰老和抗炎产品的需求持续上升，为使用香菊提取物开发新产品提供了机会。同时，数字化营销和社交媒体的兴起也为品牌提供了新的方式来接触和吸引消费者，特别是年轻的一代。随着全球化的进程，新兴市场（如亚洲、非洲和拉丁美洲）展现出巨大的增长潜力。这些市场对健康和美容产品的需求日益增长，为香菊提取物及其衍生产品提供了新的商业机会。开发这些市场需要企业对当地的消费文化、法规和市场动态有深入的了解，以定制符合当地需求和偏好的产品和营销策略。建立消费者的品牌忠诚度不仅依赖高质量的产品，还需要有效的消费者教育策略。通过教育消费者了解香菊提取物的益处和正确使用方法，品牌可以增强消费者的信任和满意度。提供透明的产品信息和积极的客户服务也是促进长期忠诚度的关键因素。通过这些努力，品牌不仅能保持现有客户，还能通过口碑吸引新客户。

7.4 香菊的国际市场与未来趋势

本节分析了全球市场的现状、技术进步、市场创新及可持续发展对香菊提取物商业化的影响。此外，探讨了法律法规、贸易壁垒、全球合作和企业的长期战略规划如何塑造香菊提取物的国际贸易和市场扩张。

7.4.1 全球市场的现状与趋势

随着全球对天然和替代疗法产品需求的增长，香菊的国际市场正在经历快速的变化和扩展。以下将探讨香菊提取物在全球市场上的现状和趋势，包括主要市场的分析、出口与国际贸易的动态、竞争环境与市场份额，以及法律法规与贸易壁垒。

香菊提取物的主要市场包括北美、欧洲和亚洲。北美市场由于消费者对健康和天然产品的高度关注而领先，特别是在美国和加拿大，香菊提取物广泛用于健康食品、药品和化妆品。欧洲市场同样表现出对天然药品和化妆品的强烈需求，尤其是在德国、法国和英国。亚洲市场，特别是中国和日本，因其传统药物使用背景，对香菊提取物的需求也在不断增长。香菊提取物的生产国主要包括中国、印度和一些欧洲国家，它们在全球市场中扮演着重要的出口角色。国际贸易中，香菊提取物通常以干燥花朵、粉末或油的形式出口。这些出口活动受国际市场需求、货币汇率和贸易协议的影响，而这些因素也决定了香菊提取物的流通和定价。在全球市场上，香菊提取物的竞争日益激烈。许多公司通过提供多样化的产品线和定制化解决方案来争夺市场份额。此外，新进入者的加入和技术创新也在不断改变竞争格局。企业之间的合作，如合资企业和技术共享协议，也日益成为提升市场地位的重要策略。香菊提取物的国际贸易受到多种法律和法规的严格控制，这些法规旨在确保产品的安全性和质量。各国政府对进口和销售的香菊提取物设立了不同的规章制度，包括健康和安全标准、标签规定及质量控制程序。此外，贸易壁垒，如关税和配额，也影响了香菊提取物的国际流通和市场接入。

7.4.2 技术进步与市场创新

在香菊提取物的生产与应用领域，技术进步和市场创新不断推动着行业的发展和变革。以下将深入探讨创新技术在生产中的应用、新产品与新应用领域的开发、消费者需求的变化及持续创新的战略重要性。

香菊提取物的生产过程正在经历技术革新，这些技术旨在提高生产效率、降低成本和提升产品质量。例如，超临界流体萃取技术已被引入以更有效地从香菊中提取活性成分，同时保持其生物活性不受热分解的影响。此外，微生物发酵技术的应用也在探索中，以生产出功能性更高、稳定性更好的香菊衍生物。这些技术不仅提升了生产的可持续性，还通过降低能耗和减少废物产生，加强了环保效果。随着研究的深入和技术的进步，香菊提取物正被开发用于多个新的产品和应用领域。在医疗领域，香菊提取物的抗炎和抗氧化特性被用于开发新型抗炎药物和抗老化治疗方案。在食品工业，除了传统的茶饮和补充剂，香菊提取物也被用作天然防腐剂，用于延长食品保质期。它在个人护理产品中的应用也在扩展，如利用其抗炎特性开发适合敏感皮肤的护肤品。市场上消费者对天然和健康产品的需求持续增长，香菊提取物因应这一需求变化正在不断适应市场。消费者越来越重视产品的成分透明度和来源可追溯性，这促使生产商更加注重生产过程的公开和可持续性。同时，随着消费者健康意识的增强，对香菊提取物在健康预防方面的期望也随之增加，促使企业开发出更多具有健康益处的产品。在竞争日益激烈的市场环境中，持续创新是企业保持竞争力和市场领先地位的关键。创新不仅仅体现在产品开发上，也包括市场策略、生产技术、供应链管理等方面的革新。通过持续的技术改进和市场适应策略，企业能够有效应对快速变化的市场条件和消费者需求，同时探索新的商业模式和增长机会。

7.4.3 可持续发展与环境影响

在全球经济和社会对可持续性要求越来越高的背景下，香菊提取物的生产和应用领域正面临着重大的环境责任。以下探讨了环保法规与可持续实践、生态友好型产品的开发、企业社会责任项目及环境影响评估与管理，这些要素共同定义了香菊产业的环境伦理和可持续发展路径。

香菊提取物的生产企业必须严格遵守环保法规，这些法规旨在限制生产过程中对环境的影响，确保生产活动不会导致不可逆的生态损害。这包括限制有害化学物质的排放、优化能源使用和减少废物产生。企业正在采用可持续生产技术，如使用可再生能源、循环水系统和生物降解材料，这些做法不仅减轻了对环境的压力，还提升了企业在市场中的绿色形象。随着消费者对环保产品的需求增加，香菊提取物被广泛用于开发生态友好型产品。这些产品在设计和包装上均考虑到环境影响，如使用可回收材料、减少包装和采用无毒成分。开发这类产品的企业通常会获得生态标签认证，如 ECOCERT 或 Green Seal，这些认证标志能够帮助消费者识别真正的环保产品，增强产品的市场竞争力。越来越多的香菊提取物生产商投身于企业社会责任（CSR）项目，这些项目旨在通过具体行动展现企业对社会和环境的承诺。这包括支持本地社区的可持续发展、投资环境保护项目和促进员工福利。通过这些 CSR 活动，企业不仅提升了社会形象，还促进了与消费者和社区的积极互动，从而在市场中建立了积极和负责任的品牌形象。为了有效管理其环境影响，香菊提取物的生产企业采用了环境影响评估（EIA）程序。这一过程涉及评估新项目或生产扩展可能对生态系统造成的潜在影响，从而在项目实施前制定相应的缓解措施。环境管理体系（如 ISO 14001）被用来持续监控和改善企业的环境绩效，确保所有操作都符合环保标准和法律要求。

7.4.4　长期战略与发展规划

在香菊提取物行业中，制定和执行一个有远见的长期战略是企业成功的关键。以下详细探讨了长期市场扩张战略、全球合作与联盟、研究与开发的投资及企业成长与领导力培养，这些策略共同构成了企业持续发展和在全球市场竞争中保持领先的基础。

为了实现长期的市场扩张，香菊提取物企业需要综合考虑市场趋势、消费者行为和技术发展。这包括通过市场细分和定位来确定潜在的增长区域，如扩展到未充分开发的地区市场或新兴市场。企业还需不断优化产品线，以满足不同市场的需求和偏好。数字化转型，如通过电子商务平台和社交媒体营销，被视为扩大市场覆盖范围和提高客户参与度的有效策略。在全球化的经济环境下，建立战略合作和联盟是企业扩展全球影响力的重要手段。通过与其他企业、研究机构或政府机构的合作，香菊提取物企业可以共享资源、技术和市场信息，从而加速产品开发和创新。此外，这种跨界合作还能帮助企业更好地理解和适应不同市场的法规和文化差异，从而减少国际扩张的风险。持续的研究与开发（R&D）投资是推动香菊提取物企业技术进步和产品创新的驱动力。投资新的提取和加工技术，不仅可以提高产品质量和生产效率，还可以开发具有特定健康效益的新型香菊产品。企业应建立专门的 R&D 团队，与科研机构和高等院校合作，以保持在快速发展的市场中的竞争力。

企业的持续成长依赖有远见的领导和高效的管理团队。因此，系统地培养领导力和管理能力是至关重要的。企业应通过培训和发展计划，提升员工的技能和职业素养，以支持企业的战略目标和文化建设。同时，营造一个包容和多元化的工作环境，可以促进创新思维和团队合作，为企业带来新的视角和增长动力。

参考文献

［1］ NUANANONG P. 神农香菊突变体库的构建及突变体的分析［D］.哈尔滨：东北林业大学，2021.

［2］ 陈娟，韩志国，卡迪丽娅·木拉提，等.香菊片在治疗儿童慢性鼻窦炎中的疗效探究［J］.中国医学文摘（耳鼻咽喉科学），2022，37（2）：23-25，29.

［3］ 陈琦，张亚云，孙宁.基于网络药理学与分子对接技术的香菊感冒颗粒治疗新型冠状病毒感染的分子机制研究［J］.抗感染药学，2023，20（5）：462-469.

［4］ 陈筱溪.芳香型菊花新品种选育及精油挥发性成分分析［D］.雅安：四川农业大学，2021.

［5］ 崔栋，卢炎.经典名方与中成药治疗慢性鼻窦炎的临床应用研究进展［J］.药物评价研究，2022，45（6）：1206-1212.

［6］ 丁慧，王雯丽，邵雪力.HPLC法测定香菊胶囊中欧前胡素和异欧前胡素的含量［J］.工业微生物，2023，53（3）：154-156.

［7］ 董泽芳.科研育人：大学的使命与教师的责任——评刘在洲教授等专著《大学科研育人机理研究》［J］.长江大学学报（社会科学版），2023，46（4）：125.

［8］ 樊霞霞.香菊胶囊辅助糠酸莫米松鼻喷雾剂治疗慢性鼻炎的疗效评价［J］.医学理论与实践，2022，35（17）：2956-2958.

［9］ 冯颖，李彬，周春苗，等.神农香菊茎叶总黄酮与总酚的提取纯化和抗氧化活性研究［J］.世界科学技术－中医药现代化，2022，24（4）：1422-1432.

［10］ 付全胜，钱洁.香菊胶囊联合西替利嗪治疗儿童过敏性鼻炎的临床研究［J］.现代药物与临床，2023，38（5）：1165-1169.

[11] 郭娅,欧江涛,覃成,等.立足生物资源研究前沿,促进山西植物资源多元化发展:中国生物工程学会第十四届学术年会饲用高蛋白植物资源开发利用研讨会概述[J].中国生物工程杂志,2021,41(11):124-125.

[12] 韩金秀,陈斌,刘晏廷,等.神农香菊CibHLH1的鉴定及对光合特性的影响[J].草业学报,2024,33(1):89-101.

[13] 韩立柱,刘帝呈,胡坤霞,等.香菊片制备工艺的优化[J].中成药,2021,43(8):1995-2001.

[14] 韩晓芳,郭彪辉,李丽雪,等.菊花挥发油对金黄色葡萄球菌抑制作用的研究[J].绿色科技,2022,24(14):263-266,273.

[15] 胡蓉,王丽华,周靖雯,等.藿胆滴丸对肺胃蕴热型慢性单纯性鼻炎患者的临床疗效[J].中成药,2022,44(5):1722-1724.

[16] 胡滢洁.香菊胶囊联合氯雷他定治疗小儿过敏性鼻炎临床观察[J].实用中医药杂志,2022,38(2):212-214.

[17] 黄颖睿,林亚明.中医治疗慢性鼻窦炎的临床进展[J].云南中医中药杂志,2021,42(10):86-88.

[18] 江震子,汤俊照,杨敬峰.香菊胶囊联合羟甲唑啉治疗慢性鼻窦炎的临床疗效及对内镜评分、血清hs-CRP的影响[C]//榆林市医学会.全国医药研究论坛论文集.2023:131-134.

[19] 姜香菊,冯海照,李涛.基于FasterNet和YOLOv8s改进的铁路异物入侵快速检测方法[J].北京交通大学学报,2024,48(5):39-48.

[20] 李春,贾文江,李宏,等.香菊片质量控制研究[J].中国药业,2021,30(19):73-77.

[21] 李宁,叶青梅,苏娟.香菊片联合枸地氯雷他定片治疗变应性鼻炎的疗效[J].临床合理用药,2024,17(12):132-135.

[22] 李强,康璠,薛晴,等.神农香菊R2R3-MYB转录因子CiMYB4在镉胁迫中的功能分析[J].草业学报,2024,33(5):128-142.

[23] 李赛玉,张译文,杨盼盼,等.基于网络药理学的香菊制剂治疗鼻炎、鼻窦炎的药效物质基础研究[J].药学学报,2022,57(8):2471-2483.

[24] 李香菊,刘硕.知识产权保护对企业全要素生产率的影响机制研究[J].经济管

理，2024，46（2）：172-192.
[25] 李香菊.我国转基因耐除草剂作物研发与应用[J].现代农药,2023,22(1):5-10.
[26] 李洲.香菊胶囊与盐酸氨溴索片联合鼓室注射地塞米松治疗分泌性中耳炎患者的疗效观察[J].航空航天医学杂志，2021,32（6）：699-700,702.
[27] 刘岠，崔鑫，王志飞，等.香菊胶囊治疗鼻-鼻窦炎的临床综合评价[J].中国中药杂志，2023,48（15）：4243-4252.
[28] 刘岠，崔鑫，谢雁鸣，等.香菊胶囊治疗慢性鼻-鼻窦炎的药物经济学评价[J].中国中药杂志，2022,47（14）：3950-3955.
[29] 刘宁，张金庄，殷璞，等.FESS术后口服香菊胶囊联合布地奈德喷鼻治疗慢性鼻窦炎伴有鼻息肉的疗效及对患者血清IL-2、IL-6和CRP水平的影响[J].中国医院用药评价与分析，2023,23（2）：169-173.
[30] 刘筱玮，夏斌，陈斌，等.盐胁迫对野菊和神农香菊及其杂交F1代光合生理的影响[J].东北林业大学学报，2021,49（5）：32-39.
[31] 刘子硕.环境保护税、政府补助对钢铁行业绿色技术创新的影响研究[D].沈阳：辽宁大学，2023.
[32] 马良驹.部分菊属与太行菊属植物功能性成分分析[D].南京：南京农业大学，2021.
[33] 马林.财税政策、研发支出与能源强度[D].北京：中国石油大学（北京），2021.
[34] 孟儒.神农香菊CiMYB32应答干旱胁迫的功能研究[D].哈尔滨：东北林业大学，2023.
[35] 苗林琦.神农香菊CiHCT基因与启动子的克隆及功能初探[D].哈尔滨：东北林业大学，2022.
[36] 强文彦，孟庆然，高文杰.神农香菊香气研究进展[J].北方园艺，2022（21）：123-129.
[37] 强文彦.不同生长阶段及温度处理下的神农香菊香气物质分析[D].上海：上海应用技术大学，2023.
[38] 屈琼，韩立柱，赵小梅，等.基于近红外光谱技术的香菊片提取液膜分离过程评价[J].中草药，2023,54（21）：7017-7024.

[39] 任军,南晓娟.鼻内镜手术结合香菊胶囊治疗慢性鼻窦炎伴鼻息肉临床效果观察[J].临床军医杂志,2023,51(7):725-727.

[40] 邵会会.菊花珍品梨香菊离体快繁技术研究[J].安徽农业科学,2023,51(11):70-72,103.

[41] 申艳娥.香菊胶囊联合鼻部微波治疗普通儿童感冒疗效分析[J].辽宁中医药大学学报,2022,24(8):213-216.

[42] 盛盈盈,单春燕,郑益,等.香菊胶囊联合雷诺考特对慢性鼻窦炎术后黏膜功能和嗅觉功能恢复的影响[J].中国医药导报,2022,19(30):104-107.

[43] 眭鸿,王紫薇,徐颂文,等.11个茶用菊花材料营养成分分析[J].湖北林业科技,2023,52(1):17-21.

[44] 孙明.抗蚜菊花种质创新及驱蚜活性成分鉴定[C]//中国园艺学会球宿根花卉分会.中国球宿根花卉研究进展2022.2022:92.

[45] 索超凡.食品包装用植物叶活性成分分析[D].郑州:河南农业大学,2022.

[46] 檀鹏霞.香菊扦(茎)插繁殖技术[J].河北农业,2021(3):61-62.

[47] 汤肖玮,苏江硕,管志勇,等.茶用菊苗期抗旱性和耐涝性的综合评价[J].园艺学报,2021,48(12):2443-2457.

[48] 王红宝,丁丁,郑伶杰,等.滨海地区12个食用菊品种(系)农艺及品质性状综合评价[J/OL].分子植物育种:1-23[2024-04-23].http://kns.cnki.net/kcms/detail/46.1068.S.20220613.0815.002.html.

[49] 王会河,刘桂凤,刘莉.香菊胶囊联合布地奈德鼻喷雾剂治疗变应性鼻炎的疗效及对淋巴细胞亚群的影响[J].中国现代医生,2022,60(8):58-60,65.

[50] 王琦."桂枝二陈加鼻窦炎专药方"治疗慢性鼻窦炎性头痛临床再研究[D].昆明:云南中医药大学,2023.

[51] 王天顺.杭白菊、野菊花和神农香菊抗氧化损伤作用及有效成分研究[D].武汉:湖北中医药大学,2022.

[52] 席俊羽,吕健,谢雁鸣.香菊胶囊治疗鼻炎的有效性和安全性的系统评价与Meta分析[J].中国中药杂志,2022,47(2):537-546.

[53] 向亚.不同栽培措施对茶用菊生长发育的影响及10个引种茶用菊品种的比较[D].重庆:西南大学,2022.

[54] 熊欢欢，姜治国，金胶胶，等．神农香菊扦插生根的影响因素研究［J］．安徽农业科学，2021，49（14）：125-127.

[55] 徐梦．《药用植物大全》（节选）翻译实践报告［D］．大连：大连外国语大学，2023.

[56] 徐盛男，周刚，吴继宇．香菊胶囊联合桉柠蒎肠溶软胶囊治疗慢性鼻窦炎患者的效果［J］．世界复合医学，2023，9（8）：141-144.

[57] 许婷．接种丛枝菌根真菌对促进菊花生长和提高耐盐性作用的研究［D］．北京：北京林业大学，2021.

[58] 薛晴．神农香菊CiMYB4响应镉胁迫的功能研究及其启动子克隆与表达分析［D］．哈尔滨：东北林业大学，2022.

[59] 闫凯旋，庄东英，陈镭，等．盐胁迫对药食用菊花种子萌发特性的影响［J］．江西农业学报，2022，34（8）：60-64.

[60] 杨萍，李莎，张颖，等．九宫香菊挥发油的抑菌活性［J］．食品工业，2021，42（2）：166-169.

[61] 姚元波．基于气泡动力学的过饱和TDG浓度预测模型研究［D］．贵阳：贵州大学，2023.

[62] 于淼．康复新液与香菊胶囊联合FESS治疗慢性鼻窦炎合并鼻息肉患者的效果比较［J］．中国民康医学，2022，34（4）：105-107，117.

[63] 袁仁森，王旭，张景景，等．神农香菊自然居群遗传变异评价研究及核心种质筛选［J］．世界科学技术–中医药现代化，2022，24（4）：1325-1334.

[64] 曾宪成．兹寒香：菊色滋寒露芦花荡晚舟［J］．腐植酸，2021（5）：4.

[65] 张博雅，徐明，周婧丹，等．少溶剂微波蒸馏同时萃取神农香菊叶精油［J］．四川林业科技，2021，42（5）：77-81.

[66] 张博雅．神农香菊叶精油提取及对镰刀菌的抑制活性研究［D］．哈尔滨：东北林业大学，2021.

[67] 张大明．香菊胶囊联合桉柠蒎肠溶软胶囊治疗慢性鼻窦炎患者的效果［J］．中国民康医学，2022，34（15）：109-111.

[68] 张国仁．香菊胶囊辅治鼻窦炎临床观察［J］．实用中医药杂志，2023，39（12）：2434-2436.

[69] 张凌宇. 神农香菊倍半萜合成酶TPS基因的筛选及功能解析[D]. 哈尔滨：东北林业大学，2023.

[70] 郑凤，李兰杰，王志保，等. 2，4-表油菜素内酯与氮钾配施对白香菊产量及药用成分的影响[J/OL]. 分子植物育种，1-7[2024-04-23]. http://kns.cnki.net/kcms/detail/46.1068.S.20230417.1500.012.html.

[71] 郑凤. 油菜素内酯与氮钾配施对菊花生长、产量和品质的影响[D]. 聊城：聊城大学，2023.

[72] 郑永锋，朱汉辉，朱海燕. 香菊胶囊联合头孢羟氨苄片治疗儿童急性鼻窦炎的临床疗效及安全性[J]. 临床合理用药杂志，2022，15（13）：135-138.

[73] 周春苗，蒋莉萍，董刚强，等. 基于转录组测序研究不同海拔生境神农香菊的基因表达差异[J]. 世界科学技术-中医药现代化，2022，24（4）：1356-1368.

[74] 朱晓朴，姚斌峰. 香菊胶囊联合罗红霉素治疗鼻窦炎的临床研究[J]. 中外医疗，2021，40（9）：178-180.